U0226100

新编急诊科医师手册

主编 李立宏 田小溪 付国强

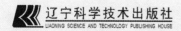 辽宁科学技术出版社
LIAONING SCIENCE AND TECHNOLOGY PUBLISHING HOUSE

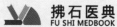 拂石医典
FU SHI MEDBOOK

图书在版编目（CIP）数据

新编急诊科医师手册 / 李立宏，田小溪，付国强主编 . -- 沈
阳：辽宁科学技术出版社，2024. 10. -- ISBN 978-7-5591-3771-5

Ⅰ . R459.7-62

中国国家版本馆 CIP 数据核字第 2024DD5301 号

出版发行：辽宁科学技术出版社
　　　　　北京拂石医典图书有限公司
地　　址：北京海淀区车公庄西路华通大厦 B 座 15 层
联系电话：010-57262361/024-23284376
E - m a i l：fushimedbook@163.com
印 刷 者：三河市春园印刷有限公司
经 销 者：各地新华书店

幅面尺寸：145mm×210mm
字　　数：406 千字　　　　　印　张：16.25
出版时间：2024 年 10 月第 1 版　印刷时间：2024 年 10 月第 1 次印刷

责任编辑：陈　颖　　　　　　责任校对：梁晓洁
封面设计：黄墨言　　　　　　封面制作：黄墨言
版式设计：天地鹏博　　　　　责任印制：丁　艾

如有质量问题，请速与印务部联系　联系电话：010-57262361

定　　价：88.00 元

编委会

主　编　李立宏　　田小溪　　付国强

副主编　杨　阳　　校建波　　王建宇　　王　琦

　　　　姚家久　　昝献峰　　钱　振　　黄　潭

编　委　（按姓氏笔画排序）

　　　　马志琴　　王继鹏　　兰　洁　　任　彬

　　　　华　瑞　　刘东梅　　刘军芳　　苏引引

　　　　李　捷　　李佩阳　　李鹏阳　　何江洋

　　　　张青青　　张晓庆　　段小霞　　袁　福

　　　　郭锦煜　　唐　璐　　董　婷　　魏　妮

前言

在医疗领域，急诊科作为医院的前沿阵地，承载着救治急危重症患者的重任，其工作的高效性、准确性直接关系到患者的生命安危与预后质量。面对复杂多变的病情，急诊科医生不仅需要具备扎实的医学理论基础，还需具备迅速判断、果断处置的应急能力。因此，一本全面、系统、实用的急诊科医师手册，对于提升急诊医疗服务水平、保障患者安全具有不可估量的价值。

《新编急诊科医师手册》正是在这样的背景下应运而生。本书汇集了国内外急诊医学领域的最新研究成果与临床经验，结合我国急诊医疗工作的实际情况，精心编撰而成。全书共分为十章，涵盖了急性中毒、环境及理化因素损伤、急性感染、心脏骤停与心肺脑复苏、多发伤、呼吸系统急症、循环系统急症、消化系统急症、神经系统急症以及内分泌系统急症等多个方面，内容全面、详尽，旨在为急诊科医生提供一本实用性强、查阅方便的参考书籍。

在急性中毒章节中，我们详细介绍了乌头碱中毒、毒鼠强中毒、有机磷农药中毒、急性酒精中毒、百草枯中毒以及镇静催眠药中毒等多种常见急性中毒的发病机制、临床表现、诊断方法及救治措施，特别是对于双硫仑样反应等易被忽视的特殊反应也进行了详细阐述，以帮助医生在临床实践中迅速识别并有效处理。

环境及理化因素损伤章节则针对热射病、犬咬伤、电击伤、胡蜂蜇伤等常见急症，不仅描述了其发病特点与临床表现，还深入探讨了相关的并发症及治疗方法，如热射病相关弥散性血管内凝血、脑病及横纹肌溶解等，为医生提供了全面的诊疗思路。

此外，本书还涵盖了急性感染、心脏骤停与心肺脑复苏、多发伤、呼吸系统急症、循环系统急症、消化系统急症、神经系统急症以及内分泌系统急症等多个领域的最新诊疗进展。每个章节均遵循"理论结合实际"的原则，既介绍了相关疾病的基础知识与前沿理论，又结合具体病例分析了诊断与治疗过程中的难点与重点，旨在帮助急诊科医生提升临床思维能力与应急处理能力。

《新编急诊科医师手册》的出版，是急诊医学领域的一次重要贡献。我们相信，本书将成为急诊科医生不可或缺的得力助手，为推动我国急诊医疗服务事业的发展做出积极贡献。同时，我们也期待广大读者在使用过程中提出宝贵意见与建议，以便我们不断完善与提高。

目录

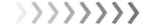

第一章

急性中毒

第一节　乌头碱中毒

一、疾病概述

（一）概念

乌头碱中毒是由乌头类生物碱引起的，这些生物碱存在于某些植物中，如川乌、草乌等。它们在治疗风湿性关节炎、关节痛、肿瘤等疾病中被使用，但由于治疗安全窗窄，不当处理或过量服用易导致急性中毒，病死率达 15.1%。

（二）乌头类生物碱分类及毒理

1. **分类**　乌头类生物碱主要存在于乌头属植物中。根据其药理活性可分为：二酯 – 二萜生物碱（DDA）、单酯 – 二萜生物碱（MDA）和未酯化 – 二萜生物碱（UDA）。DDA 为主要毒素，包含乌头碱、新乌头碱和次乌头碱，可造成心脏与神经毒性。DDA 通过水解、酯酶转化形成中度毒性的 MDA，MDA 进一步转化为低毒性的 UDA。

2. **毒物代谢动力学（简称毒代动力学）**　乌头类生物碱具有高度脂溶性，相对分子质量 469.6～645.7。小鼠中乌头类生物碱蛋白结合率为 23.9%～31.9%，表观分布容积（Vd）为（0.632 ± 0.332）ml/kg，血浆达峰时间（Tmax）为（30.08 ± 9.73）分钟。

乌头类生物碱主要经口摄入，在胃肠道内吸收，服药后 10 分钟即可发病，以 30 分钟至 1 小时起病多见。乌头类生物碱口服 0.2mg 即可产生中毒症状，对人的致死剂量为 2 ～ 4mg。中毒后毒性成分在体内主要分布于肝，肾、心脏、脑等器官次之。因此，毒素可在血液、尿液、胆汁中被检测到。乌头类生物碱主要经肝脏代谢，细胞色素 P450（CYP450）参与乌头类生物碱的代谢过程，通过去甲基化、羟基化、脱氢、蛋白介导的外排等多种代谢形式降低乌头类生物碱的毒性。肾是毒素排泄最重要的器官，毒性更小的代谢产物主要通过肾进行排泄。

（三）机制

乌头类生物碱通过开放钠离子通道和非选择性阻滞钾离子通道延长动作电位时程，影响钙离子通道，造成心律失常。其能兴奋心脏迷走神经，降低窦房结自律性和传导性，部分造成传导阻滞甚至停搏，部分触发异常激动或折返，均导致心律失常。此外，它能直接作用于心肌细胞，造成氧化损伤和凋亡。乌头类生物碱所致 γ-氨基丁酸（GABA）等神经递质异常分泌损伤神经系统，抑制胆碱能神经可出现 M 样症状和 N 样症状，并作用于呼吸中枢导致死亡。

（四）病因

中毒主要由口服摄入乌头类生物碱引起，常见于使用含乌头碱的中草药不当或过量。

二、诊断和鉴别诊断要点

（一）临床表现

乌头碱急性中毒表现主要有神经系统、心血管系统、消化系统三大症候群。多数患者首发症状为口周及面部麻木，恶心呕吐、腹痛腹泻、心慌心悸等表现。严重中毒者可表现出昏迷、心律失常，以及循环、呼吸衰竭，甚至死亡。

1. 神经系统　轻度中毒患者表现为口周及面部的感觉异常和

麻木，部分患者可出现头晕、耳鸣、出汗；重度患者可表现为全身发麻、肢体僵硬、烦躁、视物模糊、头痛、抽搐，甚至出现昏迷。

2. 心血管系统 心悸和胸闷极为常见。出现血压下降和休克时，则可表现为面色苍白、肢端湿冷、大汗淋漓。可出现各种心律失常，造成心源性休克、心脏骤停。

3. 消化系统 恶心、呕吐、腹痛、腹泻。

4. 其他症状 轻度患者可出现气促、咳嗽等表现，严重者则会出现呼吸困难和呼吸衰竭等。

（二）辅助检查

1. 心电图检查 室性心律失常、非特异性 ST-T 波改变。

2. 实验室检查 血常规、血电解质、血尿素氮（BUN）和肌酐、肝转氨酶、凝血酶原时间（PT）和部分凝血活酶时间（APTT）、动脉或静脉血气分析。

（三）诊断

患者同时满足（1）和（2）即可作出急性乌头类生物碱中毒的临床诊断，有条件者可进行毒物检测为确诊提供依据。如只满足（2）且无其他病因，可作出疑似诊断，需要仔细询问病史。如只满足（3），需要结合病史特点及临床症状判断是否中毒。

（1）服用或接触乌头类中草药及其制品病史。

（2）有紊乱性心律失常表现：乌头类生物碱中毒后心电图异常发生率可达 80% 以上，且以室性心律失常最为常见。紊乱性心律失常是乌头类生物碱中毒的重要特点，可表现为多源性室性期前收缩伴短阵室性心动过速，或表现为频繁房性期前收缩并短阵房性心动过速，也可存在快速性和缓慢性心律失常并存的情况。

（3）毒物检测。

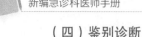

（四）鉴别诊断

需要与其他植物类中毒引起的心律失常相鉴别，如毒蘑菇、洋地黄、夹竹桃、博落回等。

三、急诊治疗要点

（一）治疗内容

1. 洗胃、催吐、导泻　由于乌头类生物碱吸收快，经口摄入1小时内即可达到血液浓度峰值，因此催吐和洗胃应尽早进行。对胃排空障碍或摄入量大的患者，可放宽洗胃时间窗，超过6小时仍可酌情洗胃。部分摄入毒物量大和中毒严重者应在评估病情、权衡利弊的基础上开展。洗胃液可选择清水，胃内容物吸出干净即可。洗胃过程中注意气道保护，防止误吸。洗胃结束后，可给予活性炭保留吸附，也可给予20%甘露醇、硫酸镁、聚乙二醇电解质溶液等导泻，促进肠道毒物排出。

2. 循环管理　严重者出现心律失常、心源性休克、心脏骤停。一旦出现心脏骤停，应立即行心肺复苏；对于中毒后休克合并快速性心律失常患者，首选去甲肾上腺素。乌头类生物碱中毒所致的心脏骤停，应根据临床实际，延长心肺复苏时间。乌头类生物碱中毒所致的心律失常，如血流动力学不稳定或药物不能控制，可考虑使用电复律或心脏起搏治疗。

3. 气道管理　对于无法保护自己的气道或出现呼吸功能恶化的患者，需要进行气管插管和机械通气。

（1）意识障碍。

（2）气道分泌物多，且不能主动排痰。

（3）误吸。

（4）深镇静状态。

（5）呼吸衰竭，$PaO_2 < 60mmHg$，且氧合状况有进行性恶化趋势。

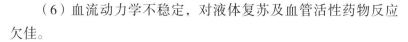

（6）血流动力学不稳定，对液体复苏及血管活性药物反应欠佳。

4. 液体复苏

（1）首选晶体液，如生理盐水、葡萄糖溶液、林格液。输液速度控制在使尿量保持 200～300ml/h。

（2）在尿量充足的情况下，第一个 24 小时输液总量可达 6～10L，动态监测血压、脉搏和尿量，调整输液速度。

（3）利尿：早期充分补液扩容后，如尿量仍不达标，可给予呋塞米 10～20mg 静脉推注，之后可根据尿量追加剂量。同时注意监测电解质，及时补钾。

5. 药物治疗　乌头类生物碱中毒无特效解毒药，可常规给予保肝、抗氧化、激素冲击等治疗。乌头碱可抑制胆碱能神经出现 M 样症状和 N 样症状，可予以阿托品静脉注射治疗，达到阿托品化。

乌头碱中毒后常出现恶性心律失常，以室性心动过速、多形性室性心动过速，甚至心室颤动多见。利多卡因属Ⅰb类抗心律失常药，作用于心肌细胞膜钠通道，抑制 Na^+ 内流，降低心肌细胞自律性，可有效地抑制心室异位心律，被推荐为治疗多发室性期前收缩、多形性室性期前收缩、室性心动过速的一线用药。但利多卡因存在起效慢、副作用大等特点，在治疗乌头碱中毒时，常推荐与其他药物联合应用。胺碘酮是Ⅲ类抗心律失常药物，作用于患者心肌细胞抑制钾离子外流，兼具有Ⅰ、Ⅱ、Ⅳ类抗心律失常药物的电生理作用，因此具有广泛的抗心律失常作用。其他抗心律失常药物如镁剂，作为钙离子的天然阻滞剂，有逆转 QT 间期延长的尖端扭转室性心动过速作用，镁离子还可通过阻断钠通道对抗乌头碱诱发的室性心律失常。此外，β 受体阻滞剂可抑制交感神经兴奋，降低心肌细胞的自律性及传导性。有研究表明，发生心室电风暴时，普萘洛尔可作为首选药物，但如果伴随血流动力学不稳定时，艾司洛尔更为合适，可能跟后者作用时效更短有关。对于常规药物不能控制的快速性心律失常，出现血流动力学紊乱时，应果断及早电复律甚至电除颤治疗。

6. 血液净化　乌头类生物碱具有强烈的亲脂性，其与血液中蛋白结合后可形成相对分子质量更大的结合物。在动物实验研究中，血液灌流被证实能够有效减低草乌酒中毒后血浆中乌头碱、新乌头碱、次乌头碱的浓度，降低心律失常的发生率和严重程度，减轻中毒后脑组织、心肌组织和肝脏组织损伤。针对严重中毒患者，可采取血液灌流（HP）联合连续性肾脏替代治疗（CRRT）。具备以下一条，可考虑行 HP 联合 CRRT；如具备以下两条或两条以上，应立即行 HP+CRRT。

（1）血钾 > 6.5mmol/L。

（2）少尿、无尿，或难以控制的容量超负荷。

（3）肌酐（Cr）每日递增值 > 44.2μmol/L。

（4）难以纠正的电解质和酸碱平衡紊乱。

（5）血流动力学不稳定。

（6）严重感染、脓毒血症。

（7）合并多脏器损伤或出现多器官功能障碍综合征（MODS）。

7. 动脉 – 静脉体外膜肺氧合（ECMO）治疗　经多种药物、电复律、血液灌流等治疗后，仍有顽固性室性心律失常，且长时间处于心源性休克、濒死状态，应及时启动动脉 – 静脉 ECMO 治疗。

（二）诊治流程

乌头碱中毒诊治流程见图 1-1。

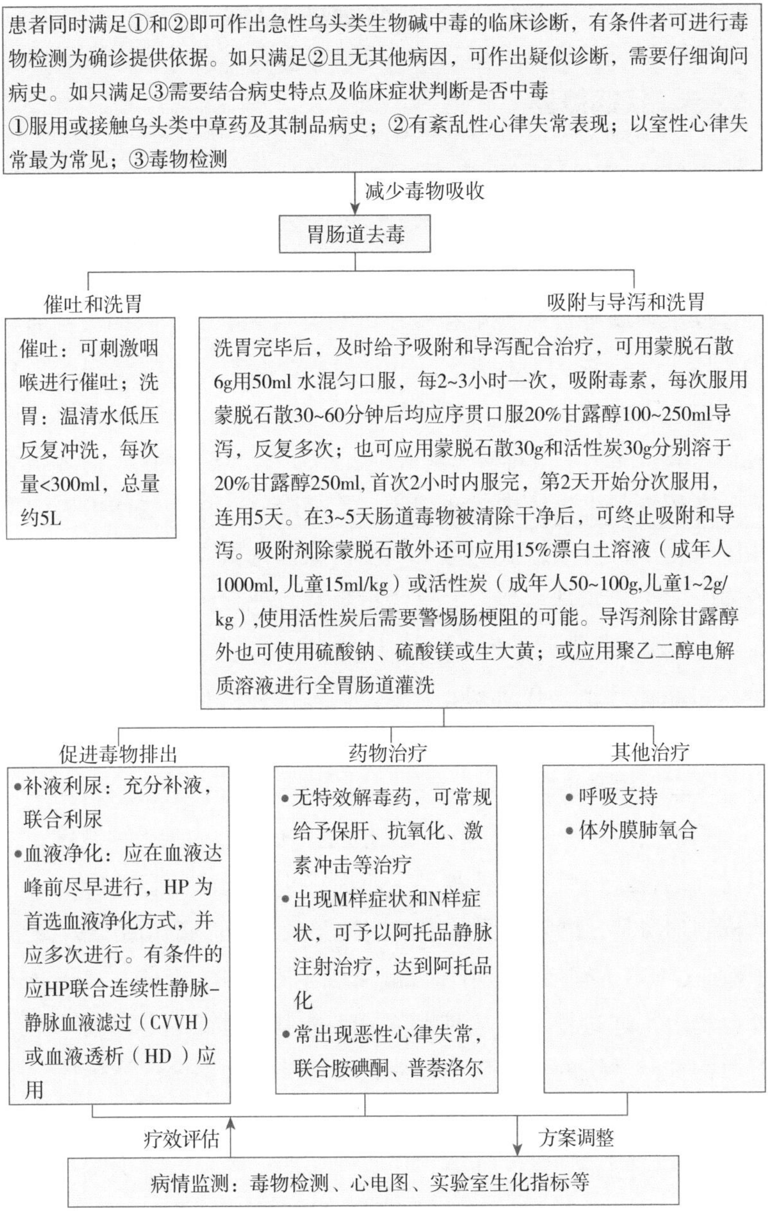

患者同时满足①和②即可作出急性乌头类生物碱中毒的临床诊断,有条件者可进行毒物检测为确诊提供依据。如只满足①且无其他病因,可作出疑似诊断,需要仔细询问病史。如只满足③需要结合病史特点及临床症状判断是否中毒
①服用或接触乌头类中草药及其制品病史;②有紊乱性心律失常表现;以室性心律失常为常见;③毒物检测

↓

减少毒物吸收

胃肠道去毒

催吐和洗胃

催吐:可刺激咽喉进行催吐;洗胃:温清水低压反复冲洗,每次量<300ml,总量约5L

吸附与导泻和洗胃

洗胃完毕后,及时给予吸附和导泻配合治疗,可用蒙脱石散6g用50ml水混匀口服,每2~3小时一次,吸附毒素,每次服用蒙脱石散30~60分钟后均应序贯口服20%甘露醇100~250ml导泻,反复多次;也可应用蒙脱石散30g和活性炭30g分别溶于20%甘露醇250ml,首次2小时内服完,第2天开始分次服用,连用5天。在3~5天肠道毒物被清除干净后,可终止吸附和导泻。吸附剂除蒙脱石散外还可应用15%漂白土溶液(成年人1000ml,儿童15ml/kg)或活性炭(成年人50~100g,儿童1~2g/kg),使用活性炭后需要警惕肠梗阻的可能。导泻剂除甘露醇外也可使用硫酸钠、硫酸镁或生大黄;或应用聚乙二醇电解质溶液进行全胃肠道灌洗

促进毒物排出

• 补液利尿:充分补液,联合利尿
• 血液净化:应在血液达峰前尽早进行,HP为首选血液净化方式,并应多次进行。有条件的应HP联合连续性静脉–静脉血液滤过(CVVH)或血液透析(HD)应用

药物治疗

• 无特效解毒药,可常规给予保肝、抗氧化、激素冲击等治疗
• 出现M样症状和N样症状,可予以阿托品静脉注射治疗,达到阿托品化
• 常出现恶性心律失常,联合胺碘酮、普萘洛尔

其他治疗

• 呼吸支持
• 体外膜肺氧合

疗效评估 → ← 方案调整

病情监测:毒物检测、心电图、实验室生化指标等

图1-1 乌头碱中毒诊治流程

第二节　毒鼠强中毒

一、疾病概述

毒鼠强又名没鼠命、TEM、424，商品名尚有一扫光、三步倒、闻到死、速杀神、王中王、灭鼠王等十余种。

（一）理化性质

毒鼠强属有机氮类化合物，化学名四亚甲基二砜四胺，简称四二四，分子式为 $C_4H_8N_4S_2$，分子量为 240.27，化学结构式为环状，白色无味粉末。其化学性质极其稳定，微溶于水，不溶于甲醇和乙醇；沸水中很难被分解破坏，温度在 $255 \sim 260$℃时才被分解；在环境和生物体内代谢缓慢，不易降解；在动物体内以原形从尿中排泄，易致二次中毒及环境污染。毒鼠强是灭鼠药中毒性最强者之一，属剧毒类，大鼠经口半数致死量（LD_{50}）为 0.22mg/kg，人口服最低致死量为 5mg/kg（不同文献中报道的有 $6 \sim 12$mg，2mg，12mg，$0.1 \sim 0.2$mg/kg 等），其毒性为砒霜的 200 倍，氰化钾的 100 倍，氰化钠的 80 倍，氟乙酰胺的 $3 \sim 30$ 倍。

（二）中毒机制

毒鼠强是一种中枢神经系统刺激剂，有强烈的脑干刺激作用，但对周围神经、骨骼肌及神经 – 肌肉接头处没有明显的影响。具体机制不清楚，已知本品对于中枢神经系统有抑制作用的 γ– 氨基丁酸（GABA）有拮抗作用，毒鼠强结合到 GABA 受体 – 离子载体复合物上，通过变构效应抑制 GABA 与其受体结合，解除 GABA 对中枢神经系统的抑制作用，使兴奋在脑、脊髓内广泛传播，中枢神经系统过度兴奋进而导致不同程度的抽搐、惊厥，主要表现为癫痫大发作、阵发性抽搐、强直性痉挛、突发性意识障碍，继而兴奋转化为抑制，导致呼吸肌麻痹和呼吸衰竭而死亡。

（三）毒物代谢

毒鼠强通过口腔、咽部黏膜及消化道迅速吸收而中毒，也可经呼吸道吸收，但不易经过完整的皮肤吸收，多数患者均在进食被毒鼠强污染的食物后 30 分钟以内（15 分钟至 1 小时，2 分钟至 2 小时，不同文献中报道的不一样）发病，其中最快出现症状者仅为 2 分钟，提示迅速发病是毒鼠强中毒的特点之一。毒鼠强摄入后无明显选择性分布于脏器中，通过血液进入中枢神经系统发挥毒性作用，在血中不与蛋白结合，排出速度慢，主要通过肾脏以原形从尿中缓慢排出，少量经呼吸道及随胆汁经肠道排出，中毒 10 天后血中尚可检测到毒鼠强，由于肠肝循环的关系，会出现二次中毒，即假愈期或反跳现象。毒鼠强中毒尸体发现脑、心脏、肺、肾、肝、脾、胃肠黏膜等淤血、水肿和广泛出血点，尤以脑部充血、水肿明显。怀疑鼠药中毒后，立即通知防疫站对呕吐物和食物中的毒物进行鉴定。

二、诊断和鉴别诊断要点

（一）临床表现

毒鼠强中毒的临床表现中最典型的是神经系统症状，其次为循环系统、消化系统症状。主要表现为头晕、头痛、乏力、恶心、呕吐、腹痛、四肢麻木、心率改变、肝肾功能损害，以及不同程度的意识障碍和四肢抽搐。毒鼠强中毒特征性的症状为强直性、阵发性抽搐。重度中毒患者出现全身阵发性强直性抽搐，呈角弓反张状态，两眼上翻，口吐白沫，小便失禁，伴突然意识丧失，发作时间越短，中毒症状越重。中毒患者若抢救不及时，常死于窒息、呼吸衰竭或 MODS。急性中毒症状的轻重程度与抽搐间隔时间的长短和摄入毒鼠强的量有关。

（二）临床特点

"急、凶、快、高"：起病急，进展快，难被发现，不易救治，再加上无特效解毒药，病死率极高。

（三）诊断

根据鼠药接触史、临床表现、实验室检查结果及毒物鉴定结果即可诊断。如果患者进食后立即或较短时间（0.5～1小时）内即出现头晕、恶心、呕吐、肢体阵发性痉挛抽搐，即使无毒物接触史，亦应考虑毒鼠强中毒。若过分注重接触史及实验室检查，将贻误诊断。

（四）鉴别诊断

毒鼠强中毒易误诊为氟乙酰胺中毒，因两者症状相似。而且，目前市场上的灭鼠药常见毒鼠强和氟乙酰胺混合存在，因此，对"灭鼠药"中毒出现抽搐、惊厥者，要作鉴别诊断，可采集中毒食物、中毒者的血、尿标本进行毒物检测。氟乙酰胺中毒是因为阻断了三羧酸循环，影响机体氧化磷酸化过程，造成神经系统、心脏和肝脏损害，且潜伏期长，约2小时，治疗上有特效解毒剂——乙酰胺，实验室检查血柠檬酸增高，血氟、尿氟含量增高，有助于诊断；而毒鼠强中毒潜伏期短，发病快且突然，尚无特效解毒剂，实验室检查指标有丙氨酸转氨酶（ALT）、谷草转氨酶（AST）、碱性磷酸酶（ALP）、乳酸脱氢酶（LDH）、肌酸激酶（CK）、白细胞计数、中性粒细胞升高，心电图示ST-T改变，脑电图异常，有利于两者的鉴别。

三、急诊治疗要点

（一）治疗内容

救治以清除毒物、控制抽搐、预防MODS及支持治疗为主。抢救关键在于及时、有效地控制抽搐并尽可能完全地清除体内毒物。

1. 保持呼吸道通畅，吸氧　高浓度吸氧，吸入氧浓度在40%以上，保持呼吸道通畅，但吸痰宜慎重，因为刺激易诱发抽搐，并应用激素。

2.一般治疗　催吐、洗胃、导泻、利尿、补液。为减轻毒鼠强作用，早期反复洗胃、导泻非常重要。尸检证实，中毒 8 小时内胃肠黏膜毒物浓度最高，故彻底洗胃是抢救成功的关键。

未发生抽搐的患者一律先饮水，用棉签或手指刺激咽喉部促其呕吐（也有文献报道禁忌催吐，因可导致抽搐发作），然后口服洗胃或人工、机械洗胃。

对于已发生抽搐的患者，直接人工洗胃或机械洗胃。洗胃不能满足于"6 小时内洗胃，洗出液清亮为止"的一般农药中毒洗胃原则，应采用定时（入院时、2 小时、4 小时、6 小时、12 小时、24 小时，共 6 次）灌入抽洗，每次均洗至抽出液清亮为止，最大限度地减少毒物的再吸收。此外，服药量大、症状严重者也可用活性炭强大的吸附能力，加强清除毒物作用，每次可灌入 50 ～ 100g 活性炭，留置 2 小时后即可抽吸出来。

上消化道出血、深昏迷、心力衰竭、休克者不宜洗胃。

洗胃完毕向胃内注入 50% 硫酸镁 60ml（或 10% 硫酸镁 20ml）或 20% 甘露醇 125ml q6h 导泻，以减轻毒物的吸收。10 分钟后服白开水 1000 ～ 2000ml。

呋塞米每次 20 ～ 40mg 静脉注射，2 ～ 4 次 / 天，连用 1 ～ 2 天，加速排泄。

3.控制抽搐　尽快、彻底地控制抽搐是急性毒鼠强中毒患者综合治疗的关键。以地西泮为首选，由于地西泮起效快，抗癫痫作用强，对心肺抑制作用弱，故其使用应早期、适量、重复使用，减量宜缓，维持宜久。成人首次 10 ～ 20mg 静脉注射，静脉注射后 3 ～ 5 分钟起效，但半衰期仅 20 ～ 30 分钟，故反复静脉注射仍不能控制者，可静脉滴注维持（根据情况地西泮可重复多次静脉注射，24 小时不超过 100mg，直至抽搐停止）。苯巴比妥钠（鲁米那）0.1 ～ 0.2g，肌内注射，6 ～ 8 小时 1 次。似癫痫样大发作者，联用地西泮 100～200mg 加入 5% 葡萄糖注射液 500ml 中持续静脉滴注，但要谨防呼吸抑制。对于频繁抽搐者，首先予地西泮 10～20mg 静脉注射，有效而复发者 30 分钟后重复应用，或给予 100mg 溶于 5% 葡萄糖注射液 500ml 中于 8～12 小时内缓慢静脉滴注，直至控制发作后改为苯巴比妥钠 0.2g 肌内注射，每 6～8 小时一次，连用 3～5 天后停用。间断抽搐者也应给予地西泮或苯巴比妥钠肌内注射。抽搐控制后给予丙戊酸钠 0.2g q8h 以增加中枢神经系统的 GABA，从而刺激 GABA 受体。

4. 保护重要脏器功能，维持水、电解质和酸碱平衡　防治脑水肿、肺水肿及预防感染，保护心脏、肾、脑功能，维持水、电解质和酸碱平衡，防止发生多器官功能衰竭。所有病例每天监测血尿常规、肝肾功能、电解质，每 3 天行心电图、脑电图等检查。

对于出现呼吸衰竭者应用呼吸兴奋剂，如尼可刹米、纳洛酮，可改善呼吸功能，一般无兴奋大脑皮质诱发抽搐的现象发生，必要时气管插管。

对抽搐昏迷的患者头部冰敷，给予 20% 甘露醇 250ml q12h～q8h 加地塞米松或呋塞米交替使用（20% 甘露醇 250ml 加地塞米松 10mg，静脉滴注，每天 3 次，2 天后改为每天 2 次，7 天后改为每天 1 次，第 14 天停用）降低颅内压，减轻因频繁抽搐缺氧所致的脑水肿，同时使用脑细胞氧自由基清除剂。

加强保肝护肝治疗，使用阿拓莫兰 1.2g 加 10% 葡萄糖注射液 250ml，静脉滴注，每天 1 次，连用 7 天。

补充足够的营养和足量的维生素，加强对心脏的保护治疗，每天给予足量的心肌营养药（极化液）。改善细胞代谢，使用大量的维生素 C 和维生素 B_6，维生素 B_6 1.5～2g 加平衡盐 500ml 静脉滴注，每天 2 次，连用 7～11 天；大剂量维生素 B_6 有解毒止惊作用，患者意识清醒早，恢复快。

发热患者给予抗感染治疗。窦性心性过缓肌内注射阿托品。

5. 解毒剂的应用　单用地西泮、苯巴比妥钠止惊效果不明显，联合应用二巯基丙磺酸钠（Na–DMPS）可取得较好的止惊效果。研究表明，巯基和二硫键基因能影响 GABA 受体和配体结合的反应性，可能参与稳定位于胞质膜外表面的转运蛋白的活性巯基基因，可作为还原剂减少细胞膜 GABA 受体上过氧化反应的发生，也可参与配体和 GABA 受体结合位点的调节作用。正是由于二巯基丙磺酸钠对 GABA 受体的影响，对抗毒鼠强抑制 GABA 与其受体结合，所以二巯基丙磺酸钠有优良的解毒作用。

近年来报道二巯基丙磺酸钠代替地西泮、苯巴比妥钠治疗毒鼠强中毒者不少，虽然二巯基丙磺酸钠解毒作用的机理尚不完全清楚，但其作为毒鼠强的较有效的解毒剂渐达成共识。三种药物同时应用可取长补短：静脉注射地西泮起效快，可使癫痫发作在最短时间内得到控制；苯巴比妥钠代谢较慢，维持时间长，可减少癫痫发作次数，减少脏器损害；二巯基丙磺酸钠有肌肉神经阻断作用，并能较快地恢复自主呼吸。尽早、定量使用二巯基丙磺酸钠和大剂量维生素 B_6 可拮抗受体、延长毒鼠强中毒时惊厥潜伏期及死亡时间。

使用方法：首剂 $0.125 \sim 0.25g$，肌内注射，10 分钟见效，$1 \sim 2$ 次 / 天，维持 $2 \sim 4$ 天，能解除毒鼠强对 GABA 受体的抑制。

6. 血液净化　重症患者应尽早进行血液净化。活性炭血液灌流可吸附血中毒鼠强，加速毒鼠强排出，减轻中毒症状，缩短病程，减轻毒物对脏器的损害，即使超过 48 小时仍然有明显效果。也可采取血液透析治疗，血液透析能有效清除血中毒鼠强，也不失为一种有效的治疗措施。入院当天分别给予血液灌流加血液透析一次，血流量为 $180 \sim 200ml/min$，每次治疗时间为 3 小时。动态监测心肌酶谱，根据心肌酶谱的变化，再行 $2 \sim 3$ 次以上血液灌流加血液透析治疗。

（二）诊治流程

毒鼠强中毒诊治流程见图1-2。

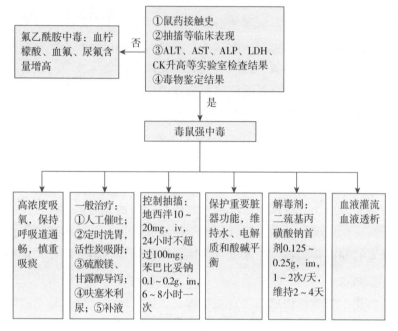

图1-2　毒鼠强中毒诊治流程

第三节　有机磷农药中毒

一、疾病概述

有机磷农药（organophosphorus pesticide，OP）是全球使用最广泛、用量最大的杀虫剂之一，急性有机磷农药中毒（acute organophosphorus pesticide poisoning，AOPP）为临床常见疾病。我国每年发生的中毒病例中AOPP 20% ～ 50%，病死率3% ～ 40%。AOPP起病急、进展快，及时、规范的干预及救治可明显降低AOPP的死亡率。

（一）毒物分类

有机磷农药属于有机磷酸酯或硫化磷酸酯类化合物，目前品种已达 100 多种。

有机磷农药的毒性按大鼠急性经口进入体内的半数致死量（LD_{50}）分为四类，人体对 OP 的反应与大鼠并不完全一致，可为临床诊治提供参考。

剧毒类：$LD_{50} < 10mg/kg$，如甲拌磷、内吸磷、对硫磷等。

高毒类：$LD_{50}\ 10 \sim 100mg/kg$，如甲基对硫磷、甲胺磷、氧乐果、敌敌畏等。

中毒类：$LD_{50}\ 100 \sim 1000mg/kg$，如乐果、乙硫磷、敌百虫、二嗪农、毒死蜱等。

低毒类：$LD_{50}\ 1000 \sim 5000mg/kg$，如马拉硫磷、辛硫磷、氯硫磷等。

（二）急性有机磷农药中毒病因

1. 生活性中毒　主要由于误服、故意吞服，或饮用、食入被 OP 污染的水源、食品，滥用 OP 治疗皮肤病、驱虫等而引起中毒。

2. 使用中毒　在使用过程中，施药人员因药液污染皮肤或湿透衣服由皮肤吸收，或吸入空气中 OP 造成的中毒。

3. 生产中毒　主要是因在 OP 精制、出料和包装过程中防护不到位，或因生产设备密闭不严造成化学物泄漏，或在事故抢修过程中 OP 污染手、皮肤和吸入呼吸道引起的中毒。

（三）毒物的代谢

有机磷农药易挥发，有蒜臭味。在酸性环境中稳定，遇碱易分解。主要经胃肠道、呼吸道、皮肤、黏膜吸收，6 ～ 12 小时血中浓度达到高峰。吸收后迅速分布于全身各脏器，以肝中的浓度最高，肾、肺、脾次之，脑和肌肉最少。OP 主要在肝内代谢，进行多种形式的生物转化。一般先经氧化反应使毒性增强，而后经水解降低毒性。其代谢产物主要通过肾排泄，少量经肺排出，多数 OP 及代谢产物 48 小时后可完全排出体外，少数品种如剧毒类在体内存留可达数周甚至更长时间。

（四）中毒机制

OP 对人体的毒性主要是对胆碱酯酶的抑制，其进入体内可与胆碱酯酶结合，形成化学性质稳定的磷酰化胆碱酯酶，使胆碱酯酶分解乙酰胆碱的能力丧失，导致体内乙酰胆碱大量蓄积，胆碱能神经持续冲动，产生先兴奋后抑制的一系列毒蕈碱样症状（M 样症状）、烟碱样症状（N 样症状）及中枢神经系统症状，严重者常死于呼吸衰竭。

中间综合征（intermediate syndrome，IMS）又称为中间期肌无力综合征，其发病机制与神经肌肉接头传递功能障碍、突触后膜上骨骼肌型烟碱样乙酰胆碱受体（nicotinic acetylcholine receptor，nAChR）失活有关，其发生受多种因素影响，可能与 OP 排出延迟、再吸收或解毒剂用量不足有关。

迟发性多发性神经病则与 OP 对胆碱酯酶的抑制效应无关，可能与神经靶酯酶的抑制、老化及轴突发生变性等有关。

二、诊断与鉴别诊断要点

（一）临床表现

AOPP 发病时间与毒物种类、剂量、侵入途径及机体状态（如空腹或进餐）等密切相关。口服中毒在 10 分钟至 2 小时发病，吸入者在数分钟至半小时内发病，皮肤吸收者 2～6 小时发病。典型的中毒症状包括：呼出气大蒜味、瞳孔缩小（针尖样瞳孔）、大汗、流涎、气道分泌物增多、肌纤维颤动及意识障碍等。

1. 胆碱能危象

（1）毒蕈碱样症状：为中毒后最早出现的症状，主要是副交感神经末梢过度兴奋，表现为平滑肌痉挛和腺体分泌增加。①平滑肌痉挛表现：瞳孔缩小，胸闷、气短、呼吸困难，恶心、呕吐、

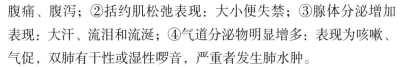

腹痛、腹泻；②括约肌松弛表现：大小便失禁；③腺体分泌增加表现：大汗、流泪和流涎；④气道分泌物明显增多：表现为咳嗽、气促，双肺有干性或湿性啰音，严重者发生肺水肿。

（2）烟碱样症状：主要由乙酰胆碱在横纹肌神经肌肉接头处蓄积过多所致，主要表现为肌纤维颤动（面、眼睑、舌、四肢和全身骨骼肌肌束震颤），甚至全身肌肉强直性痉挛，也可出现肌力减退或瘫痪，严重者因呼吸肌麻痹可引起呼吸衰竭。交感神经节后交感神经纤维末梢释放儿茶酚胺，可表现为血压增高和心律失常。

（3）中枢神经系统症状：早期可表现出头晕、头痛、疲乏、无力等症状，继后出现烦躁不安、谵妄、运动失调、言语不清、惊厥、抽搐，严重者可出现昏迷、中枢性呼吸循环功能衰竭。

2. 中间综合征（IMS） 在 AOPP 后 1～4 天，个别 7 天后出现的以曲颈肌、四肢近端肌肉、第 3～7 对和第 9～12 对脑神经所支配的部分肌肉及呼吸肌麻痹为特征性临床表现的综合征。

患者可表现为转颈、耸肩、抬头、咀嚼无力，睁眼、张口、四肢抬举困难，腱反射减弱或消失，不伴感觉障碍。

严重者出现呼吸肌麻痹，表现为胸闷、气短、呼吸困难，迅速出现呼吸衰竭，如无呼吸支持很快死亡。

3. 有机磷迟发性神经病（OPIDP） 少数患者在急性中毒症状消失后 1 个月左右出现感觉及运动型多发神经病，主要累及肢体末端，出现进行性肢体麻木、无力，呈弛缓性麻痹，表现为肢体末端烧灼、疼痛、麻木及下肢无力，严重者呈足下垂及腕下垂，四肢肌肉萎缩。

4. 反跳 是指 AOPP 患者经积极抢救治疗，临床症状好转后数天至 1 周病情突然急剧恶化，再次出现 AOPP 症状。其原因可能与皮肤、毛发、胃肠道或误吸入气道内残留的有机磷毒物继续被吸收或解毒剂减量、停用过早有关。

5. 多脏器损害

（1）心脏损害：心电图多表现为 ST 段压低，T 波倒置、低平、平坦或双向，还可出现窦性心动过速、各种程度的传导阻滞、Q-T 间期延长等，并出现心肌酶学的改变，个别患者可因此猝死。

（2）肺损害：早期肺水肿主要是由于乙酰胆碱堆积引起的 M 效应，使腺体分泌增加，大量分泌物积聚于肺泡内而引起。此外，OP 及其肺内氧化产物对肺毛细血管及间质产生直接损害作用，使肺毛细血管通透性增强，渗出增加，导致肺水肿。

（3）肝、肾损害：OP 及其代谢产物对肝细胞有直接损伤作用，可致肝细胞水肿、变性、坏死，并对肝酶有抑制作用，部分患者可出现不同程度的肝功能异常，并有发生急性暴发性肝衰竭可能。通常经过积极治疗后，肝功能异常可很快恢复。

肾损害大多表现轻微，主要以血尿、蛋白尿为主，少数患者有一过性肾功能损害，急性肾衰竭则少见，且多数肾功能损害为可逆性。

（4）血液系统损害：OP 尚有溶血作用，可发生急性溶血，但临床相对少见，其症状常被 AOPP 其他临床表现所掩蔽。

6. 局部损害

（1）部分患者接触 OP 后可发生过敏性皮炎，严重者可出现剥脱性皮炎。

（2）消化道损害可表现为化学性炎症甚至黏膜糜烂，严重者出现消化道出血。

（3）眼部污染时可出现结膜充血、接触性结膜炎。

（二）实验室检查

1. 全血胆碱酯酶（ChE）活力　动态观察全血 ChE 活力恢复情况，对于指导治疗具有重要意义。

2. 毒物检测　患者血、尿、粪便或胃内容物中可检测到 OP 或其特异性代谢产物成分。绝大多数 AOPP 通过病史、临床表现及

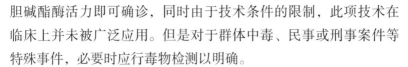

胆碱酯酶活力即可确诊，同时由于技术条件的限制，此项技术在临床上并未被广泛应用。但是对于群体中毒、民事或刑事案件等特殊事件，必要时应行毒物检测以明确。

3. 非特异性指标　肌红蛋白、肌钙蛋白 I、血清淀粉酶、血浆 NO；丙氨酸转氨酶（ALT）、门冬氨酸转氨酶（AST）、胆红素、凝血功能；血乳酸（Lac）；血气分析；血及尿 β_2 微球蛋白含量测定；胱抑素 C，肌酐、尿素氮；T 淋巴细胞计数及亚群测定。

（三）诊断

1. 病史　明确的 OP 接触史，有自服、误服，皮肤涂抹外用，喷洒农药污染皮肤，呼吸道吸入等接触史，最好要求家属提供残留的农药瓶等直接证据。

2. 临床表现及体格检查　具备或不完全具备胆碱能危象和非胆碱酯酶抑制的毒性表现。

3. 辅助检查　胆碱酯酶活力明显降低。血、尿、粪便或胃内容物中检测到 OP 或其特异性代谢产物成分（非必备条件）。

4. 病情分级

（1）轻度中毒：以毒蕈碱样症状为主，全血胆碱酯酶活力在正常值的 50%～70%。

（2）中度中毒：上述症状加重，出现烟碱样症状，全血胆碱酯酶活力在正常值的 30%～50%。

（3）重度中毒：除毒蕈碱样症状及烟碱样症状外，出现肺水肿、呼吸功能衰竭、昏迷、脑水肿等重要脏器功能衰竭的临床表现，全血胆碱酯酶活力在正常值的 30% 以下。

（四）鉴别诊断

AOPP 应与中暑、急性胃肠炎或脑炎、脑血管意外、阿片类中毒等鉴别，还需要与氨基甲酸酯类杀虫剂、沙蚕毒素类、毒蕈中毒等中毒鉴别。除此之外，在诊断过程中应注意合并症的鉴别诊断，如吸入性肺炎、外伤、合并其他毒物中毒等。

1. 氨基甲酸酯类杀虫剂中毒 与 AOPP 临床症状体征相似，胆碱酯酶活力也明显下降，与 OP 抑制胆碱酯酶不同的是其作用快、恢复快。依据毒物接触史及毒物检测结果可明确诊断。

2. 其他类型杀虫剂中毒 多数杀虫剂无典型的胆碱能危象表现，胆碱酯酶活力正常。依据毒物接触史、临床表现及实验室检查一般不难鉴别。

三、急诊治疗要点

（一）现场急救

AOPP 患者早期可能因胆碱能危象而出现呼吸功能衰竭，部分患者出现心脏骤停，因此，在现场环境安全，患者脱离中毒环境后，应初步评估患者生命体征，维持生命体征稳定，呼吸、心跳停止者立即行心肺复苏术，同时给予足量解毒剂。衣物、皮肤等被 OP 污染者，脱去被污染的衣物，用肥皂水清洗被污染的皮肤、毛发。无催吐禁忌证时尽早进行现场催吐，有条件的可在现场予以解毒剂，保持气道通畅，开通静脉通路，并尽快将患者转运至有救治条件的医疗机构。

（二）阻止毒物吸收

被 OP 污染的皮肤、毛发等尚未清洗或清洗不彻底者，应彻底清洗，以终止与毒物的接触，避免毒物继续经皮肤黏膜吸收。眼部接触者应立即用清水或生理盐水冲洗。经消化道接触者，应尽快予以洗胃、吸附等肠道去污措施。

1. 洗胃与催吐

（1）洗胃应在中毒后尽早进行，早期、彻底的洗胃是抢救成功的关键。

（2）催吐仅在不具备洗胃条件时进行，不主张药物催吐。

（3）对明确 AOPP 中毒的患者宜用温清水、2% 碳酸氢钠（敌百虫禁用）或 1 ∶ 5000 高锰酸钾溶液（对硫磷禁用）洗胃。

（4）当无法立刻明确患者中毒药物的种类时，临床救治中多应用清水洗胃。

（5）有意识障碍时，在洗胃前应做好气道保护，必要时可行气管插管后再行洗胃。

（6）洗胃与催吐前应严格把握适应证与禁忌证，并注意防止并发症。

（7）凡口服 OP 中毒者，在中毒后 4～6 小时均应洗胃。口服 OP 量大，中毒程度重的患者，若就诊时已超过 6 小时，仍可考虑洗胃。

2. 吸附剂 活性炭是一种安全有效、能够减少毒物从胃肠道吸收入血的清除剂，但使用时需要注意维护气道的安全性。

3. 导泻 一般在催吐或洗胃后，常用导泻药物有硫酸钠（15～30g）、硫酸镁（20～30g）、20% 甘露醇（250ml）或复方聚乙二醇电解质散，可口服或经胃管注入。婴幼儿和心血管系统功能不稳定者慎用；对于肾功能不全者需要检测血镁浓度，以免高镁血症对神经及呼吸的抑制。

（三）解毒剂

肟类复能剂和抗胆碱能药物是目前 AOPP 的主要特效解毒剂。解毒剂的应用遵循早期、联合、足量、重复，以复能剂为主，抗胆碱能药为辅的原则。

1. 复能剂 使用原则为早期、足量、足疗程。

目前常用的药物有氯解磷定（PAM-Cl）、碘解磷定（PAM）、双复磷（DMO_4）和甲磺磷定（P_4S）等。由于氯解磷定具有使用简单、安全、高效（是碘解磷定的 1.5 倍）等优点，因此临床上大多推荐使用氯解磷定，碘解磷定应用参照氯解磷定用量。

氯解磷定一般宜肌内注射，也可静脉缓慢注射，首次剂量推荐见表 1-1，随后以 0.5～1.0g 每 2 小时 1 次给药，可重复 1～3 次，然后根据病情酌情延长用药间隔时间，疗程一般 3～5 天，严重病例可适当延长用药时间。

表 1-1　常用复能剂首次推荐剂量

药物名称	轻度中毒（g）	中度中毒（g）	重度中毒（g）
氯解磷定	0.5 ～ 1.0	1.0 ～ 2.0	1.5 ～ 3.0
碘解磷定	0.4	0.8 ～ 1.2	1.0 ～ 1.6

碘解磷定用葡萄糖注射液或生理盐水 20 ～ 40ml 稀释后，于 10 ～ 15 分钟内缓慢注射。成人常用量：静脉注射一次 0.5 ～ 1g（1 ～ 2 支），视病情需要可重复注射。

用法：0.9% 氯化钠 100ml/5% 葡萄糖注射液 100ml+ 氯解磷定 / 碘解磷定注射液 1.0g 静脉滴注。

不良反应：注射后可引起恶心、呕吐、心率增快、心电图出现暂时性 ST 段压低和 QT 间期延长。注射速度过快引起眩晕、视物模糊、复视、动作不协调。剂量过大可抑制胆碱酯酶、抑制呼吸和引起癫痫样发作。

2. 抗胆碱能药　此类药物通过阻断乙酰胆碱的 M 样症状，对抗 OP 所致的呼吸中枢抑制、肺水肿、循环衰竭等作用，对 N 样症状及胆碱酯酶活力的恢复无效。使用原则为早期、适量、反复、个体化，直至 M 样症状明显好转或达到"阿托品化"后维持。

（1）阿托品：是目前最常使用的抗胆碱能药物。AOPP 患者应迅速给予足量的阿托品，并使其达到"阿托品化"。

阿托品化指标：口干、皮肤黏膜干燥、颜面潮红、肺部啰音显著减少或消失、瞳孔较前扩大、心率 90 ～ 100 次 / 分等。需要注意的是，目前临床阿托品化的指标仅作为临床参考指标，不能因盲目的要求"达标"而无限度地使用阿托品，否则易导致阿托品过量或中毒。

一般情况下阿托品静脉注射 1 ～ 4 分钟即可发挥作用，8 分钟效果达峰值，全身性作用可维持 2 ～ 3 小时。首剂用量参考表 1-2 推荐，一般首次给药 10 分钟未见症状缓解即可重复给药，严重患者每 5 分钟即可重复给药。重复剂量多采用中度、轻度量，达"阿托品化"后给予维持量。

表 1-2　常用抗胆碱能药物治疗 AOPP 首次剂量推荐

药物名称	轻度中毒（mg）	中度中毒（mg）	重度中毒（mg）
阿托品	2 ～ 4	4 ～ 10	10 ～ 20
戊乙奎醚	1 ～ 2	2 ～ 4	4 ～ 6

维持量：轻度中毒，0.5mg，每 4 ～ 6 小时 1 次；中度中毒，0.5 ～ 1mg，每 2 ～ 4 小时 1 次；重度中毒，0.5 ～ 1mg，每 1 ～ 2 小时 1 次；中毒情况好转后逐步减量至停用。

阿托品中毒临床表现：当盲目大量应用阿托品可出现阿托品中毒，表现为瞳孔明显扩大、颜面绯红、皮肤干燥，原意识清楚的患者出现神志模糊、谵妄、幻觉、狂躁不安、抽搐或昏迷、体温升高、心动过速、尿潴留等。严重者可直接呈现中枢抑制而出现中枢性呼吸、循环功能衰竭。

（2）盐酸戊乙奎醚：为具有选择作用的抗胆碱能药，主要对 M1、M3、M4 受体作用，对心率影响小、用药剂量小、作用时间长、生物半衰期长，重复用药次数少。

用药达标的指征（"长托宁"化）：口干、皮肤干燥、肺部啰音减少或消失，心率和瞳孔不作为其判断指标。

一般首剂用量参考表 1-2。维持量一般轻度中毒，1mg，每 12 小时 1 次；中度至重度中毒，1 ～ 2mg，每 8 ～ 12 小时 1 次。

（四）血液净化

对重度 AOPP 患者可在解毒剂及综合治疗的同时尽早给予血液净化治疗。

血液净化方式首选血液灌流，应在中毒后 24 小时内进行。一般 2 ～ 3 次即可，具体需要根据患者病情及毒物浓度监测结果来决定。对于合并肾功能不全、MODS 等情况时，应考虑联合血液透析或 CRRT 治疗。

（五）脂肪乳剂

动物实验发现，脂肪乳剂联合碘解磷定和阿托品治疗 AOPP，可以减轻急性有机磷中毒导致的肺损伤、预防外周型呼吸肌麻痹、保护肾脏、减轻有机磷中毒所致的肝损伤。然而，20% 脂肪乳剂在 AOPP 中的治疗价值尚缺乏循证医学依据，仍须进一步研究。

（六）输血治疗

输注新鲜血浆和全血理论上可中和血液中游离有机磷，有助于提升血浆胆碱酯酶活力，但临床上同样缺乏循证医学证据。用法是悬浮红细胞 1 ～ 2U 静脉输注。

（七）并发症的治疗

1. 中间综合征（IMS） 目前尚无特效治疗方法，早期识别，正确、及时的高级生命支持（监测、机械通气等）是救治成功的关键。AOPP 导致的呼吸肌麻痹（RMP），在气管插管、人工机械通气条件下，予以突击量氯解磷定治疗可取得较好疗效。具体用法为：氯解磷定每次 1g，每隔 1 小时 1 次，连用 3 次；接着每隔 2 小时 1 次，连用 3 次；以后每隔 4 小时 1 次，直到 24 小时，第一个 24 小时氯解磷定总量在 10g 左右。24 小时后每隔 4 小时 1 次，用 3 天为 1 个疗程；以后按每 4 ～ 6 小时 1 次，持续时间视病情而定。

其他治疗包括阿托品（以对症治疗为目的）、保肝药物的应用及辅助治疗等（如维生素 C 等）。多数呼吸肌麻痹患者经积极的综合治疗后可恢复自主呼吸。

2. 迟发周围神经病变 尚无特效的治疗方法，早期、及时应用糖皮质激素（甲泼尼龙、地塞米松等）、B 族维生素及神经生长

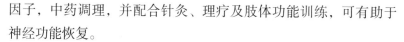

因子，中药调理，并配合针灸、理疗及肢体功能训练，可有助于神经功能恢复。

3. 反跳 反跳发生后，可重新按胆碱能危象处理，调整或增加解毒剂用量，同时予以对症支持治疗。及时寻找可能的诱因，阻断OP再吸收的途径为治疗的关键。如考虑为肠道毒物再吸收（如肝肠循环、肠道祛毒不彻底等），尽早予以通便治疗；毛发、皮肤OP清洗不彻底，需要再次反复清洗毛发、皮肤。如提示吸入性肺炎，可行纤维支气管镜肺泡灌洗。

（八）全身及脏器功能支持治疗

1. 氧疗 AOPP患者常规吸氧，中毒性脑病是应用高压氧的指征。

2. 呼吸功能支持 呼吸功能衰竭为AOPP常见的致死原因之一，及时识别并予以呼吸功能支持（包括高级气道的建立及机械通气）。

3. 营养支持 胃肠功能良好的患者鼓励尽早进食，开始可为流食，病情好转后逐步过渡至正常饮食。合并消化道出血或胰腺炎的患者要禁食，肠内外营养治疗遵循相关疾病诊治流程。

4. 防治感染 AOPP患者一般无需抗感染治疗。在存在感染相关证据时，根据感染部位、轻重、病原菌合理抗感染治疗。

5. 脏器功能支持 AOPP常合并肝功能、肾功能损害，部分患者可能会出现MODS，因此，在救治过程中应严密监测患者脏器功能情况，同时予以对症治疗。

（九）监测与评估

1. 中、重度AOPP及有潜在恶化风险的轻度中毒患者要常规监测血压、心电图、血氧饱和度，并尽早收住抢救监护室（EICU）治疗。

2. 治疗过程中应密切观察患者呼吸及循环情况，及时建立高级气道并实施机械通气。

3. 动态监测血常规、肝功能、肾功能、胆碱酯酶、血气分析及心电图等检查的变化情况，动态评估患者病情。

4. 注意严密观察患者并发症发生情况，一旦出现抬头无力、转颈、耸肩困难、四肢近端肌力减弱等肌力减退现象，需要警惕 IMS 的发生。

AOPP 的中毒程度越严重，其死亡率越高。

（十）收住院、出院标准和预后

1. 收住院标准　重度 AOPP 患者应第一时间收住 EICU 治疗，轻、中度 AOPP 患者视病情收住院治疗或留观。

2. 出院标准　出院需要综合患者全身状况及实验室检查结果而定，一般符合以下几点可出院。

（1）临床症状、体征消失，停药 2 ～ 3 天后无复发。

（2）精神、食欲正常。

（3）全血胆碱酯酶活力达 50% ～ 60% 以上或血浆胆碱酯酶活力接近正常而不再下降。

（4）无心脏、肝、肾、胰腺等脏器的严重并发症存在。

3. 预后　多数 AOPP 患者经积极治疗 5 ～ 7 天后可明显好转或痊愈；部分重症患者可能需要 10 ～ 14 天，甚至更长时间。重度 AOPP 患者常伴有酸中毒、低钾血症、脑水肿、严重心律失常等，死亡病例多发生于未能及时处理的严重呼吸衰竭和循环衰竭。

第四节　急性酒精中毒

一、疾病概述

急性酒精中毒是指由于短时间摄入大量酒精或含酒精饮料后出现的中枢神经系统功能紊乱状态，多表现为行为和意识异常，严重者可损伤脏器功能，导致呼吸循环衰竭，进而危及生命，也称为急性乙醇中毒。

成人一次口服最低致死量为纯酒精 250 ～ 500g；小儿的耐受性较低，致死量婴儿为 6 ～ 10g，儿童约 25g。酒精的吸收率和清除率有个体差异并取决于很多因素，如年龄、性别、体质量、体质、营养状况、吸烟、饮食、胃中现存食物、胃动力、是否存在腹水、肝硬化及长期酗酒等。

血液中酒精清除率的个体差异性很大，慢性饮酒者的酒精清除率高达 7.7mmol/h〔36mg/（dl·h）〕，但一般的急诊患者其酒精清除率仅约 4.3mmol/h〔20mg/（dl·h）〕。

二、诊断与鉴别诊断要点

（一）诊断

1. 具备以下两点可以临床诊断急性酒精中毒

（1）明确的过量酒精或含酒精饮料摄入史。

（2）呼出气体或呕吐物有酒精气味并有以下之一者：①表现易激惹、多语或沉默、语无伦次，情绪不稳，行为粗鲁或攻击行为，恶心、呕吐等；②感觉迟钝、肌肉运动不协调，躁动，步态不稳，明显共济失调，眼球震颤，复视；③出现较深的意识障碍如昏睡、浅昏迷、深昏迷、神经反射减弱、颜面苍白、皮肤湿冷、体温降低、血压升高或降低、呼吸节律或频率异常、心搏加快或减慢，二便失禁等。

2. 临床确诊急性酒精中毒　在"1"的基础上血液或呼出气体检测酒精浓度＞ 11mmol/L（50mg/dl）。

3. 急性酒精中毒程度临床分级

（1）轻度（单纯性醉酒）：仅有情绪、语言兴奋状态的神经系统表现，如语无伦次但不具备攻击行为，能行走，但有轻度运动不协调，嗜睡能被唤醒，简单对答基本正确，神经反射正常存在。

（2）中度：具备下列之一者为中度酒精中毒。①处于昏睡或昏迷状态或 Glasgow 昏迷评分＞5 分，≤8 分；②具有经语言或心理疏导不能缓解的躁狂或攻击行为；③意识不清伴神经反射减弱的严重共济失调状态；④具有错幻觉或惊厥发作；⑤血液生化检测有以下代谢紊乱的表现之一者，如酸中毒、低血钾、低血糖；⑥在轻度中毒基础上并发脏器功能明显受损表现，如与酒精中毒有关的心律失常（频发期前收缩、心房纤颤或心房扑动等），心肌损伤表现（ST-T 异常、心肌酶学 2 倍以上升高）或上消化道出血、胰腺炎等。

（3）重度：具备下列之一者为重度酒精中毒。①处于昏迷状态，Glasgow 评分≤5 分；②出现微循环灌注不足表现，如脸色苍白，皮肤湿冷，口唇微紫，心率加快，脉搏细弱或不能触及，血压代偿性升高或下降（低于 90/60mmHg 或收缩压较基础血压下降 30mmHg 以上，1mmHg=0.133kPa），昏迷伴有失代偿期临床表现的休克时也称为极重度；③出现代谢紊乱的严重表现，如酸中毒（pH≤7.2）、低血钾（血清钾≤2.5mmol/L）、低血糖（血糖≤2.5mmol/L）之一者；④出现重要脏器如心脏、肝、肾、肺等急性功能不全表现。

中毒程度分级以临床表现为主，血中酒精浓度可供参考。不同种族、不同个体对血中酒精浓度耐受性差异较大，有时与临床表现并不完全一致。

急诊科首诊时通常轻度中毒血中酒精浓度在 16～33mmol/L（75～150mg/dl），重度中毒多在 43mmol/L（200mg/dl）以上。由于个体差异，少数患者呈现病理性醉酒，指摄入一定量酒后，产生严重的精神病理学异常表现。这种情况多发生在无习惯性饮酒的人，表现为少量饮酒后焦虑不安，出现暴怒状态，引起偏执狂或攻击行为，常受幻觉和妄想的支配，与当时的环境及客观现实极不协调，一般几小时内终止，常以深睡而结束，发作后对经过全部遗忘，归入中度中毒。

（二）诊断注意事项

1. 诊断原则与鉴别诊断 急性酒精中毒是一种排他性诊断。在诊断患者酒精中毒以前，应考虑到低血糖、低氧血症、肝性脑病、混合性酒精－药物过量等情况。在确诊后应考虑到有隐蔽性头部创伤及伴随代谢紊乱的可能性。医师可以通过从随行家属处获得充分的病史，反复查体及辅助检查确诊。

2. 复合中毒 酒精中毒后患者情绪失控再次服用其他药物和毒物表现复合中毒并不罕见，酒精加重镇静催眠类药物和有机磷农药毒性，减轻甲醇、乙二醇、氟乙酰胺毒性，饮酒后对百草枯的毒性有待探讨。

3. 诱发病损或并发症 急性酒精中毒后外伤常见，由于患者及陪同人员不能明确叙述病史容易漏诊。急性酒精中毒能使已有的基础疾病恶化，如诱发急性冠脉综合征、出血或缺血性脑卒中等，并发贲门黏膜撕裂症、上消化道出血、心律失常、胰腺炎、横纹肌溶解综合征等，也可并发消化道穿孔。尽可能获得详实的病史，系统、细致的查体和必要的辅助检查有利于减少漏诊、误诊。

4. 类双硫仑样反应 患者在应用某些药物过程中饮酒或饮酒后应用某些药物出现类似服用戒酒药双硫仑（又名双硫醒、戒酒硫）后饮酒的反应，多在饮酒后 0.5 小时内发病，主要表现为面部潮红、头痛、胸闷、气短、心率增快、四肢乏力、多汗、失眠、恶心、呕吐、视物模糊，严重者血压下降及呼吸困难，可出现意识丧失及惊厥，极个别引起死亡。

因类双硫仑样反应与多种疾病特点相似，故易造成误诊，应注意鉴别诊断。

三、急诊治疗要点

（一）单纯急性轻度酒精中毒不需要治疗

居家观察，有肥胖通气不良等基础疾病要嘱其保暖、侧卧位防止呕吐误吸等并发症，类双硫仑样反应严重者宜早期对症处理。

（二）消化道内酒精的促排措施

由于酒精吸收迅速，催吐、洗胃和活性炭不适用于单纯酒精中毒患者。洗胃应评估病情，权衡利弊，建议仅限于以下情况之一者：①饮酒后 2 小时内无呕吐，评估病情可能恶化的昏迷患者；②同时存在或高度怀疑其他药物或毒物中毒；③已留置胃管特别是昏迷伴休克患者，胃管可试用于人工洗胃。

洗胃液一般用 1% 碳酸氢钠液或温开水。洗胃液不可过多，每次入量不超 200ml，总量多为 2000～4000ml。胃内容物吸干净即可。洗胃时注意气道保护，防止呕吐、误吸。

（三）药物治疗

1. 促酒精代谢药物　美他多辛是乙醛脱氢酶激活剂，并能拮抗急、慢性酒精中毒引起的乙醇脱氢酶（ADH）活性下降；加速酒精及其代谢产物乙醛和酮体经尿液排泄，属于促酒精代谢药。用法如下：

（1）0.9% 氯化钠注射液 500ml+ 美他多辛注射液 0.9g（3 支），静脉滴注给药，哺乳期、支气管哮喘及对本品过敏患者禁用，尚无儿童应用的可靠资料。适当补液及补充维生素 B_1、B_6、C 有利于酒精氧化代谢。

（2）美他多辛片，口服，每次 0.5g，每天 2 次。

2. 促醒药物

（1）纳洛酮：能特异性拮抗内源性吗啡样物质介导的各种效应，能解除酒精中毒的中枢抑制，缩短昏迷时间。疗效不同可能与种族差异、用量有关。

建议中度中毒首剂 0.4～0.8mg 加生理盐水 10～20ml，静脉推注，必要时加量重复；重度中毒时则首剂 0.8～1.2mg 加生理盐水 20ml，静脉推注，用药后 30 分钟神志未恢复可重复 1 次，或 2mg 加入 5% 葡萄糖注射液或生理盐水 500ml 内，以 0.4mg/h 速度

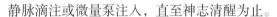

静脉滴注或微量泵注入，直至神志清醒为止。

（2）盐酸纳美芬：为具有高度选择性和特异性的长效阿片受体拮抗剂，理论上有更好疗效，已有应用于急性酒精中毒的报道，但尚需更多临床研究评估其在急性酒精中毒的疗效和使用方法。

3. 镇静药　急性酒精中毒应慎重使用镇静药，烦躁不安或过度兴奋特别是有攻击行为可用地西泮，肌内注射比静脉注射安全，注意观察呼吸和血压；躁狂者首选第一代抗精神病药物如氟哌啶醇，第二代如奥氮平等也应是可行选择，口服比静脉应用更安全。避免用氯丙嗪、吗啡、苯巴比妥类镇静药。

4. 胃黏膜保护剂　H_2受体拮抗剂或质子泵抑制剂可常规应用于重度中毒特别是消化道症状明显的患者。质子泵抑制剂可能有更好的胃黏膜保护效果，如西咪替丁、法莫替丁、雷尼替丁、奥美拉唑、艾司奥美拉唑、兰索拉唑、雷贝拉唑、泮托拉唑。

（四）血液净化治疗与指征

酒精易溶于水，也具有亲脂性，血液灌流对体内酒精的清除作用存在争议。血液透析可以直接将酒精和酒精代谢产物迅速从血中清除，需要时建议将血液透析作为首选。连续性肾脏替代治疗（CRRT）也是可行的选择，但费用昂贵。病情危重或经常规治疗病情恶化并具备下列之一者可行血液净化治疗。

（1）血中乙醇浓度超过 87mmol/L（400mg/ml）。

（2）呼吸循环严重抑制的深昏迷。

（3）酸中毒（pH 7.2）伴休克表现。

（4）重度中毒出现急性肾功能不全。

（5）复合中毒或高度怀疑合并其他中毒并危及生命，根据毒物特点酌情选择血液净化方式。

（五）抗生素应用

单纯急性酒精中毒无应用抗生素的指征，除非有明确合并感染的证据，如呕吐误吸导致肺部感染。应用抗生素时注意可诱发类双硫仑样反应，其中以β内酰胺类中头孢菌素多见，又以头孢哌酮最常见，其他尚有甲硝唑、呋喃唑酮等，用药期间宜留院观察。可选喹诺酮类（氧氟沙星、左氧氟沙星、莫西沙星）。

（六）中医中药治疗

1. 醒酒药饮　中药白茅根 30g，大黄 10g，葛根 30g。煎水200ml。神志清醒者顿服；神志不清者，可从胃管注入。

2. 中药注射液急救

（1）醒脑静注射液：静脉滴注，成人每天 10～20ml，加入 5% 葡萄糖注射液或 0.9% 氯化钠注射液 100～250ml 中滴注。

（2）复方麝香注射液：静脉滴注，成人每天 10～20ml，加入 5% 葡萄糖注射液或 0.9% 氯化钠注射液或 10% 葡萄糖注射液250～500ml 中稀释后滴注。

（3）参麦注射液：静脉滴注，成人每日 20～100ml，加入 5% 葡萄糖注射液或 0.9% 氯化钠注射液 250～500ml 中稀释后滴注。

3. 针灸疗法　取人中、涌泉、合谷、足三里 4 个穴位，先进行局部皮肤消毒，缓缓进针，得气后留针观察至患者酒醒。

4. 穴位注射法　对于酒精中毒导致呕吐患者，可以采用穴位注射甲氧氯普胺注射液治疗，用量为 10mg，穴位为足三里。

（七）对症与支持治疗

对昏睡及昏迷患者应评估其气道和通气功能，必要时气管插管。要做好患者的安全防护，躁动或激越行为者必要时给予适当的保护性约束，注意保暖；意识不清者侧卧体位，防止受凉和中暑，使用床栏，防止意外发生。维持水、电解质、酸碱平衡，纠正低血糖，脑水肿者给予脱水剂等。

（八）并发症的治疗

急性酒精中毒诱发急性冠脉综合征、出血或缺血性脑卒中等，并发贲门黏膜撕裂症、上消化道出血、心律失常、胰腺炎、横纹肌溶解综合征、消化道穿孔等治疗可参考相关章节。

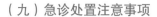

（九）急诊处置注意事项

在急性酒精中毒的诊治中，既要避免对病情评估不足延误诊治，也要避免过度医疗，浪费资源。三级医院应有特殊要求的醒酒观察室，以满足日益增多的急性酒精中毒病例的临床需要。

1. 留院观察指征 留院观察或住院治疗适用于中、重度中毒患者。

2. 辅助检查的合理应用 中、重度中毒应常规行血电解质、葡萄糖浓度检查，有条件者可行血气分析、血液或呼出气体酒精浓度测定，有基础疾病或出现并发症者应针对性进行检查。

一般以下情况应行脑 CT 检查：①有头部外伤史但不能详述具体情节的昏迷患者；②饮酒后出现神经定位体征者；③饮酒量或酒精浓度与意识障碍不相符者；④经纳洛酮促醒等常规治疗 2 小时意识状态无好转反而恶化者。

急性酒精中毒意识不清或不能准确叙述病史者应常规查心电图，特别是既往有心脏病史或高危因素者，必要时复查。

（十）宣教

鉴于酒精滥用的日益增多和急诊干预的效果，急诊科医护人员应将酒精的危害和戒酒宣教作为工作的一部分。根据患者不同的心理情况及时与患者及陪护人员进行思想交流，开展健康教育，在患者清醒及情绪稳定后向其及家属宣传酒精中毒的危害。医护人员接诊时要自我保护，注重安全。

（十一）预后

不同酒类对人体损伤有所区别，急性酒精中毒如经治疗能生存超过 24 小时多能恢复；若有心脏、肺、肝、肾病变者，昏迷长达 10 小时以上，或血中酒精浓度大于 87mmol/L（400mg/dl）者，预后较差，并发重症胰腺炎、横纹肌溶解后病程迁延。

造成死亡的主要原因：①酒后外伤，特别是颅内出血是医院内死亡的常见原因；②急性酒精中毒诱发脑卒中、心肌梗死也是常见致死、致残原因；③中毒后呕吐窒息，如不能及时行气管插管等通畅呼吸道，可很快死亡。

【附】双硫仑样反应

一、疾病概述

双硫仑样反应又称双硫醒样反应或酒醉貌反应，系指双硫仑抑制乙醛脱氢酶，阻挠酒精的正常代谢，致使饮用少量酒精也可引起乙醛中毒的反应。双硫仑，又名戒酒硫，用药后再饮酒即出现软弱、眩晕、嗜睡、幻觉、全身潮红、头痛、恶心、呕吐、血压下降，甚至休克等反应，令嗜酒者不再思饮酒，而达到戒酒的目的。对于一般较轻的反应，不需要治疗可自行恢复。若出现剧烈反应，如呼吸抑制、虚脱、惊厥、心功能失常时，应采取相应措施救治。

（一）临床特点

使用可引起双硫仑样反应的药物后 1 周内饮酒，可出现颜面部及全身皮肤潮红、结膜发红、发热感、口干、头晕、头痛、目眩、心慌、胸闷、气急、出汗、呼吸困难、恶心呕吐、言语混乱、话语多、视物模糊、步态不稳、狂躁、谵妄、意识障碍、晕厥、腹痛、腹泻、咽喉刺痛、震颤感、口中有大蒜气味，还可出现心动过速、血压下降、烦躁不安、惊慌恐惧、濒死感，有的可出现精神错乱、四肢麻木、大小便失禁，严重者可出现休克、惊厥、急性心力衰竭、急性肝损害、心绞痛、心肌梗死甚至死亡。此表现与双硫仑抑制了体内乙醛脱氢酶和多巴胺 β 醛化酶等有关，这一组临床综合征的表现称为双硫仑样反应。

（二）时间特点

使用有双硫仑样反应的药物后饮酒，可早在 5 分钟即出现症状，一般多在 30 分钟，少数在 1 小时内，很少在 1 小时后才出现双硫仑样反应。小儿应用可引起双硫仑样反应药物后，应在停药后 2～3 周，避免饮酒或进食含酒精的食物，因为小儿肝脏代谢酒精的功能轻差，即使较低的酒精浓度即可出现此类反应。双硫仑样反应存在个体差异性。

（三）与饮酒种类和量的关系特点

双硫仑样反应与使用药物的剂量、停药后的间隔时间和饮酒的量成正比，与饮酒种类关系不明确。当出现双硫仑样反应时，常持续 2 小时左右可逐渐缓解，重者可持续 24 小时或数天才能完全缓解。

二、诊断与鉴别诊断要点

（一）诊断标准

病史中有明确的使用可引起双硫仑样反应的药物史；在用药后 0～7 天使用了酒精及其产品，或在饮酒后使用可引起双硫仑反应的药物；酒精类药物与可引起双硫仑样反应的药物同时应用；有典型的双硫仑样反应的临床表现；所饮酒量或酒的度数均明显小于或低于平时的饮酒量或度数，但与平时醉酒明显不同；无酒精和使用该类药物的过敏史；双硫仑样反应时，若无相关疾病，血常规、血糖、肾功能、电解质、心酶谱、胸片多无异常。

（二）双硫仑样反应分度

轻度：颜面或全身皮肤潮红，轻度头晕，心慌，无恶心、呕吐、发热、头痛等。

中度：头晕、头痛、心慌、恶心、呕吐、发热，但无胸痛、呼吸困难、休克。

重度：胸痛、呼吸困难、休克，甚至意识障碍，大小便失禁。

三、急诊治疗要点

双硫仑样反应为药源性急诊，需给予积极处理。

（一）就地处理

立即停止饮酒，催吐，有条件时洗胃。保持呼吸道通畅，清除口腔和鼻腔呕吐物和分泌物。头偏向一侧，以防呕吐物堵塞呼吸道引起窒息。

（二）一般处理

吸氧、卧床休息，观察生命体征，测量血压、脉搏、呼吸。查心电图或心电监护和观察脉搏血氧，进行必要的辅助检查。

（三）药物治疗

建立静脉通道，给予静脉滴注 5% ～ 10% 葡萄糖注射液 500 ～ 1000ml，加入维生素 C 2 ～ 4g、维生素 B_6 0.2 ～ 0.4g、地塞米松 5 ～ 10mg，可加速酒精氧化。静脉注射和滴注纳洛酮 0.4 ～ 0.8mg 可拮抗乙醇作用。H_2 受体阻滞剂、抗组胺药物可改善症状。

（四）对症处理

有胸闷、心绞痛者应用硝酸酯类药物；休克者应补充液体或用升压药；活血化瘀药物使用；呕吐者可用甲氧氯普胺。如有严重并发症时应给予积极有效的抢救，以防双硫仑样反应造成更为严重的后果。

（五）注意事项

1. 饮酒后在酒精从体内消除完毕前，应避免使用可引起双硫仑样反应的药物。

2. 使用能引起双硫仑样反应的药物时，用药期间及停药后尽可能在较长的时间内（最长 1 周）禁饮酒类饮料和含酒食品。

3. 可以导致双硫仑样反应的药物见表 1-3，含有酒精的药物见表 1-4。

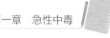

表 1-3 可以导致双硫仑样反应的药物

类别	机制	代表药物
头孢菌素类	一些头孢菌素类母核 7- 氨基头孢烷酸环的 3 位或侧链上有甲硫四氮唑取代基或类似现象，与双唑仑结构类似，从而与辅酶 1 竞争乙醛脱氢酶的活性中心，可阻止乙醛继续氧化，导致乙醛蓄积，从而引起戒酒硫样反应	头孢哌酮、头孢哌酮舒巴坦、头孢曲松、头孢美唑、头孢米诺、拉氧头孢、头孢甲肟、头孢孟多、头孢尼西、头孢替安、头孢氨苄、头孢唑林、头孢拉啶、头孢替坦、头孢克洛等
	因不含甲硫四氮唑基团，理论上不会引起双硫仑样反应，目前也尚未发现有关文献报道	头孢噻肟、头孢唑肟、头孢他啶、头孢磺啶、头孢克肟
	个别不含甲硫四氮唑基团，也有可能发生双硫仑反应的报道	头孢呋辛
硝咪唑类	抑制乙醇代谢，最终导致乙醛蓄积，从而引起戒酒硫样反应	甲硝唑、替硝唑、奥硝唑
其他	机制未明	硫酸沙丁胺醇气雾剂（万托林）、莫西沙星、呋喃唑酮、氯霉素、酮康唑、灰黄霉素、奎纳克林、氯磺丙脲、格列本脲、苯乙双胍、格列齐特、格列吡嗪、胰岛素、环丙孕酮、华法林、三氟拉嗪等

表1-4　含有酒精的药物

类别	药物	备注
肾上腺皮质激素	氢化可的松注射液、醋酸氢化可的松注射液（醇型）、泼尼松龙注射液（醇型）	说明书描述中：成分含有酒精
抗菌药物	阿奇霉素注射液、阿奇霉素氯化钠注射液、注射用阿奇霉素枸橼酸二氢钠、氯霉素注射液	
神经系统用药	地西泮注射液、尼麦角林注射液、盐酸吡硫醇注射液	
心血管系统用药	硝酸甘油注射液、尼莫地平注射液、去乙酰毛花苷注射液、洋地黄毒苷注射液、银杏叶提取物注射液、血塞通注射液	
呼吸系统用药	盐酸溴己新注射液、盐酸溴己新葡萄糖注射液、细辛脑注射液、穿琥宁注射液	
抗肿瘤药	依托泊苷注射液、紫杉醇注射液、多西他赛注射液	
口服液	丹红化瘀口服液、左卡尼汀口服液、环孢素A口服液	
糖浆剂	感冒止咳糖浆、养阴清肺糖浆、人参蜂王浆	药剂学制备工艺要求加用酒精以增加药物的溶解性和稳定性
酊剂	藿香正气水、十滴水、正骨水、骨痛灵酊、姜酊、祛伤消肿酊、烧伤灵酊、复方樟脑酊、碘酊、远志酊、颠茄酊、樟脑水合氯醛酊	
其他	地高辛酏剂	

第五节　百草枯中毒

一、疾病概述

百草枯是一种高效能的非选择性接触型除草剂。百草枯中毒是短时间接触较大剂量或高浓度百草枯后出现的以急性肺损伤为主，伴有严重肝肾损伤的全身中毒性疾病。

（一）百草枯的理化性质

百草枯的理化性质见表1–5。

表1–5　百草枯的理化性质

参数	百草枯性质
化学名称	1，1'–二甲基–4，4'–联吡啶阳离子盐
化学式	$C_{12}H_{14}N_2^{2+}$（离子），$C_{12}H_{14}Cl_2N_2$（二氯化合物）
分子量	186.25（离子），257.16（二氯化合物），小分子
物理状态	无臭，白色（纯盐），吸湿性粉末
溶解性	水溶性
溶解度（20℃）	700g/L
pH	2.0～6.0（原液），6.5～7.5（成品）
稳定性	中性和酸性溶液中稳定，易被碱性（pH＞12）溶液水解
世界卫生组织农药毒性分类	中等毒性，但备注致命风险
我国农药毒性分级	剧毒性

（二）百草枯的毒代动力学

百草枯的毒代动力学见表1–6。

表 1-6　百草枯的毒代动力学

参数	毒代动力学
吸收	经消化道（81.29%）、呼吸道和皮肤吸收
分布	分布全身各组织器官，分布半衰期为 5 小时，肺是主要靶器官，肌肉是存储库
代谢	与血浆蛋白结合少（＜5%），基本呈游离状态，消除半衰期为 84 小时
排泄	未被胃肠道吸收的部分经粪便排出；被胃肠道吸收入血的部分在体内很少降解，主要以原形随尿液排出，也有微量随乳汁和胆汁排出。肾功能正常时，血液中 90% 的百草枯可在 24 小时内经尿液排出，10% 进入组织再次缓慢释放入血；当肾功能受损时，百草枯清除率可降低 10～20 倍

（三）毒理机制

百草枯中毒的毒理机制尚不完全明确，目前认为主要包括氧化应激、线粒体损伤、免疫和炎症失衡、DNA 损伤及细胞凋亡等方面。

二、诊断与鉴别诊断要点

（一）临床表现

1. 口服中毒临床表现　见表 1-7。

表 1-7　百草枯口服中毒临床表现

累及器官	临床表现
消化系统	可出现口腔和咽部疼痛、灼烧感、发音困难、吞咽困难、黏膜糜烂溃疡及食管黏膜表层剥脱症，还能引起恶心、呕吐、腹痛、腹泻、甚至呕血、便血等胃肠道症状，严重者可并发食管和胃穿孔

续表

累及器官	临床表现
呼吸系统	前期主要表现为急性肺损伤，后期表现为进行性肺纤维化。多在 3～7 天出现胸闷、气短，常在 14～21 天呼吸困难达到高峰，肺功能明显受损，此后发生肺纤维化，多死于呼吸衰竭；暴发型患者病情进展迅速，有的患者 1 天内即可出现肺水肿、肺出血和胸腔积液等，常在数小时至数天内死于循环衰竭和（或）急性呼吸窘迫综合征；少数患者可出现气胸、纵隔及皮下气肿等并发症
泌尿系统	可出现蛋白尿、血尿，血肌酐和尿素氮升高，严重者可发生急性肾衰竭
神经系统	表现为头痛、头晕、嗜睡、烦躁不安、手震颤、抽搐、意识障碍和认知能力下降等症状
循环系统	表现为胸闷、心悸、血压下降、心电图 ST 段和 T 波改变，严重者甚至猝死。百草枯中毒后血液呈高凝状态，长期卧床可能增加血栓形成风险

2. 局部接触临床表现　见表 1-8。

表 1-8　百草枯局部接触临床表现

接触部位	临床表现
皮肤	表现为皮肤红斑、水疱、溃烂，也有导致中毒性表皮坏死松解症的报道，暴露处皮肤有破损者可引起全身症状，严重者可导致死亡。会阴部皮肤的百草枯吸收速率高于其他部位皮肤，容易引起全身毒性
眼	眼接触百草枯后可引起化学性灼伤，出现刺激症状，如流泪、畏光、结膜充血、视物模糊、翳膜形成、睑球粘连和角膜穿孔等
呼吸道	呼吸道吸入可出现鼻咽部刺激症状，如喷嚏、咽痛、充血等，长期吸入喷雾微滴会引起鼻出血。大多数商业喷洒设备产生的百草枯微滴 > 100μm，可防止吸入途径引起严重中毒

3. 注射途径临床表现　通过血管、肌肉和皮肤等部位注射比较罕见，但临床表现更凶险，预后更差。

（二）辅助检查

1. 毒物检测　对血液、尿液、胃内容物及残留毒物进行检测（可采用高效液相色谱法、高效液相色谱-质谱联用等方法）是百草枯中毒临床确诊的重要依据。

2. 常规检查　血清学检查包括血、尿、便常规，肝肾功能、电解质、心肌酶、凝血功能、淀粉酶、脂肪酶、传染病和动脉血气等常规实验室检查，有条件可检查 C 反应蛋白、降钙素原、白介素 6 等以更好地了解炎性反应程度。心电图检查。

3. 影像学检查　超声、胸部 CT，必要时行腹部和脑的影像学检查。胸部 CT 可滞后于临床症状表现，随病程进展而改变（表 1-9）。

表 1-9　百草枯不同分期 CT 表现

分期	CT 表现
早期（＜7天）	表现为肺纹理增粗、叶间裂增宽、渗出性改变、片状磨玻璃密度影或实变以肺底及外带为主，可有胸腔积液
中期（7～14天）	为快速进展期，呈向心性进展，肺渗出样改变或毛玻璃样改变范围迅速扩大，可伴不同程度的胸腔积液，如不能终止，随病变加重，肺实质密度不断增高，形成肺实变，可侵犯全肺，多数患者最终死于严重缺氧
晚期（＞14天）	以肺间质纤维化为主，磨玻璃密度影减少或消失，可伴纤维条索和硬化结节等
暴发型中毒	以渗出为主，数天内即可侵犯全肺野，病情进展迅速而死亡，无明显分期

（三）诊断标准

根据百草枯接触史、临床表现特点、实验室检查和毒物检测

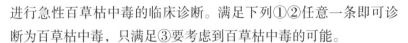

进行急性百草枯中毒的临床诊断。满足下列①②任意一条即可诊断为百草枯中毒，只满足③要考虑到百草枯中毒的可能。

①百草枯接触史明确，特别是口服摄入途径，即使临床症状轻微；②血、尿中检出百草枯；③典型临床表现，即早期化学性口腔炎、上消化道刺激腐蚀表现，肾、肝、胰腺等器官功能受损，随后出现肺部损伤。

临床研究显示血清白细胞计数（> 15×10^9/L）、乳酸、肌酐、谷丙转氨酶升高，血钾降低时预后不良。

（四）鉴别诊断

有明确病史患者无需鉴别，病史不明患者需要鉴别其他药物中毒，如镇静催眠药物、农药等其他药物。脑卒中、肝性脑病、低血糖昏迷等疾病引起的意识障碍，常选择送检血、尿进行毒物检测。

（五）病情分型

根据患者服毒量，百草枯中毒可分为轻型、中重型和暴发型（表1-10）。

表1-10　百草枯中毒的分型和主要临床表现

分型	摄入百草枯剂量（mg/kg）/尿检浓度（μg/ml）	主要临床表现及预后
轻型	< 20/ < 10	可有口腔和消化道刺激症状，轻微肝和（或）肾和（或）肺损伤，多可完全恢复，一般无后遗症
中重型	20～40/（10～30）	患者除口腔黏膜糜烂溃疡、腹痛和腹泻等胃肠道症状外，可出现急性肾损伤、肝损伤、肺损伤等多器官受累表现。肝、肾损伤多在2～5天出现，有的患者经治疗可逐渐恢复正常；肺损伤在数天至14天出现，表现为肺功能的进行性丧失，多数患者在摄入后14～21天死于呼吸衰竭，部分经治疗可存活

续表

分型	摄入百草枯剂量（mg/kg）/尿检浓度（μg/ml）	主要临床表现及预后
暴发型	> 40/ > 30	患者常有严重的胃肠道症状，病情进展迅速，有的患者 1 天内即可出现肺水肿、肺出血、胸腔积液、纵隔及皮下气肿、气胸等，常在数小时至数天内死于循环衰竭和（或）急性呼吸窘迫综合征或多器官功能衰竭，多在 1 ～ 4 天死亡，极少存活

注：按 60kg 体重计算，200g，浓度 20% 百草枯规格，轻型 < 6ml，中重型 6 ～ 12ml，暴发型 > 12ml。

三、急诊治疗要点

（一）治疗内容

百草枯中毒目前没有特效解毒剂，治疗原则主要包括减少毒物吸收，促进毒物排出，以及抗炎、抗氧化、抗纤维化及对症支持等治疗，常需要上述治疗措施联合应用。

1. 减少毒物吸收

（1）终止毒物接触：接触百草枯后，应立即脱离毒源，脱去污染衣物，彻底冲洗受污染部位并尽快送诊。皮肤接触时用清水或肥皂水冲洗 10 ～ 15 分钟，禁止剧烈擦洗，因皮肤磨损会增加百草枯的吸收。眼睛被污染时用清水或生理盐水冲洗 10 ～ 15 分钟。

（2）胃肠道去污染：院前急救时可刺激咽喉进行催吐，入院后应尽快行洗胃、吸附和导泻。

①洗胃：首选温清水洗胃，也可以用肥皂水或 1% ～ 2% 碳酸氢钠溶液，建议采用低压力反复冲洗，每次洗胃液 < 300ml，总量约 5L（笔者所在医院常选 10L+ 碳酸氢钠片 100 ～ 200g），直至无色无味，最好在服毒后 1 小时内使用；对有胃排空障碍或摄入量大的患者，服毒超过 6 小时仍可考虑洗胃。洗胃时注意气道保护，避免误吸。

②吸附和导泻：洗胃完毕后，及时给予吸附和导泻配合治疗，

可用蒙脱石散（3g/袋）6g 用 50ml 水混匀口服，每 2～3 小时 1
次，每次服用蒙脱石散 30～60 分钟后均应序贯口服 20% 甘露醇
（100ml：20g/瓶）100～250ml 导泻，反复多次；也可应用蒙脱
石散 30g 和活性炭（急诊有）30g 分别溶于 20% 甘露醇 250ml，首
次 2 小时内服完，第 2 天开始分次服用，连用 5 天。3～5 天肠道
毒物被清除干净后，可终止吸附和导泻。还可应用 15% 白陶土溶
液（成人 1000ml，儿童 15ml/kg）或活性炭（成人 50～100g，儿
童 1～2g/kg），使用活性炭后需要警惕肠梗阻的可能。导泻剂除
甘露醇外也可使用硫酸钠、硫酸镁或者生大黄、芒硝、甘草等；
或者应用聚乙二醇电解质溶液进行全胃肠道灌洗。

2. 促进毒物排出

（1）补液利尿：适当补液联合利尿有利于促进百草枯的排泄，
维持适当循环血量与尿量［1～2ml/（kg·h）］，利尿药常选呋
塞米 20mg（2ml：200mg/支）静脉推注，起始剂量 20～40mg，
必要时 2 小时后追加或托拉塞米（20mg/支）20mg/次，qd。

（2）血液净化：百草枯中毒常用的血液净化方式有首选的血
液灌流（HP）、血液透析（HD）和连续性静脉－静脉血液滤过
（CVVH）。HP 联合 CVVH 或 HD 比单纯使用 HP 治疗效果更好，
笔者所在医院首选 HP+CVVH，越早越好，多次进行。

3. 药物治疗 主要包括糖皮质激素、免疫抑制剂、抗氧化剂、
抗纤维化药物及抗感染治疗和其他对症支持药物治疗。

（1）糖皮质激素和免疫抑制剂

①糖皮质激素：具有抗炎、抗脂质过氧化、稳定细胞膜及非
特异性免疫抑制作用。糖皮质激素甲泼尼龙在中重型患者中的应用
范围为初始剂量 3～15mg/（kg·d）；最常用初始剂量为 500～
1000mg/d，通常在应用 3 天后逐渐减量，减量幅度应根据患者中毒
症状及全身炎症免疫状况等决定。笔者所在医院常选甲泼尼龙琥
珀酸钠 480mg+0.9% 氯化钠注射液（NaCl）100ml 换算地塞米松磷

酸钠注射液 90mg 静脉推注。

②免疫抑制剂：可抑制机体细胞免疫和体液免疫，减轻炎性反应对组织的损伤。环磷酰胺常在中重型患者中联合糖皮质激素使用，剂量范围 2 ～ 15mg/（kg·d）；最小剂量为 2mg/（kg·d），应用 2 周；最大剂量为 15mg/（kg·d），应用方法有 2 天冲击法和 7 天逐渐减量法；最常用方案为 15mg/（kg·d），冲击治疗 2 天。虽然既往研究推荐糖皮质激素和环磷酰胺的冲击治疗，笔者所在医院仅单一糖皮质激素冲击治疗，但是目前单一或联合的冲击治疗对百草枯中毒的确切疗效尚存争议。

提前告知患者和家属糖皮质激素及环磷酰胺副作用并签署知情同意书。当有糖皮质激素和环磷酰胺禁忌证时，应避免使用。

（2）抗氧化剂：能清除氧自由基，减轻氧化应激反应。不同的抗氧化剂单独或联合使用或可减轻百草枯引起的器官损伤。临床研究表明，维生素 C、还原性谷胱甘肽、N- 乙酰半胱氨酸等对患者有益，常 5% 葡萄糖注射液（GS）500ml+ 维生素 C 2g, tid; 5%GS 或 0.9%NaCl /5%GS 250ml+ 注射用谷胱甘肽 1.8g, qd。吸入用乙酰半胱氨酸 3ml 雾化吸入，每 4 ～ 6 小时 1 次。

（3）抗纤维化药物：研究表明，吡非尼酮胶囊（200mg, tid）和尼达尼布（150mg/ 次，tid）可有效抑制百草枯中毒患者肺纤维化的进程，注意监测肝酶情况，必要时调整剂量。门诊药房均有药。

（4）抗感染治疗：可考虑预防性应用抗生素，一旦有感染的确切证据，应立即针对性调整抗生素方案。推荐使用大环内酯类，5%GS 250ml+ 注射用阿奇霉素 0.5g, qd（目前仅有阿奇霉素分散片，0.25g/ 片）。

（5）其他对症支持治疗：

①对腐蚀疼痛明显的患者，可用强效镇痛药（喷他佐辛 30mg 静脉推注或 0.9%NaCl 250ml+150mg, 10ml/h; 0.9%NaCl 30ml+ 酒

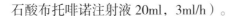

石酸布托啡诺注射液 20ml，3ml/h）。

②对于皮肤和口腔黏膜损伤，可使用康复新液（10ml，tid，外用或口服）及外用重组人碱性成纤维细胞生长因子等。

③对于食管及胃肠黏膜损伤，可使用 H_2 受体阻滞剂、质子泵抑制剂（艾司奥美拉唑 40mg+0.9%NaCl 100ml）、硫糖铝、康复新液等保护黏膜，促进创面愈合。

④患者早期应以温凉流食为主，不建议禁食。

⑤有深静脉血栓形成的患者可给予抗凝（那曲肝素钙注射液 0.1ml/10kg，bid）治疗。

4. 多脏器损害的诊治

（1）急性肝损伤：参照药物性肝损害（DILI）诊断标准，至少满足以下条件之一。①谷丙转氨酶（ALT）≥ 5 倍正常值上限（ULN）；②碱性磷酸酶（ALP）≥ 2×ULN［伴有 γ- 谷氨酰转移酶（GGT）升高或在排除骨骼原发性病理改变时］；③ ALT ≥ 3×ULN 并且总胆红素（TBiL）≥ 2×ULN。

对于肝损伤，应及时给予保肝、利胆及抑制胰液分泌等治疗，保肝常选 5%GS 250ml+ 异甘草酸苷 150mg，qd；5%GS 250ml+ 多烯磷脂酰胆碱注射液 10ml，qd/bid；5%GS 250ml+ 注射用丁二磺酸腺苷蛋氨酸 1.0g，qd；5%GS 250ml+ 注射用硫普罗宁 0.2g，qd 等液体。

对于胰腺损伤，应及时抑制胰液分泌等治疗，常选 0.9%NS 250ml+ 生长抑素 3mg，20ml/h；给予 0.9%NaCl 或 5%GS 500ml+ 乌司他丁 10 万 U，tid；0.9%NS 150ml+ 血必净注射液 100ml，tid，必要时每天 3～4 次等清除炎症因子。

（2）急性肾衰竭（AKI）。AKI 诊断标准：48 小时内血清肌酐（sCr）水平升高 ≥ 26.5μmol/L（0.3mg/dl）；或 sCr 增高至 ≥ 基础值的 1.5 倍及以上，且明确或经推断发生在之前 7 天之内；或持续 6 小时尿量 < 0.5ml/（kg·h）。

早期血液净化在一定程度上可改善肾功能，入院 24 小时肌酐变化与预后相关。

（3）急性心肌损害：百草枯中毒还可引起中毒性心肌炎。

疑似心肌炎的临床表现：①急性胸痛，假性缺血；②数日或1～3个月新发生的心力衰竭或心力衰竭恶化；③心悸及不能解释的症状性心律失常，晕厥或心源性猝死；④不能解释的心源性休克。

实验室诊断：① 12 导联心电图 /Holter/ 负荷试验出现异常改变；②心肌细胞溶解标志物 TnT/TnI 升高；③心脏造影学（Echo/CMR/造影）显示心脏结果和功能异常；④ CMR 典型的心肌炎组织特征：心肌水肿和钆延迟增强（LGE）。

疑似心肌炎的诊断标准：如果有≥ 1 个临床表现及符合≥ 1个实验室诊断标准，冠状动脉造影无冠心病，无基础心脏病和可解释目前症状的心外疾病（如瓣膜病、先天性心脏病、甲状腺功能亢进等），即应怀疑心肌炎。符合诊断标准的条件越多，可疑越大。无症状的患者怀疑心肌炎需要符合≥ 2 个实验室诊断标准。

严重者可导致心脏骤停，需要视患者情况给予心肌保护药物，常选极化液（10%GS+ 硫酸镁 10ml+ 氯化钾 10ml+ 胰岛素 8U，qd）。对于心动过速的患者，可考虑使用普萘洛尔（10 ～ 30mg，tid）或艾司洛尔（0.9%NaCl 250ml+ 艾司洛尔注射液 0.5g，静脉推注 15ml 后 20 滴 / 分，逐渐递增）减慢心率。

（4）ARDS 及呼吸支持。

ARDS 的诊断标准：满足以下 4 项即可确诊。①明确诱因下 1周内出现的急性或进展性呼吸困难。②胸部 CT 或 X 线显示双肺浸润影，不能完全用胸腔积液、肺叶 / 全肺不张和结节影解释。③呼吸衰竭不能完全用心力衰竭、液体负荷过重解释。④根据氧合指数判断：

轻度，200mmHg < PaO_2/FiO_2 ≤ 300mmHg，PEEP 或 CPAP ≥ 5cmH$_2$O；

中度，100mmHg < PaO_2/FiO_2 ≤ 200mmHg，PEEP ≥ 5cmH$_2$O；

重度，PaO_2/FiO_2 ≤ 100mmHg，PEEP ≥ 5cmH$_2$O。

急性百草枯中毒患者应避免常规给氧。当百草枯中毒患者肺功

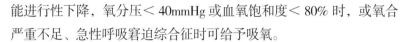

能进行性下降，氧分压＜ 40mmHg 或血氧饱和度＜ 80% 时，或氧合严重不足、急性呼吸窘迫综合征时可给予吸氧。

需要机械通气时，建议首先采用无创正压通气（NIPPV）；主张小潮气量（V_T）通气（6 ～ 8ml/kg），呼吸频率低于 30 次 / 分即可通过呼气末正压通气维持肺泡开放（允许高碳酸血症存在），不鼓励临床医师仅依靠氧合调整机械通气参数。若初始治疗 1 ～ 2 小时内仍不能改善氧合和症状或患者明显不耐受，应及时转为有创通气。呼吸机参数设置：肺保护通气策略；首选 A/C 模式，建议尽早使用自主呼吸模式（SIMV 模式）。符合 ARDS 诊断时，建议 V_T ≤ 6ml/kg；若有必要，可将 V_T 降至 4ml/kg；平台压≤ 30cmH$_2$O；PEEP 一般设置 6 ～ 12cmH$_2$O；可设置较高的呼吸频率（可达 35 次 / 分）以增加分钟通气量；避免吸气末跨肺压＞ 20 ～ 25cmH$_2$O，并维持呼气末跨肺压＞ 0cmH$_2$O；序贯通气；早期肺康复。

目前肺移植是百草枯致肺纤维化终末期呼吸衰竭最后的治疗方法，对于百草枯引起的不可逆的肺部病变，ECMO 可作为过渡性支持手段，用于无法维持氧合拟行肺移植但无法立即移植者（如等待肺源或毒物清除）。

5. 监测及随访

（1）监测：为评估病情和判断预后、指导治疗，具备条件时，应进行以下监测。①患者就诊时立即抽血送检百草枯浓度，以后每 3 天监测 1 次，如血测定已无百草枯，可停止检测。②每日测尿百草枯半定量，晨起尿检，每日 1 次，直到阴性。③同时查血尿常规、肝肾功能、心肌标志物、动脉血气分析、胸片（或肺 CT）等，应在就诊后 12 小时内完成，以后至少每 3 天监测 1 次，必要时随时监测，直到病情好转。

（2）随访：存活患者要进行至少半年的随访，同时应注意复查肺、肝、肾功能，有无股骨头坏死等；对吸氧无依赖者，需要鼓励其树立信心，告知预防感染等急性加重因素，进行肺康复训练。

（二）诊治流程

百草枯中毒诊治流程见图1-3。

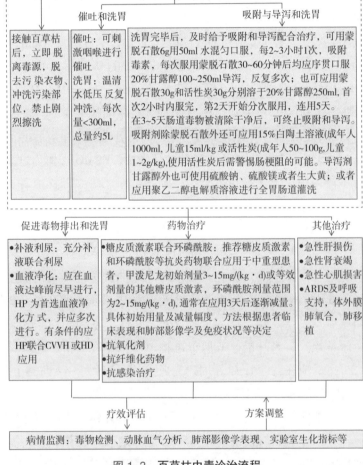

满足下列①②任意一条即可诊断为百草枯中毒，只满足③要考虑到百草枯中毒的可能。①百草枯接触史明确，特别是口服摄入途径，即使临床症状轻微；②血、尿中检出百草枯；③典型临床表现，即早期化学性口腔炎、上消化道刺激腐蚀表现，肾、肝、胰腺等器官功能受损，随后出现肺部损伤

减少毒物吸收

终止毒物接触　　**胃肠道去污染**

催吐和洗胃　　　　　　　　　　吸附与导泻和洗胃

接触百草枯后，立即脱离毒源，脱去污染衣物、冲洗污染部位，禁止剧烈擦洗

催吐：可刺激咽喉进行催吐
洗胃：温清水低压反复冲洗，每次量<300ml，总量约5L

洗胃完毕后，及时给予吸附和导泻配合治疗，可用蒙脱石散6g用50ml水混匀口服，每2~3小时1次，吸附素，每次服用蒙脱石散30~60分钟后均应序贯口服20%甘露醇100~250ml导泻，反复多次；也可应用蒙脱石散30g和活性炭30g分别溶于20%甘露醇250ml，首次2小时内服完，第2天开始分次服用，连用5天。
在3~5天肠道毒物被清除干净后，可终止吸附和导泻。
吸附剂除蒙脱石散外还可应用15%白陶土溶液(成年人1000ml，儿童15ml/kg或活性炭(成年人50~100g，儿童1~2g/kg)，使用活性炭后需警惕肠梗阻的可能。导泻剂甘露醇外也可使用硫酸钠、硫酸镁或者生大黄；或者应用聚乙二醇电解质溶液进行全胃肠道灌洗

促进毒物排出和洗胃　　　　药物治疗　　　　　　　其他治疗

•补液利尿：充分补液联合利尿
•血液净化：应在血液达峰前尽早进行，HP为首选血液净化方式，并应多次进行。有条件的应HP联合CVVH或HD应用

糖皮质激素联合环磷酰胺：推荐糖皮质激素和环磷酰胺等抗炎药物联合应用于中重型患者，甲泼尼龙初始剂量3~15mg/(kg·d)或等效剂量的其他糖皮质激素，环磷酰胺剂量范围为2~15mg/(kg·d)，通常在应用3天后逐渐减量。具体初始用量及减量幅度、方法根据患者临床表现和肺部影像学及免疫状况等决定
•抗氧化剂
•抗纤维化药物
•抗感染治疗

•急性肝损伤
•急性肾衰竭
•急性心肌损害
•ARDS及呼吸支持，体外膜肺氧合、肺移植

疗效评估　　　　　　　　　　方案调整

病情监测：毒物检测、动脉血气分析、肺部影像学表现、实验室生化指标等

图1-3　百草枯中毒诊治流程

第六节 镇静催眠药中毒

镇静催眠药是中枢神经系统抑制药,具有镇静、催眠等作用,过量应用可引起急性药物中毒,导致嗜睡、昏迷等症状,严重者引起呼吸、循环衰竭等危急状况;长期滥用会引起耐药性及依赖性而导致慢性中毒。

镇静催眠药主要分为:苯二氮䓬类、巴比妥类、醛类、环吡咯酮类及其他非苯二氮䓬类、抗抑郁等精神类药品、褪黑素及食欲素受体拮抗剂类。

一、苯二氮䓬类药物中毒

(一)概述

1. 常用苯二氮䓬类(benzodiaze pines,BZD)药物作用时间及分类 见表1-11。

2. 中毒机制 苯二氮䓬类药物与神经元膜上配体门控 Cl⁻ 通道(GABAA)受体结合,增加 Cl⁻ 通道开放频率使 Cl⁻ 内流增加,加强中枢抑制性神经递质 γ- 氨基丁酸(GABA)功能。

表 1-11 常用苯二氮䓬类药物作用时间及分类

作用时间	药物	达峰时间(h)	$t_{1/2}$(h)	代谢物 $t_{1/2}$(h)
长效类 (24~72h)	地西泮	1~2	20~80	有活性(80)
	氟西泮	1~2	40~100	有活性(80)
	氯氮䓬	2~4	15~40	有活性(80)
	夸西泮	2	30~100	有活性(73)

作用时间	药物	达峰时间（h）	$t_{1/2}$（h）	代谢物 $t_{1/2}$（h）
中效类 （10～20h）	阿普唑仑	1～2	12～15	无活性
	艾司唑仑	2	10～24	无活性
	劳拉西泮	2	10～20	无活性
	替马西泮	2～3	10～40	无活性
	氯硝西泮	1	24～48	弱活性
短效类（3～8h）	三唑仑	1	2～3	有活性（7）
	奥沙西泮	2～4	10～20	无活性

（二）诊断与鉴别诊断要点

1.诊断

（1）病史：常口服大量苯二氮䓬类药物。

（2）临床表现：最常见为嗜睡、头晕、乏力、意识模糊，常伴有恶心、呕吐，大剂量时可见共济失调；长期应用可产生耐受，老年人对其敏感度增加。与乙醇、其他中枢抑制药合用或快速、大剂量摄入时并出现呼吸、循环抑制，严重者致死。

（3）辅助检查：①毒物检测，包括对患者血、尿、呕吐物、洗胃液行药物定性检测，有条件可行血药浓度检测；特异性高。②其他检查，包括血常规、肝肾功、血气分析、心电图、脑、胸CT，必要时完善脑电图监测。

2.鉴别诊断　与肝性脑病、低血糖昏迷、糖尿病高渗昏迷、脑卒中、脑出血鉴别，还需要与其他药物、毒物过量、中毒鉴别，若考虑苯二氮䓬类药物中毒可静脉推注氟马西尼行诊断性治疗。

（三）急诊治疗要点

1.清除毒物　口服中毒者立即洗胃，6小时内最佳。洗胃液：温水或1∶5000高锰酸钾溶液，洗胃后由胃管注入50～100g活

性炭悬浮液，并予以 50% 硫酸钠溶液 50ml 导泻或 20% 甘露醇
100ml 口服。适度利尿。

2. 支持治疗

（1）保持呼吸道通畅，吸氧。

（2）维持血流动力学稳定，低血压者立即予以补液，部分患
者补液后血压恢复；补液后血压仍低者予以去甲肾上腺素或多巴
胺静脉滴注。

（3）低体温、昏迷者注意保暖，维持水、电解质平衡，防治
吸入性肺炎及坠积性肺炎，对有血栓形成风险者予以抗凝治疗。

3. 解毒治疗

（1）氟马西尼：为特异性 BZD 受体拮抗剂，特异地竞争性
拮抗苯二氮䓬类衍生物与 GABA 受体上特异性结合位点，逆转、
减轻中枢抑制作用。用法：0.2 ～ 0.3mg 静脉注射，继之 0.2mg/min
静脉注射，直至患者有反应或达 2mg。有效后重复 0.1 ～ 0.4mg/h
给药。

（2）纳洛酮：为阿片受体特异性拮抗剂，阻断、逆转阿片肽
的毒性作用，缩短患者清醒时间。依病情 0.4 ～ 1.2mg 静脉注射，
必要时 30 分钟重复 1 次，或 2 ～ 4mg+5% ～ 10% 葡萄糖注射液
100 ～ 250ml 静脉滴注。

（3）纳美芬注射液：为阿片受体拮抗剂，可抑制或逆转阿片
类药物呼吸抑制、镇静和低血压作用。急性药物中毒常选静脉注射，
初次给予 0.5mg/70kg，必要时 2 ～ 5 分钟后 1.0mg/70kg。如总剂量
达 1.5mg/70kg 后无临床反应则不再增加剂量应用。

4. 促醒治疗

（1）醒脑静注射液：可显著缩短镇静催眠药中毒的意识障
碍时间，应用安全。常用 5 ～ 20ml+5% ～ 10% 葡萄糖注射液
250 ～ 500ml 静脉滴注。

（2）胞磷胆碱：作为脑代谢活化剂，改善脑代谢而改善脑功

能；同时可增强脑干网状结构上行激活系统，促进苏醒。用法：0.25g～0.5g/d+5%～10%葡萄糖注射液250～500ml静脉滴注。

5. 血液净化治疗　重症患者上述治疗无效时可考虑血液灌流治疗。

既往身体健康的中毒患者急诊治疗后神志清楚、生命体征稳定，可回家休息；中至重度中毒患者留院观察；重度中毒及合并其他药物中毒者入ICU治疗。

二、巴比妥类药物中毒

（一）概述

1. 巴比妥类药物作用与用途比较　见表1-12。

表1-12　巴比妥类药物作用与用途比较

分类	药物	显效时间（h）	作用维持时间（h）	主要用途
长效	苯巴比妥	0.5～1	6～8	抗惊厥
	巴比妥	0.5～1	6～8	镇静催眠
中效	戊巴比妥	0.25～0.5	3～6	抗惊厥
	异戊巴比妥	0.25～0.5	3～6	镇静催眠
短效	司可巴比妥	0.25	2～3	抗惊厥、镇静催眠
超短效	硫喷妥钠	静脉注射，立即	0.25	静脉麻醉

2. 中毒机制　巴比妥类药物对中枢神经有普遍抑制作用，结合GABA受体的巴比妥类受点，增加Cl⁻通透性、延长Cl⁻通道开放时间，使细胞膜超极化；且可减弱、阻断谷氨酸作用于相应受体的去极化所致的兴奋反应，使得中枢神经受抑制。此类药物对

大脑皮质、下丘脑、脑干网状上行激活系统均有抑制作用。

（二）诊断与鉴别诊断要点

1. 诊断

（1）病史：有摄入大量巴比妥类药物病史。

（2）临床表现：①轻度中毒。口服 2～5 倍催眠剂量，表现为嗜睡、言语不清、反应迟钝，判断、定向力障碍。②中度中毒。口服 5～10 倍催眠剂量，表现为昏睡、昏迷状态。③重度中毒。口服 10～20 倍催眠剂量，直接抑制延髓呼吸中枢及血管运动中枢，导致呼吸、循环衰竭。患者深度昏迷、呼吸浅慢、脉搏细数、血压下降。短效类药物偶见肺水肿。因药物可使下丘脑垂体 ADH 分泌增加，患者出现少尿。昏迷早期表现为四肢强直、腱反射亢进，锥体束征阳性，后期肌张力减低、瞳孔缩小、各种反射消失。常伴肝、肾功能损害。

对本类药物有超敏反应者可出现各种形态皮疹。

（3）辅助检查：①药物检测。对血、尿、呕吐物进行药物检测可明确诊断。②其他辅助检查，包括肝肾功、乳酸、血气分析；脑、胸部 CT 和心电图。

2. 鉴别诊断　与肝性脑病、低血糖昏迷、糖尿病高渗昏迷、脑卒中、脑出血及其他药物、毒物鉴别。

（三）急诊治疗要点

1. 清除毒物　口服中毒者早期用 1∶5000 高锰酸钾溶液或大量清水洗胃，大量服药者超过 4～6 小时仍需洗胃。洗胃后由胃管注入 50～100g 活性炭悬浮液，并予以 50% 硫酸钠溶液 50ml 导泻或 20% 甘露醇 100ml 口服。禁用硫酸镁导泻。可予以呋塞米静脉推注或甘露醇静脉滴注利尿。

2. 促进排出

（1）补液：无心肾疾病者予以等渗液如 5% 及 10% 葡萄糖注射液、0.9% 氯化钠注射液输注，每日 3000～4000ml。

（2）利尿：渗透性利尿药 20% 甘露醇（0.5mg/kg）静脉滴注，每天 1～2 次；呋塞米 40～80mg 静脉注射；要求尿量达 250ml/h。

（3）碱化尿液：对长效药物有效，短效药物作用差。5% 碳酸氢钠 100ml 静脉滴注，注意代谢性碱中毒发生风险。

3. 支持治疗　保持气道通畅、吸氧，必要时气管插管、呼吸机辅助呼吸，尽快纠正低氧血症及酸中毒。中枢抑制导致休克者，补液扩容无效后予以去甲肾上腺素、间羟胺升压治疗。

4. 药物治疗

（1）纳洛酮：首选药物之一。轻度 0.4～0.8mg，中度 0.8～1.2mg，重度 1.2～2mg 静脉注射。必要时 30 分钟重复 1 次，或 2～4mg+5%～10% 葡萄糖注射液 100～250ml 静脉滴注。

（2）纳美芬注射液：静脉注射，初次给予 0.5mg/70kg，必要时 2～5 分钟后 1mg/70kg。如总剂量达 1.5mg/70kg 后无临床反应则不再增加剂量应用。

（3）醒脑静注射液：亦有一定功效。常用 5～20ml+5%～10% 葡萄糖注射液 250～500ml 静脉滴注。

5. 中枢兴奋剂　仅在深昏迷、呼吸抑制时使用，过量易引起惊厥。

（1）贝美格注射液（50mg/ 支）：50mg 静脉注射，每 3～5 分钟 1 次，或 50mg+5% 葡萄糖注射液 250～500ml 静脉滴注，直至血压、呼吸、反射恢复正常。

（2）尼可刹米注射液（0.375g/ 支）：0.25～0.5g 静脉、肌内注射，必要时每 1～2 小时 1 次，或 3～5 支静脉滴注，直至患者稍清醒，反射恢复或肌肉稍震颤。

（3）盐酸多沙普仑注射液（0.1g/ 支）：0.5～1mg/kg 静脉注射，可配制 20mg 稀释至 1mg/h 缓慢注射，间隔＞5 分钟，或 100mg+5% 葡萄糖注射液 250～500ml 静脉滴注，用量＜0.3g/h。

6. 血液净化治疗　严重中效药物中毒进行血液透析；肝功能

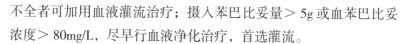

不全者可加用血液灌流治疗；摄入苯巴比妥量＞5g 或血苯巴比妥浓度＞80mg/L，尽早行血液净化治疗，首选灌流。

7.其他　维持水、电解质及酸碱平衡，防治吸入性肺炎、肺水肿、脑水肿、缺血缺氧性脑病。昏迷期间适度营养支持治疗，防治深静脉血栓形成。

三、醛类药物中毒

（一）概述

水合氯醛，口服 15 分钟起效，蛋白结合率 40%，催眠作用维持 6～8 小时，在肝经乙醇脱氢酶降解为三氯乙醇、三氯乙酸及多种葡糖苷酸。

（二）中毒机制

水合氯醛为催眠、抗惊厥药，催眠机制可能与巴比妥类药物相似，过量可抑制延髓呼吸及血管运动中枢导致死亡。常用量为 0.5～1g。

（三）诊断与鉴别诊断要点

1.诊断

（1）病史：有口服、用药过量史。

（2）临床表现：治疗剂量即可有消化道症状，如恶心、呕吐、腹泻，常伴有头晕、嗜睡、宿醉、晕厥、步态不稳；口服 2～3 小时后初期瞳孔缩小，后期扩大；呼出气有"梨样气味"；过量对心脏、肝、肾有损害作用。大剂量口服可抑制心肌收缩导致心律失常、尖端扭转型室性心动过速。久用则耐受、成瘾，戒断症状严重。

（3）辅助检查

①血药浓度检测：成人中毒剂量为 4～5g，儿童中毒剂量为 1.5g，成人最小致死量为 4～5g。中毒血药浓度为 100μg/ml，致死血药浓度为 250μg/ml。

②其他：血常规，肝肾功，电解质，脑、胸 CT，心电图。

2. 鉴别诊断　同其他镇静催眠药物中毒鉴别诊断。

（三）急诊治疗要点

1. 口服者立即洗胃，硫酸钠导泻；洗胃时警惕消化道穿孔；直肠给药者洗肠。

2. 补液、利尿，促进毒物排泄。

3. 室性心律失常予以 β 受体阻滞剂，参照心律失常药物治疗方案。

4. 昏迷、呼吸衰竭者氟马西尼静脉注射有一定疗效。

5. 重症患者及早进行血液净化治疗。

6. 一般对症支持治疗。

四、环吡咯酮类及其他非苯二氮䓬类药物中毒

环吡咯酮类及其他非苯二氮䓬类药物主要包括唑吡坦、佐匹克隆、右佐匹克隆和扎来普隆（表 1-13）。中毒治疗可结合其他镇静催眠类药物。

表 1-13　环吡咯酮类及其他非苯二氮䓬类药物比较

药物	作用机制	达峰时间（h）	$t_{1/2}$（h）	主要用途
唑吡坦	GABAA 受体上 BZ1 受点	0.5～3	2.4	镇静催眠
佐匹克隆	特异性激动 GABA 大部分复合物中枢受体	1.5～2	5	镇静、抗焦虑抑郁、抗惊厥、肌松
右佐匹克隆	与苯二氮䓬受体偶联的 GABA 受体复合物	1	6	催眠
扎来普隆	GABAA 受体上 ω1 和 ω2 位点	1	6	镇静催眠、抗焦虑抑郁、抗惊厥、肌松

五、抗抑郁等精神类药品中毒

根据《中国成人失眠诊断及治疗指南（2017）》对常见用于催眠抗抑郁及精神类药品进行整理，见表1-14。其过量、中毒诊治结合其他药物中毒治疗方案。

表1-14 常见用于催眠抗抑郁及精神类药品比较

	分类/机制	达峰时间（h）	$t_{1/2}$（h）	催眠适用情况	药物过量	特效解毒药
曲唑酮	SARIS	1～2	3～14	焦虑抑郁伴失眠	倦睡、呕吐，阴茎异常勃起、呼吸停止、癫痫发作、心电图异常	无
米氮平	NaSSA	0.25～2	20～40	焦虑抑郁伴失眠	未证实（过度镇静）	无
氟伏沙明	SSRIS	3～8	17～22	焦虑抑郁伴失眠	胃肠道症状、低钾血症、呼吸困难、嗜睡、心律失常、惊厥、头晕、肝功能异常、震颤及反射增强	无
多塞平	TCA	1.5～4	10～50	睡眠维持困难、短期睡眠紊乱	心脏传导阻滞、呼吸抑制	无
喹硫平	拮抗组胺、多巴胺 D_2、$5-HT_2$	速效1缓释6	6	入睡困难	困倦、镇静、心悸、低血压	无

59

续表

分类 / 机制	达峰时间（h）	$t_{1/2}$（h）	催眠适用情况	药物过量	特效解毒药
奥氮平 5-HT2A/2C、5-HT3、5-HT6、多巴胺 D1 ～ 5、胆碱能 M1 ～ 5、组胺 H1	5 ～ 8	51.8/33.8	矛盾性失眠	心动过速、锥体外系症状、谵妄、惊厥、昏迷、呼吸抑制、血压升高 / 下降	无（禁用肾上腺素、多巴胺或其他 β- 激动作用的拟交感制剂）

注：SARIS，5-HT 受体拮抗及再摄取抑制剂；SSRIS，选择性 5-HT 再摄取抑制剂；NE，去甲肾上腺素；NaSSA，去甲肾上腺素能及特异性 5-HT 能抗抑郁剂；TCA，三环类抗抑郁药。

六、其他催眠药物中毒

新上市的其他催眠药物主要包括褪黑素类及食欲素受体拮抗剂类（表 1-15），其药物中毒解救参照上述其他催眠镇静药物。

表 1-15　其他催眠药物

种类	药物	达峰时间（h）	$t_{1/2}$（h）	主要用途
褪黑素	雷美替胺	0.75	1 ～ 2.6	催眠
	褪黑素缓释片	？（未知）	6	催眠
	阿戈美拉汀	1 ～ 2	1 ～ 2	抗抑郁、催眠
食欲素受体拮抗剂	苏沃雷生	0.5 ～ 6	9 ～ 13	催眠

七、镇静催眠药中毒诊治流程

镇静催眠药中毒诊治流程见图 1-4。

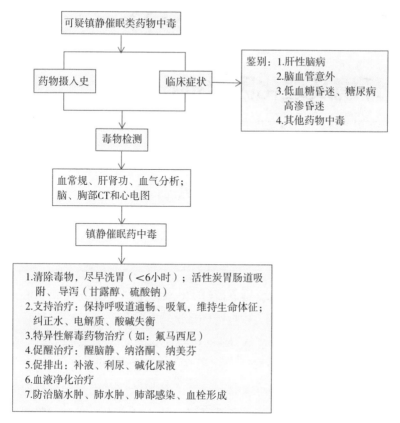

图 1-4　镇静催眠药中毒诊治流程

>>>>>>>>

第二章

环境及理化因素损伤

第一节　热射病

一、疾病概述

（一）定义

热射病是指在环境热负荷过大、无法散失的情况下，核心温度通常超过40℃伴相关中枢神经系统功能障碍。

（二）类型

热射病有两种类型：

1. 经典型（非劳力）热射病　一般累及那些因基础慢性医学问题损害体温调节、无法离开高温环境、补充水分或尝试降温受阻的患者（最常见为70岁以上患者）。这些问题包括心血管疾病、神经系统疾病、精神障碍、肥胖、无汗症、躯体残疾、婴幼儿和老年人，以及使用消遣性药物（如酒精和可卡因）和某些处方药（如β受体阻滞剂、利尿药或抗胆碱能药）。

2. 劳力型热射病　通常发生于在环境温度和湿度较高时进行剧烈运动的既往体健的年轻个体。典型患者是运动员和进行基础训练的新兵。

（三）临床表现

除了核心温度升高以外，热射病常见的生命体征异常还包括窦性心动过速、呼吸过速、脉压增宽和低血压。需要注意的是，有些热射病患者的体温读数可能不会超过 40℃，尤其是到达医院前已采取降温措施的患者。此外，有些标准体温计的最大读数有时低于热射病患者的体温，因此产生不准确和误导性的信息。评估热射病患者时，必须使用可以准确测量高温的体温计（直肠或食管体温计）。

其他体格检查发现可能包括潮红（皮肤血管扩张）、呼吸过速、非心源性肺水肿所致的湿啰音、失血过多，以及神经系统功能障碍的证据（如精神状态改变、言语不清、易激惹、行为不当、激越状态、共济失调及协调性差的其他体征、谵妄、抽搐和昏迷）。患者皮肤可能潮湿或干燥，这取决于基础医学问题、热射病进展速度和水合状态。并非所有热射病患者都有容量不足。

常见的并发症包括急性呼吸窘迫综合征（ARDS）、弥散性血管内凝血（DIC）、急性肾衰竭、肝损伤、低血糖、横纹肌溶解和抽搐。

二、诊断和鉴别诊断要点

（一）诊断

经典型（非劳力）热射病的临床诊断根据是核心温度升高（通常＞40℃）、中枢神经系统功能障碍（如神志改变）及暴露于高温环境；

经典型热射病患者通常由于年龄或基础医学问题而对热的易感性增加，表现出特征性检查结果，并且过热没有其他解释（如感染）。

除了核心温度升高外，经典型热射病的常见检查发现包括生命体征异常（如心动过速、呼吸过速及低血压）、潮红、肺湿啰音、少尿和神经系统异常。

（二）鉴别诊断

重度过热的鉴别诊断很多，包括感染性、内分泌性、中枢神经系统性、毒性和肿瘤病因。

经典型非劳力热射病常仅根据病史和体格检查结果即可与其他疾病相区分，特别是热浪天气时有相应风险的患者。

尚无单独的诊断试验可以明确证实或排除热射病。此外，热射病患者的实验室检查异常可能也见于其他疾病导致的高热。例如，热射病患者通常符合全身炎症反应综合征（SIRS）的标准。可能无法在患者病程早期就区分出这两种疾病。若不清楚过热病因但仍有可能为热射病，应在寻找热射病之外其他诊断的同时开始降温。

若主动降温使病情快速改善，则提示主要诊断为热射病。但是，病情也可能不会改善或仅缓慢改善，特别是年龄较大的虚弱患者，具体改善情况取决于过热的程度、持续时间及其他因素。

（三）诊断性评估

所有疑似热射病的患者均应测定核心温度（直肠或膀胱）。

应进行胸部 X 线检查，其可能显示肺水肿。心电图检查可能发现心律失常、传导障碍、非特异性 ST–T 波改变或热相关性心肌缺血或梗死。

实验室检查包括：

（1）全血细胞计数、基本的血清电解质浓度、血尿素氮（BUN）和肌酐、肝转氨酶：热射病患者的肝转氨酶浓度极少正常，但是严重肝损伤患者的转氨酶显著升高可能不会持续 24 ～ 48 小时。

（2）凝血酶原时间（PT）和部分凝血活酶时间（APTT）：因为存在高温诱发肝脏损害和 DIC 的风险。

（3）动脉或静脉血气分析：代谢性酸中毒和呼吸性碱中毒是最常见的异常。

（4）检测横纹肌溶解（如血清肌酸激酶和尿肌红蛋白）及其并发症（如低钙血症、高磷血症、肌红蛋白尿、 BUN 和肌酐升高）的检查：对于任何尿液上清液呈褐色（血红素阳性）且血浆清亮的患者都应怀疑为肌红蛋白尿。尿液分析可能发现肾损伤的其他

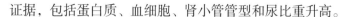

证据，包括蛋白质、血细胞、肾小管管型和尿比重升高。

（5）若怀疑有药物作用，可能需要进行毒理学筛查。可能导致过热通常可检测的药物包括乙醇、苯丙胺类、可卡因、水杨酸盐类、致幻药及锂剂。

（6）若怀疑为中枢神经系统原因引起神志改变，则应按需行脑 CT 检查和脑脊液分析。

三、急诊治疗要点

（一）总体原则

"十早一禁"原则是热射病治疗的首要原则，其包括：早降温、早扩容、早血液净化、早镇静、早气管插管、早补凝抗凝、早抗炎、早肠内营养、早脱水、早免疫调理；在凝血功能紊乱期禁止手术。

（二）监测

1. 容量监测　中心静脉压（CVP）监测可帮助评估患者的容量状态，确定是否需要液体复苏，目标 CVP 是 8 ～ 12mmHg。由于 α 肾上腺素受体激动剂可导致血管收缩，减少机体散热，应避免使用这类药物；准确记录出入量，动态监测血气分析及血、尿 pH。

2. 体温监测　必须采用直肠或膀胱温度探头持续监测核心温度，一旦体温降至 38.5℃应停止使用降温措施，维持直肠温度 37.0 ～ 38.5℃，以减少医源性低体温的风险。

3. 肾功能监测　观察尿液颜色、性状、量，监测肌酐、尿素氮，评估肾脏损伤。

（三）处理

1. 气道管理　对于无法保护自己的气道或出现呼吸功能恶化的患者，需要进行气管插管和机械通气。指征：①意识障碍；②气道分泌物多，且不能主动排痰；③误吸；④深镇静状态；⑤呼吸衰竭，$PaO_2 < 60mmHg$，且氧合状况有进行性恶化趋势；⑥血流动力学不稳定，对液体复苏及血管活性药物反应欠佳。

2. 降温措施　因蒸发对流降温有效、无创、易于操作且不干扰患者其他治疗，所以是治疗经典型热射病最常用的方法。浸入冰水对于劳力型热射病的年轻患者是一种快速有效的方法。但浸浴疗法用于治疗经典型热射病老年患者时，会增加死亡率。药物降温在劳力型或经典型热射病的治疗中无效，不应使用。冷却的氧气、降温毯和静脉输注冷却（即室温或约 22℃）液体都是有用的辅助方法。CRRT 可作为侵入性的快速降温辅助方法。

3. 循环和液体管理　在有严密监测手段的情况下充分液体复苏，若仍存在组织低灌注表现，应尽早使用血管活性药物。

液体复苏：①首选晶体液，如生理盐水、葡萄糖溶液、林格液，输液速度控制在使尿量保持 200 ～ 300ml/h。②在尿量充足的情况下，第一个 24 小时输液总量可达 6 ～ 10L，动态监测血压、脉搏和尿量，调整输液速度。③利尿：早期充分补液扩容后，如尿量仍不达标，可给予呋塞米 10 ～ 20mg 静脉推注，之后可根据尿量追加剂量。同时注意监测电解质，及时补钾。④碱化尿液：补充碳酸氢钠使尿 pH 6.5。

4. 镇静镇痛　热射病患者会出现躁动、抽搐，选择作用快、效力强、副作用少的镇静药，如丙泊酚、苯二氮䓬类药物。使用时必须注意用药剂量、输注速度和患者反应，剂量过大时注意有无呼吸抑制和低血压发生。

（1）抢救室处置：①地西泮 10 ～ 20mg，静脉注射，在 2 ～ 3 分钟内推完，如静脉注射困难也可立即肌内注射。首次用药后如抽搐不能控制，可在 20 分钟后再静脉注射 10mg，24 小时总量不超过 40 ～ 50mg。②氯丙嗪 12.5 ～ 25.0mg，静脉滴注。③异丙嗪 12.5 ～ 25.0mg，静脉滴注。

（2）监护室处置：包括以下措施。①丙泊酚：成人 0.3 ～ 0.6mg/（kg·h），注射泵泵入；②咪达唑仑：成人先静脉注射 2 ～ 3mg，继之以 0.05 ～ 0.10mg/（kg·h）注射泵泵入。③镇痛：哌替啶，

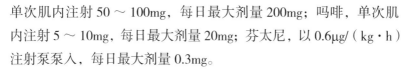

单次肌内注射 50～100mg，每日最大剂量 200mg；吗啡，单次肌内注射 5～10mg，每日最大剂量 20mg；芬太尼，以 0.6μg/（kg·h）注射泵泵入，每日最大剂量 0.3mg。

5. 血液净化

（1）具备以下一条可考虑行 CRRT，如有以下两条或两条以上者应立即行 CRRT。①一般物理降温方法无效且体温持续高于 40℃大于 2 小时；② 血钾＞ 6.5mmol/L；③ CK ＞ 5000U/L，或上升速度超过 1 倍 /12 小时；④少尿、无尿，或难以控制的容量超负荷；⑤ Cr 每日递增值＞ 44.2μmol/L；⑥难以纠正的电解质和酸碱平衡紊乱；⑦血流动力学不稳定；⑧严重感染、脓毒血症；⑨合并多脏器损伤或出现多器官功能障碍综合征（MODS）。

（2）停用 CRRT 指征：①生命体征和病情稳定；② CK ＜ 1000U/L；③水、电解质和酸碱平衡紊乱得以纠正；④尿量＞ 1500ml/d 或肾功能恢复正常。如其他器官均恢复正常，仅肾功能不能恢复的患者，可考虑行血液透析或腹膜透析维持治疗。

6. 纠正凝血功能紊乱 主要包括先补充凝血因子和后抗凝治疗两个方面。

（1）补充凝血因子：应尽早补充凝血因子（如新鲜冰冻血浆、凝血酶原复合物、纤维蛋白原、冷沉淀等）。①新鲜冰冻血浆：首次剂量为 10～15ml/kg，之后再根据监测的凝血指标追加 200～400ml，将 PT、APTT 恢复至正常水平。②冷沉淀：用量 5～10U/ 次。

（2）补充血小板：血小板计数＜ $50×10^9$/L，即可输注 1 个治疗量的机采血小板。1 个单位血小板理论上可提高血小板计数（10～20）× 10^9/L，输注 1 小时后复查血小板计数，评价疗效。

（3）抗凝。

抗凝时机：D- 二聚体显著升高，在积极补充凝血因子后，早期给予抗凝治疗。注意监测凝血相关指标如 PT、APTT、国际标准化比值（INR）、Fib、D-二聚体等。

常用抗凝药物及用量如下。①低分子肝素：每日总量 100 ～ 200U/kg，分 2 次皮下注射，1 次 /12 小时；②普通肝素：临床主张采用微量泵静脉泵入给药，每日总量为 1.5 ～ 3.0mg/kg。如有活动性出血（如颅内出血、消化道大出血等），且出血量较大（每日输注 2 个单位红细胞才能维持患者血红蛋白）时停用或暂缓抗凝。③停药时机：治疗疗程一直持续到血小板计数维持在理想水平，D-二聚体等凝血指标全部正常且维持 1 周以上方可停药。停药后每周监测凝血功能变化，持续 2 ～ 3 周，个别患者在停药后 D-二聚体再次升高，需要重新抗凝。

7. 抗感染　早期预防性使用抗生素，如头孢二代抗生素。如有感染，及时留取相关标本行涂片及培养，增加抗生素级别，必要时加用抗真菌药物。

8. 肠内营养　如患者血流动力学及内环境稳定且无消化道出血和麻痹性肠梗阻，应尽早给予肠内营养。

（1）使用原则：①不能经口进食者选择管饲途径（鼻胃 / 鼻空肠）建立肠内营养支持途径；②选用鼻胃 / 鼻空肠管者，管饲时患者头部需抬高 30°～ 45°，以减少吸入性肺炎的发生。

（2）输注方式：为确保肠内营养制剂的安全输入，应根据病情、配方种类和输入途径决定肠内营养的输注方式。肠内营养输注应遵循由少到多、由慢到快、由稀到浓循序渐进的原则，温度宜保持在 37 ～ 40℃。肠内营养用鼻饲泵连续输注，一般从 20ml/h 开始，若能耐受，则逐渐增加速度。对不耐受者，可将速度减至能耐受的水平，以后再逐渐增加。

（3）肠内营养制剂的选择：根据患者肝肾功能损伤的程度选择不同的肠内营养制剂。可分为短肽制剂和整蛋白型匀浆膳。胃肠道功能障碍者选择肠内营养制剂时需要先从短肽制剂逐渐过渡到整蛋白型匀浆膳。病情危重时，允许性低热卡摄入，20 ～ 25kcal/

（kg·d）。

（4）注意事项：鼻饲肠内营养应注意定期回抽胃内容物，评价有无胃潴留，以便及时调整输注速度和总量，观察腹胀、腹泻和其他不良反应。如果患者出现腹胀、腹痛加重，特别是腹腔压力升高时，要停止肠内营养。

9. 抗炎及免疫调节

（1）乌司他丁：具有显著的抗炎及免疫调节作用，能够减轻全身炎症反应，保护器官功能。推荐剂量为 40 万～ 80 万 U，每天 2 次，疗程 7 ～ 10 天。

（2）糖皮质激素：符合下列之一者考虑应用糖皮质激素。①持续高热≥ 39℃，同时肺部影像学出现多发或大片实变和（或）阴影，短期内进展迅速；②有明显呼吸窘迫，达到重症 ARDS 诊断标准。

用法：成人推荐剂量地塞米松 7.5mg/d，或氢化可的松 200mg/d，或甲泼尼龙 80 ～ 120mg/d，静脉滴注，可根据病情及个体差异调整。

应同时给予制酸剂和胃黏膜保护剂；监测及控制血糖在 8 ～ 10mmol/L；预防二重感染。

（3）胸腺肽和丙种球蛋白：根据病情应用胸腺肽 1.6mg，每天 1 次或隔天 1 次，疗程 7 ～ 10 天，或丙种球蛋白 10g/d，疗程 7 ～ 10 天。

10. 禁止早期行手术及其他不必要的有创操作 由于热射病患者早期常合并有凝血功能紊乱，易发生 DIC，行手术及其他有创操作往往会加重出血，甚至危及生命。因此除非一些必要操作，如血液净化置管、中心静脉置管等，应尽可能减少手术操作（如气管切开、筋膜腔切开减压术等）。

四、预后

影响预后的因素：①高热持续时间。②降温速度。③机体损伤程度：包括严重凝血功能紊乱、急性肾衰竭、代谢性酸中毒、CK 升高 > 10 000U/L、肝酶升高 3000U/L。兼具上述 2 个或 2 个以上因素者病死率明显增加。④中枢神经系统：出现昏迷及昏迷持续时间。尽管给予快速降温治疗，仍有个别热射病痊愈患者留有永久性的神经精神后遗症。

【附 1】热射病相关弥散性血管内凝血

一、定义

弥散性血管内凝血（disseminated intravascular coagulation, DIC）也称为消耗性凝血病或去纤维蛋白综合征，是一种能够导致血栓形成和出血的全身性疾病。DIC 可表现为急性、危及生命的急症，也可表现为慢性、亚临床病程，这取决于疾病的严重程度和进展速度及基础病因对发病的影响。识别 DIC 及其基础病因是正确处理 DIC 的关键。

二、诊断性评估

（一）何时怀疑 DIC

对于多个静脉置管部位广泛渗血或有其他出血征象的患者，可能会怀疑 DIC。

（二）实验室检查

1. 血常规　血小板计数减少常见。

2. 外周血涂片　微血管病性溶血性贫血（MAHA），外周血涂片可见裂体细胞和盔状细胞。

3. PT 和 APTT　PT、INR 和 APTT 通常增高。

4. 纤维蛋白原　通常较低，尤其是在急性 DIC 中。应注意，在脓毒症、恶性肿瘤和其他炎症疾病患者中，纤维蛋白原作为急性期反应物其生成显著增加，因此，对于这些患者，血浆纤

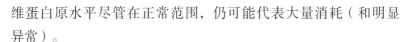

维蛋白原水平尽管在正常范围，仍可能代表大量消耗（和明显异常）。

5. D-二聚体 在急性和慢性 DIC 中通常均增加。

需要连续复查来判断凝血和纤溶是恶化还是改善，复查频率取决于临床表现的严重程度。存在活动性出血或血栓形成的危重病患者的检查频率可为每日 1 次，甚至每日 2 次；仅有实验室表现的患者检查频率可较低。

（三）确诊

DIC 是临床结合实验室的诊断，诊断依据是在相应情况下（如脓毒症、恶性肿瘤）有凝血病和（或）纤溶表现。单一实验室检测不能准确地确诊或排除诊断。

如果患者有血小板计数减少、凝血因子消耗（如 PT 和 APTT 延长、低纤维蛋白原水平）和纤溶（如 D-二聚体升高）的实验室证据，只要没有引起这些表现的其他明显病因，我们认为可确诊为急性 DIC。如果出现出血或血栓形成，可以支持诊断，但不是诊断所需的。

如果患者有纤溶（如 D-二聚体的升高）证据且没有其他病因（如 VTE），在恰当临床情况下，我们认为可以确诊慢性 DIC。通常，纤溶提示存在恶性肿瘤，不过也可能存在某些其他病因，如血管损伤。

三、鉴别诊断

某些疾病既可能是 DIC 的病因又可能是 DIC 的结果，如肝衰竭。

（一）严重肝病

当肝病严重到足以损害肝脏合成凝血因子的功能时，可导致严重凝血病。

与 DIC 一样，严重肝病可减少促凝血因子和抗凝因子，并能引起血小板计数减少；患者会发生出血或血栓形成。严重肝病患者的凝血因子减少和血小板计数减少通常是由于脾功能亢进和血小板生成素（TPO）缺乏共同导致的，因为肝脏是 TPO 合成的主要部位。

与 DIC 不同，严重肝病患者通常有已知的肝损伤（如急性肝炎、酒精性肝硬化）和肝功能指标异常，不过在肝脏合成功能严重受损时，转氨酶可能趋于正常。一些临床医师认为因子Ⅷ水平有助于诊断，因为因子Ⅷ不是肝细胞生成的，因此其在 DIC 中通常较低，而在严重肝病中较高。

（二）肝素诱导的血小板减少症（heparin-induced thrombocytopenia，HIT）

是暴露于肝素后的可能危及生命的并发症，致病机制是肝素结合血小板因子 4（PF4）（或 PF4 结合血小板上的硫酸肝素）形成 PF4 表位，针对 PF4 表位的自身抗体参与发病；无肝素暴露情况下的 HIT 病例也偶有报道。

和 DIC 一样，HIT 患者可出现血栓形成［由于血小板被 HIT 抗体和（或）其他需要接受肝素的基础疾病所激活］和出血（由于肝素或用于治疗 HIT 的非肝素抗凝剂）。与 DIC 不同的是，HIT 患者通常有近期肝素暴露史和实验室肝素 -PF4 抗体（HIT 抗体）阳性检查结果；HIT 患者除了由抗凝剂引起的异常或 D- 二聚体升高所致的血栓栓塞外，没有全身凝血异常。

四、治疗

（一）治疗基础病因

DIC 是一个持续性凝血酶生成和纤溶激活的过程，治疗这些异常依赖于消除其诱因。

因此，DIC 的主要处理原则是治疗基础病因，从而消除持续性凝血和血栓形成的诱因。

（二）支持治疗

根据患者具体情况决定是否需要额外的支持治疗。①血流动力学和（或）通气支持（参见脓毒症治疗）；②积极补液治疗急性溶血性输血反应（AHTR）；③红细胞输注治疗严重出血。

（三）全身性治疗的作用

一般来说，不会预防性使用全身性治疗来预防出血或血栓形成，如促止血药或抗凝药。然而，需要密切监测患者是否发生出血或血栓性并发症，一旦出现并发症需立即治疗。

（四）出血的预防/治疗

由于血小板计数减少、凝血因子耗竭，以及 FDP 对正常纤维蛋白聚合和血小板聚集的干扰，DIC 患者存在出血风险。然而，不能可靠地预测哪些患者将会出血。

1. 血小板和凝血因子的应用　在没有出血或没有出血高风险的患者中，只要血小板计数 $\geqslant 10 \times 10^9/L$，我们不常规预防性使用血小板和凝血因子。

然而，对于有大出血、出血高风险（如术后），或需要有创操作的患者，应给予治疗。应注意，不应该因为害怕"火上浇油"而不对出血给予适当的治疗。

（1）输注血小板：严重出血或需要紧急/急诊手术而血小板计数 $< 50 \times 10^9/L$ 的患者应输注血小板。通常，我们给予 $1 \sim 2U/10kg$ 体重的血小板，或者每天给予 1U 血小板。

（2）新鲜冰冻血浆（FFP）：严重出血伴 PT 或 APTT 显著延长，或者纤维蛋白原水平 $< 50mg/dl$ 伴严重出血的患者，应补充凝血因子。可选治疗包括 FFP、相关的血浆产物 [如 24 小时冰冻血浆（PF24）]，或者冷沉淀。冷沉淀是纤维蛋白原的良好来源，其容量负荷显著小于 FFP 或 PF24。

输注的具体阈值和输注量应根据具体临床情况和其他患者因素个体化确定，如容量状态和出血严重程度。

以下方案可能是合适的：①如果血浆纤维蛋白原＜100mg/dl，应给予冷沉淀以使血浆纤维蛋白原水平增至＞100mg/dl。②如果血浆纤维蛋白原＞100mg/dl，而PT或APTT仍明显延长，应给予FFP或PF24。目的是减少出血，而不是使凝血指标正常化。

输注剂量见表2-1。

表2-1　血液制品内容、适应证和输注剂量

成分（体积）	内容	适应证和输注剂量
全血（1U＝500ml）	红细胞、血小板、血浆	• 很少需要 • 当大量出血需要输注超过5～7U红细胞（越来越多地用于早期创伤管理）时，可能适用
悬浮红细胞（1U=350ml）	红细胞	• 贫血，出血 • 血红蛋白从1U红细胞增加约1g/dl；血细胞比容的增加将约为3个百分点
FFP（1U＝200～300ml）	所有可溶性血浆蛋白和凝血因子	• 缺乏多种凝血因子［如DIC，肝病，大量输血，华法林抗凝或华法林过量，如果不能通过维生素K和（或）PCC纠正，取决于临床情况］的个体出血或预期出血（如急诊手术） • 对于孤立性因子缺乏（最常见的因子V）的个体，如果因子浓缩物或重组因子不可用，则出血 • TTP中的治疗性血浆置换（作为ADAMTS13的来源） • 在FFP用于替代凝血因子的罕见情况下，剂量为10～20mg/kg。该剂量将使任何因素（包括纤维蛋白原）的水平提高近30%，这通常足以止血

续表

成分（体积）	内容	适应证和输注剂量
冷沉淀（1U=10～20ml）	纤维蛋白原；因子 Ⅷ 和 ⅩⅢ；血管性血友病因子（vWF）	• 获得性低纤维蛋白原血症出血患者，这可能是由于心脏手术、肝移植、产后出血或创伤伴大量输血所致 • DIC • 尿毒症，如果去氨加压素（DDAVP）无效 • 血浆纤维蛋白原从每10kg体重1U的冰沉淀物增加约50mg/dl • 冷沉淀通常大多数患者接受5～10U
血小板（1U=200～300ml）	血小板	对于一名中等身材的成人来说，从1U的血小板所增加的血小板计数约为 $30 \times 10^9/L$

2.注意事项

（1）胶体制品（而不是血浆制品）治疗患者出现了缺血性坏疽，提示非血浆制品治疗可能加重 DIC 的促血栓形成作用。

（2）不使用抗凝血酶来治疗 DIC 患者的出血。

（3）一般禁用抗纤溶药物，如氨甲环酸（TXA）、ε‑氨基己酸（EACA）或抑肽酶，因为阻断纤溶系统可能增加发生血栓性并发症的风险。然而，这些药物可用于伴纤溶亢进状态的大出血患者。

（4）凝血酶原复合物（PCC）浓缩物也应禁用于 DIC，因为在已存在高凝状态的情况下给予 PCC 浓缩物有可能诱发更多的血栓性并发症。

（五）预防/治疗血栓形成

DIC 患者持续暴露于组织因子、凝血酶或其他促凝物，导致凝血持续激活，所以存在血栓形成风险。

某些感染原因所致 DIC 似乎更常见血栓形成（但总体上仍少见），如重症疟疾或登革病毒感染。血栓形成会危及生命或危及肢体，这种情况下可以使用肝素治疗，不过目前没有大型试验探讨这种情况下抗凝药的疗效或给药方案。

尽管急性或慢性 DIC 患者存在血栓形成的风险，但几乎没有证据支持这类患者进行预防性抗凝，不过术前或住院治疗急性躯体疾病期间是例外，其与无 DIC 患者的处理相同。相比之下，抗凝一般适用于 VTE 治疗，指征与非 DIC 患者相似。

应注意，DIC 所致轻至中度血小板计数减少［如血小板计数为（$50 \sim 150$）$\times 10^9$/L］并不是抗凝治疗 VTE 或动脉血栓栓塞的禁忌证。

【附2】热射病相关脑病

一、概述

缺氧是导致肌阵挛最常见的弥散性脑损伤。这种肌阵挛分为急性型和慢性型。急性缺氧后肌阵挛在缺氧昏迷后立即出现或数小时内出现。肌阵挛广泛分布。

昏迷期间，可能出现自发性肌阵挛和（或）癫痫发作，但也可能不出现。但在肌阵挛期间，脑电图改变晚于肌阵挛出现。有证据表明，这种肌阵挛源自脑干。

慢性缺氧后肌阵挛（又称为 Lance-Adams 动作性肌阵挛）通常是在持续数小时至数日的重度急性缺氧性昏迷之后发生。其可在患者从重度缺氧发作中恢复时出现，或是在之后迅速发生。慢性缺氧后肌阵挛可导致严重失能。缺氧后肌阵挛的特征为动作性或反射性，会在静息状态下消退。此外，共济失调和神志改变是该综合征的常见症状，脑脊液 5-羟色胺代谢物通常会减少。慢性缺氧后肌阵挛在生理学上通常为皮质动作性和皮质反射性。

二、辅助检查

（一）体感诱发电位

骨髓体感诱发电位（SSEP）是中枢神经系统对躯体感觉刺激的平均电反应。

（二）脑电图

脑电图类别可大致分为恶性和良性。前者包括完全或近乎完全抑制、暴发抑制、广泛周期性复合波、低电压输出模式（$\leqslant 10\mu V$）、间歇性或持续性癫痫发作、对刺激缺乏反应和 $\alpha-\theta$ 模式波。也有助于评估癫痫持续状态的可能性，其临床表现可被镇静药或神经肌肉接头阻滞剂所抑制，这些药物有时用于控制诱导性低温治疗中的寒战。

三、处理

（一）支持和预防性治疗

仍是各类缺氧性脑损伤的主要疗法。应重点给予充足的营养支持、减少院内感染概率，以及充分预防静脉血栓栓塞和应激性胃溃疡。

（二）治疗性（诱导性）低体温

在心脏骤停后的数小时里诱导轻度至中度低温（寒冷治疗）至目标体温（32 ～ 34℃）可改善复苏患者的神经系统结局。

（三）癫痫发作

丙戊酸钠或地西泮对肌阵挛性癫痫发作有效。一项研究中，60 例患者都通过静脉用丙泊酚成功消除了临床肌阵挛并抑制了脑电图表现。

【附3】热射病相关横纹肌溶解

一、定义

横纹肌溶解是以肌肉坏死和肌细胞内容物释放进入循环为特征的综合征。肌酸激酶（CK）水平通常显著升高，并可能存在肌肉疼痛及肌红蛋白尿。病情轻则为无症状的血清心肌酶升高，重则出现酶极度升高、电解质紊乱和急性肾损伤（AKI）并危及生命。

二、临床表现

横纹肌溶解的临床特征为肌痛、肌红蛋白尿导致的红色至棕色尿，以及血清心肌酶（包括CK）水平升高。

（一）症状

横纹肌溶解患者主诉的典型三联征为肌肉疼痛、无力和深色尿。但1/2以上的患者可能没有肌肉症状；不过偶尔也有患者发生剧痛。近端肌群（如大腿和肩部）及腰部和小腿的肌肉疼痛通常最为显著。其他肌肉症状包括僵硬和痛性痉挛。

更常见于严重受累患者的其他症状包括不适、发热、心动过速、恶心呕吐，以及腹痛。基础病因可能会导致神志改变。

（二）体格检查

患者可能存在肌肉压痛与肿胀，但明显的四肢肌肉肿胀一般是在补液时发生。可能存在肌无力，具体取决于肌肉损伤的严重程度。四肢偶有发硬。也有可能存在缺血性组织损伤的皮肤改变，如变色或水疱，但发生率不足10%。

（三）实验室检查

横纹肌溶解的特征性标志是CK和其他血清心肌酶升高。其他特征性表现为红棕色的肌红蛋白尿，但发生率可能仅为50%，所

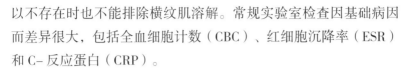

以不存在时也不能排除横纹肌溶解。常规实验室检查因基础病因而差异很大，包括全血细胞计数（CBC）、红细胞沉降率（ESR）和 C- 反应蛋白（CRP）。

（四）肌酸激酶

就诊时的血清肌酸激酶（CK）水平通常至少 5 倍于正常上限值，范围为约 1500U/L 到超过 100 000U/L。

血清 CK 水平在肌肉损伤开始后的 2 ～ 12 小时内开始升高，并在 24 ～ 72 小时内达峰。其通常在肌肉损伤停止后的 3 ～ 5 天内下降。CK 的血清半衰期约为 1.5 日，下降速度相对恒定，约为前一天的 40% ～ 50%。若患者的 CK 水平没有出现预期的降低，则可能存在持续性肌肉损伤或发生骨筋膜室综合征。

（五）尿液表现与肌红蛋白尿

肌红蛋白是含血红素的呼吸蛋白，和 CK 一起由受损肌肉释放。肌红蛋白是不会与蛋白大量结合的单体，因而可迅速通过尿液排泄，从而经常导致产生红色至棕色尿。其血浆浓度超过 1.5mg/dl 时即可在尿液中出现。尿液水平超过 100 ～ 300mg/dl 时才会出现肉眼可见的变化。肌红蛋白的半衰期仅为 2 ～ 3 小时，远远短于 CK。其排泄迅速且会代谢为胆红素，因此血清水平可在 6 ～ 8 小时内恢复至正常水平。

因此，CK 水平常在无肌红蛋白尿时仍然升高。在横纹肌溶解症中，肌红蛋白在 CK 升高之前就在血浆中出现，并且在 CK 仍处于升高水平或正在升高时消失。

因此，没有可以提示何时会出现肌红蛋白的 CK 阈值。如上所述，CK 至少升高至正常上限的 5 倍才属于横纹肌溶解。在多达 1/2 的横纹肌溶解患者中，以常规试纸尿干化学法检测肌红蛋白的结果可能为阴性。若肌红蛋白的滤过负荷不足，或因清除迅速而在患者就医前就已大部分清除，那么可能不会发现有色素尿。

损伤的肌细胞会释放肌红蛋白和其他蛋白，所以也可见蛋白尿。

（六）其他表现

横纹肌溶解的其他表现包括液体和电解质异常（其中许多异常先于肾衰竭发生或在无肾衰竭的患者中发生）及肝损伤；此外，显著肌坏死导致严重高钾血症时可能会发生心搏骤停且有心律失常风险。晚期并发症包括 AKI、骨筋膜室综合征，以及罕见的 DIC。

（七）液体与电解质异常

横纹肌溶解患者常见低血容量及血清电解质和尿酸异常。

1. 细胞外液流入损伤的肌肉形成的"第三间隙"可导致低血容量，并增加 AKI 的风险。

2. 受损肌细胞释放钾和磷会导致高钾血症与高磷血症。钾离子水平可能迅速增加，但钾与磷的水平可随尿液排泄而下降。高钾血症在少尿型 AKI 患者中更为常见。

3. 伤后数日可发生低钙血症（可极为严重），因为钙进入受损肌细胞、钙盐沉积于受损肌组织且骨骼对甲状旁腺激素的反应下降。在恢复期，血清钙水平恢复正常，且可能会因为受损肌肉释放钙、急性肾衰竭所致轻度继发性甲状旁腺功能亢进症，以及骨化三醇（1，25- 二羟维生素 D）水平升高而反弹至明显升高的水平。

4. 患者可能出现重度高尿酸血症，原因包括受损肌细胞释放嘌呤，以及 AKI 患者中的尿排泄减少。

5. 代谢性酸中毒十分常见，可能出现阴离子间隙增大。

（八）急性肾损伤

急性肾损伤（也称为急性肾衰竭）是横纹肌溶解的常见并发症。

据报道，AKI 的发生率为 15% 至超过 50%。若入院时 CK 水平低于 15000 ～ 20000U/L，则 AKI 的风险较低；CK 水平较低的患者发生 AKI 的危险因素包括脱水、酸中毒和脓毒症。导致肾缺血的容量不足、血红素色素管型导致的肾小管阻塞，以及游离可螯合铁导致的肾小管损伤，均可促发肾功能障碍。尿沉渣检查中常见红金色管型。

（九）骨 – 筋膜室综合征

骨 – 筋膜室综合征是指封闭解剖腔中的压力增加，威胁到骨筋膜室内肌肉和神经的存活。骨 – 筋膜室综合征是重度横纹肌溶解的潜在并发症，可在液体复苏后发生，伴有肢体和肌肉的水肿加重。

（十）弥散性血管内凝血

少数重度横纹肌溶解会因受损肌肉释放凝血活酶和其他促血栓形成物质而引起 DIC。

三、评估与诊断

（一）诊断性检查的指征

应对下列患者进行诊断性检查：

1. 同时出现肌痛与色素尿。

2. 出现肌痛或色素尿，并且病史提示存在或近期暴露于潜在病因或事件。

3. 临床情况提示横纹肌溶解风险升高但没有肌痛和色素尿，因为可能有多达 50% 的患者无症状或症状不明确。若患者长期制动或者昏睡 / 昏迷或因其他原因而不能提供病史，且至少有 1 种下列情况，则应怀疑横纹肌溶解。

（1）肌肉压痛。

（2）皮肤压迫性坏死的证据。

（3）多发性创伤或挤压伤的体征。

（4）提示细胞破裂可能增加的血液生化检查异常，如高钾血症、高磷血症和（或）低钙血症。

（5）有 AKI 的证据。

4. 急性肌无力和肌酸激酶显著升高。

（二）诊断性评估

1. 肌酸激酶　除了肌酸激酶升高，其他肌酶通常也会升高（如醛缩酶、氨基转移酶、乳酸脱氢酶），但诊断时通常无须进行此类检查。但对于氨基转移酶或乳酸脱氢酶升高且原因可能为肌肉损伤而非肝损伤或其他问题时，尚未检测肌酸激酶的患者可能需要进行此类检测。

2. 尿液分析　包括试纸尿干化学检测和显微镜评估。应通过常规的试纸尿干化学检测结合显微镜检查来寻找肌红蛋白尿的证据。若存在肌红蛋白尿，那么即使无肉眼可见的红色至红棕色尿，用未分离尿液或离心尿液上清液进行试纸尿干化学检测时也可见"血红素"阳性。需要对新鲜尿液标本的沉渣进行肉眼观察和显微镜检查，以排除红细胞引起的阳性结果；红细胞可能会在放置时间较长的标本中逐渐溶解，干扰检查结果。

对于持续出现红色至红棕色尿的患者，离心后试纸尿干化学检测血红素为阳性，同时血浆颜色正常且血红素检测结果为阴性，则提示肌红蛋白尿，肌红蛋白尿对横纹肌溶解的敏感性不高；患者中有 25% ～ 50% 可能不存在肌红蛋白尿，因为其在肌损伤后的清除速度快于 CK。肾衰竭患者中的肌红蛋白也以相似的方式迅速减少，提示这类患者中存在肾外代谢和清除。

3. 其他　还应进行以下检查，它们可能有助于迅速识别其他可能危险的表现，也有助于鉴别诊断和识别病因。

（1）血常规。

（2）血尿素氮、肌酐，以及包括钾在内的常规电解质。

（3）钙、磷、白蛋白及尿酸。

（4）心电图。

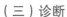

（三）诊断

对于有急性神经肌肉疾患的患者或有深色尿而不伴其他症状的患者，会在血清 CK 水平急剧升高时将其诊断为横纹肌溶解。CK 水平通常至少 5 倍于正常上限，常高于 5000U/L。无法确定 CK 升高的绝对临界值，且应结合病史和检查结果等临床情况来考虑 CK。

诊断横纹肌溶解不需要额外的检查，如肌电图（EMG）、MRI 和肌肉活检。这些检查通常仅用于怀疑有潜在炎性肌病的患者。

（四）何时怀疑代谢性肌病

各种代谢性肌病的临床表现存在细微差别，但存在以下临床情况时应怀疑这类疾病。

1. 劳累后横纹肌溶解复发或伴随禁食或病毒性疾病复发。后两者最常见于肉碱棕榈酰基转移酶缺乏和其他脂质代谢性疾病。

2. 病史里有始于童年期的运动不耐受、复发性痛性痉挛及疲乏，以及青春期发作的色素尿。

3. 有横纹肌溶解或运动不耐受的家族史，尤其是同胞兄弟姐妹，由此提示常染色体隐性遗传模式。

4. 发作间期的肌力及肌酶水平正常。肌磷酸化酶缺乏症是个例外，该病患者可能会在反复发作后出现慢性肌无力且 CK 水平不会在发作间期恢复正常。

疑似代谢性肌病的诊断方法将单独讨论。肌肉活检样本的组织化学分析可证实酶缺乏。

四、鉴别诊断

肌痛、CK 及其他肌酶升高，以及深色尿的鉴别诊断范围都相当广泛。但若这几种表现同时存在，CK 急剧升高且存在肌红蛋白尿，则一般可确诊为横纹肌溶解。可以根据具体的表现来考虑以下情况，但通常很容易通过病史及体格检查和实验室检查的结果完成鉴别。

（一）心肌梗死

血清 CK 水平也会在心肌梗死时急剧升高，但单纯横纹肌溶解患者不会出现缺血性胸痛或心肌梗死的心电图征象。此外，CK-MM 升高，而 CK-MB 很少或不存在。检测肌钙蛋白（I 和 T 亚基）对心肌损伤的敏感性和特异性均较高，不过它们有时也会在横纹肌溶解患者中同时升高。升高的原因尚不清楚，但可能与横纹肌溶解患者中的非缺血性心脏事件有关，包括癫痫发作、脓毒症和肾衰竭，仅肌钙蛋白 T 升高的原因可能是病变骨骼肌的交叉反应。

（二）血尿与血红蛋白尿

血尿与血红蛋白尿（溶血所致）均可导致红色至红棕色尿，并可能会与肌红蛋白尿相混淆。仔细检查尿液中有无红细胞（血尿中存在红细胞）、血清有无溶血证据，以及 CK 水平（溶血患者和多数血尿患者都无 CK 水平升高）有助于区别这些疾病。其他可引起红色至棕色尿的原因包括各种食物和药物，但这类患者没有 CK 水平升高等骨骼肌损伤证据。

（三）炎性肌病

炎性肌病患者也可表现出肌痛和 CK 升高，并可能出现肌红蛋白尿。可将这些患者与横纹肌溶解患者相鉴别的特征包括：炎症性肌病为慢性、通常有在数周至数月里发生的对称性近端肌无力、实验室检查异常比横纹肌溶解患者稳定，以及有全身性特征如皮肌炎。

除了两种疾病均存在的罕见患者，横纹肌溶解患者一般不会表现出提示肌炎的肌电图或组织学改变；合并他汀类药物治疗可能也是一个危险因素。

（四）免疫介导的坏死性肌病

应用他汀类药物的患者可能会发生免疫介导的坏死性肌病，

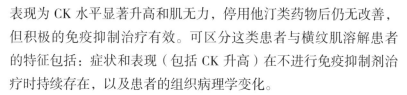

表现为 CK 水平显著升高和肌无力，停用他汀类药物后仍无改善，但积极的免疫抑制治疗有效。可区分这类患者与横纹肌溶解患者的特征包括：症状和表现（包括 CK 升高）在不进行免疫抑制剂治疗时持续存在，以及患者的组织病理学变化。

（五）肾绞痛

对于表现为背痛的患者，横纹肌溶解可能会与肾绞痛相混淆。

此外，肾绞痛患者的试纸尿干化学检测可能显示血细胞阳性。但尿石病不会出现 CK 显著升高，也没有肌红蛋白尿。

五、治疗

1. 识别和治疗液体和电解质异常，不论肾功能情况如何均应实施该法，其可能会预防严重代谢紊乱和 AKI。

2. 识别具体的病因并适当处理触发事件，包括停用可能致病的药物或其他毒素。

3. 迅速识别、评估和治疗骨 – 筋膜室综合征。

第二节　犬咬伤

一、疾病概述

（一）病因

犬咬伤是指犬的上下颌牙齿咬合所致的损伤。常发生假单胞菌、葡萄球菌、链球菌及巴氏杆菌等感染，但最致命的是狂犬病毒感染，病死率极高，接近 100%。全世界每年有近 3 万人死于狂犬病，犬咬伤是主要原因。

狂犬病病毒属于弹状病毒科狂犬病毒属，单股 RNA 病毒，动物通过互相间的撕咬而传播病毒。狂犬病病毒含 5 种蛋白，即糖蛋白（G）、核蛋白（N）、聚合酶（L）、磷蛋白（NS）及基质（M）等。狂犬病病毒的糖蛋白能与乙酰胆碱结合，决定了狂犬病病毒的嗜神经性。传染源主要为病犬，其次为病猫及病狼等。人被患病动物咬伤后，动物唾液中的病毒通过伤口进入人体而引发疾病，少数患者也可因眼结膜被病兽唾液污染而患病。

狂犬病病毒进入人体后首先感染肌细胞，于伤口附近肌细胞内小量增殖，再侵入近处的末梢神经。而后病毒沿周围神经的轴索向中枢神经做向心性扩散，并不经血液扩散，主要侵犯脑干和小脑等处的神经元。病毒在灰质内大量复制，沿神经下行到达唾液腺、角膜、鼻黏膜、肺、皮肤等部位。狂犬病病毒对宿主主要的损害来自内基小体，即为其废弃的蛋白质外壳在细胞内聚集形成的嗜酸性颗粒。内基小体广泛分布在患者的中枢神经细胞中，也是本疾病实验室诊断的一个指标。

（二）临床表现

自狂犬咬伤后到发病可有 10 天到数月的潜伏期，一般为 30～60 天。发病初期时伤口周围麻木、疼痛，渐渐扩散到整个肢体；继之出现发热、烦躁、易兴奋、乏力、吞咽困难、恐水及咽喉痉挛，伴流涎、多汗，心率快；最后出现肌瘫痪、昏迷、循环衰竭而死亡。

（三）并发症

可出现不适当抗利尿激素分泌，尚可并发肺炎、气胸、纵隔气肿、心律不齐、心力衰竭、动脉栓塞、静脉栓塞、上腔静脉阻塞、上消化道出血、急性肾衰竭等。

二、诊断和鉴别诊断

（一）辅助检查

1. 血、尿常规及脑脊液检查　周围血白细胞计数（12～30）×10^9/L，中性粒细胞一般占80%以上。尿常规检查可发现轻度蛋白尿，偶有透明管型。脑脊液压力可稍增高，细胞数稍微增多，一般不超过$200×10^6$/L，主要为淋巴细胞；蛋白质增高，可达2.0g/L以上；

葡萄糖及氯化物正常。

2. 病毒分离 唾液及脑脊液常用来分离病毒,唾液的分离率较高。

3. 抗原检查 采用皮肤或脑活检行免疫荧光检查。

4. 核酸测定 采用 PCR 法测定 RNA,唾液、脑脊液或颈后带毛囊的皮肤组织标本检查的阳性率较高。

5. 动物接种 标本接种于小鼠后取脑组织做免疫荧光试验检测病原体,做病理切片检查 Negri 小体。

6. 抗体检查 用于检测早期的 IgM,病后 8 天,50% 血清为阳性,15 天时全部阳性。血清中和抗体于病后 6 天测得,细胞疫苗注射后,中和抗体效价可达数千,接种疫苗后不超过 1 : 1000,而患者可达 1 : 10 000 以上。

（二）诊断标准

病史及免疫荧光试验阳性则可确立诊断。

（三）鉴别诊断

本病需要与类狂犬病性癔症、破伤风、病毒性脑膜脑炎、脊髓灰质炎等鉴别。

1. 类狂犬病性癔症 由于狂犬病是一种非常恐怖的疾病,一些癔病患者在暴露后想象自己患有此病。表现为被动物咬伤后不定时出现喉紧缩感,饮水困难且兴奋,但无怕风、流涎、发热和瘫痪。通过暗示、说服、对症治疗后,患者的病情不再发展。

2. 破伤风 破伤风的早期症状是牙关紧闭,以后出现苦笑面容及角弓反张,但不恐水。破伤风受累的肌群在痉挛的间歇期仍保持较高的肌张力,而狂犬病患者的这些肌群在间歇期却是完全松弛的。

3. 病毒性脑膜脑炎 有明显的颅内高压和脑膜刺激征,神志改变明显,脑脊液检查有助于鉴别。

4. 脊髓灰质炎 麻痹型脊髓灰质炎易与麻痹型狂犬病混淆。此病呈双相热型起病,双侧肢体出现不对称弛缓性瘫痪,无恐水症状，肌痛较明显。

三、急诊治疗要点

（一）治疗

1. 单室严格隔离，专人护理　安静卧床休息，防止一切声、光、风等刺激；大静脉插管行高营养疗法；医护人员须戴口罩及手套、穿隔离衣；患者的分泌物、排泄物及其污染物，均须严格消毒。

2. 积极做好对症处理，防治各种并发症

（1）神经系统：有恐水现象者应禁食禁饮，尽量减少各种刺激。痉挛发作可予苯妥英、地西泮等。脑水肿可予甘露醇及呋塞米等脱水剂，无效时可予侧脑室引流。

（2）垂体功能障碍：抗利尿激素过多者应限制水分摄入；尿崩症者予静脉补液，用垂体后叶升压素。

（3）呼吸系统：吸气困难者予气管切开，发绀、缺氧、肺萎陷不张者给氧、人工呼吸，并发肺炎者予物理疗法及抗菌药物。气胸者，施行肺复张术。注意防止误吸性肺炎。

（4）心血管系统：心律失常多数为室上性，与低氧血症有关者应给氧。低血压者予血管收缩剂及扩容补液。心力衰竭者限制水分，应用地高辛等强心药。动脉或静脉血栓形成者，可换静脉插管；如有上腔静脉阻塞现象，应拔除静脉插管。心搏骤停者施行复苏术。

（5）其他：贫血者输血，胃肠出血者输血、补液。高热者用冷敷，体温过低者予热毯。血容量过低或过高者，应及时予以调整。

（二）预防

对于狂犬病尚缺乏有效的治疗手段，人患狂犬病后的病死率几近100%，患者一般于3～6天内死于呼吸或循环衰竭，故应加强预防措施。

1. 管理传染源　对家庭饲养动物进行免疫接种，管理流浪动物。对可疑因狂犬病死亡的动物,应取其脑组织进行检查,并将其焚毁或深埋,切不可剥皮或食用。

2. 正确处理伤口

(1)按照暴露性质和严重程度,将狂犬病暴露分为Ⅰ级、Ⅱ级、Ⅲ级暴露。

Ⅰ级暴露(符合以下情况之一者):①接触或喂养动物;②完好的皮肤被舔;③完好的皮肤接触狂犬病动物或人狂犬病病例的分泌物或排泄物。

Ⅱ级暴露(符合以下情况之一者):①裸露的皮肤被轻咬;②无出血的轻微抓伤或擦伤。首先用肉眼仔细观察暴露处皮肤有无破损;当肉眼难以判断时,可用乙醇擦拭暴露处,如有疼痛感,则表明皮肤存在破损(此法仅适于致伤当时测试使用)。

Ⅲ级暴露(符合以下情况之一者):①单处或多处贯穿皮肤的咬伤或抓伤("贯穿"表示至少已伤及真皮层和血管,临床表现为肉眼可见出血或皮下组织);②破损皮肤被舔舐(应注意皮肤皲裂、抓挠等各种原因导致的微小皮肤破损);③黏膜被动物唾液污染(如被舔舐);④暴露于蝙蝠(当人与蝙蝠之间发生接触时应考虑进行暴露后预防,除非暴露者排除咬伤、抓伤或黏膜的暴露)。

(2)不同级别相应处置措施:①判定为Ⅰ级暴露者,无须进行处置;②判定为Ⅱ级暴露者,应立即处理伤口,并按相关规定进行狂犬病疫苗接种(参见下文疫苗接种及再次暴露后处置中疫苗接种的内容);③判定为Ⅲ级暴露者,应立即处理伤口,并按照相关规定使用狂犬病被动免疫制剂,并接种狂犬病疫苗。

(3)被动物咬伤或抓伤后,应立即用20%的肥皂水反复冲洗伤口,伤口较深者需要用导管伸入,以肥皂水持续灌注清洗,力求去除狗涎,挤出污血。彻底冲洗后用稀碘伏(0.025%~0.05%)、苯扎氯铵(0.005%~0.01%)或其他具有病毒灭活效力的皮肤黏膜消毒剂消毒涂擦或消毒伤口内部。一般不缝合包扎伤口，必要时使用抗菌药物，伤口深时还要使用破伤风抗毒素。

3. 接种狂犬病疫苗　预防接种对防止发病有肯定价值，包括主动免疫和被动免疫。人一旦被咬伤，疫苗注射至关重要，严重者还需要注射狂犬病血清。

（1）主动免疫。①暴露后免疫接种：一般被咬伤者于 0 天（第 1 天，当天）、3 天（第 4 天，以下类推）、7 天、14 天、28 天各注射狂犬病疫苗 1 针（冻干人用狂犬病疫苗 0.5ml 于上臂三角肌肌内注射），共 5 针，成人和儿童剂量相同。严重咬伤者（头、面、颈、手、多部位 3 处咬伤者或咬伤舔触黏膜者），除按上述方法注射狂犬病疫苗外，应于 0 天、3 天注射加倍量。②暴露前预防接种：对未被咬伤的健康者预防接种狂犬病疫苗，可按 0 天、7 天、28 天注射 3 针（冻干人用狂犬病疫苗 0.5ml 于上臂三角肌肌内注射），1 年后加强 1 次，然后每隔 1 ～ 3 年再加强 1 次。

（2）被动免疫：创伤深广、严重或发生在头、面、颈、手等处，同时咬人动物确有患狂犬病的可能性，则应立即注射狂犬病血清（每 1kg 体重注射 40U，特别严重者可酌情增至 80 ～ 100U，在 1 ～ 2 天内分次注射）。该血清含有高效价抗狂犬病免疫球蛋白，可直接中和狂犬病病毒，应及早应用，伤后即用，伤后 1 周再用几乎无效。

（三）处置流程

犬咬伤处置流程见图 2-1。

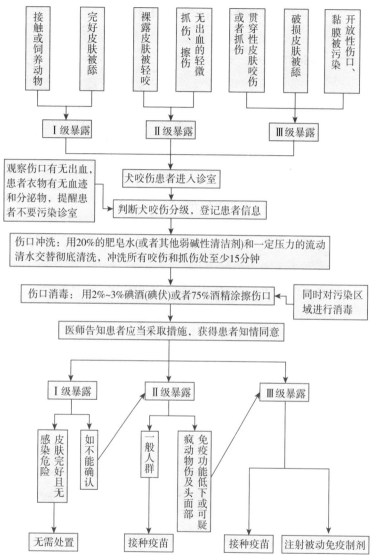

图2-1 犬咬伤处置流程

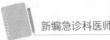

第三节　电击伤

一、疾病概述

电击伤也称为触电,是由电源直接接触人体引起的机体损伤和功能障碍。雷电击伤是瞬间的超高压直流电造成的特殊损伤。电击伤的程度与电流强度、电流种类、电压高低、通电时间、人体电阻和电流途径有关。

二、诊断和鉴别诊断要点

(一)常见原因

1. 缺乏安全用电知识。

2. 违规安装和维修电器、电线。

3. 电线上挂吊衣物。

4. 意外事故中电线折断落到人体。

5. 雷雨时树下躲雨或用铁柄伞而被闪电击中。

(二)临床表现

1. 全身表现

(1)轻型:痛性肌肉收缩、惊恐、面色苍白、头痛、头晕、心悸等。

(2)重型:意识丧失、休克、心跳呼吸骤停。电击后常出现严重室性心律失常、肺水肿、胃肠道出血、凝血功能障碍、急性肾损伤等。

2. 局部表现

(1)低电压(≤380V)所致损伤:①常见于电流进入点与流出点;②伤面小,直径0.5～2cm,呈椭圆形或圆形,焦黄或灰白色,创面干燥,边缘整齐,与健康皮肤分界清晰;③一般不伤及内脏,致残率低。

（2）高电压（＞1000V）所致损伤：①常见于电流进出部位，皮肤入口灼伤比出口严重，进口与出口可能都不止一个，烧伤部位组织焦化或炭化；②触电的肢体因屈肌收缩关节而处于屈曲位，在肘关节、腋下、腘窝部及腹股沟部，其相互接触的近关节皮肤可因电流经过产生间断性创面；③电击创面的最突出特点：皮肤的创面很小，而皮肤下深度组织的损伤却很广泛，有"口小底大，外浅内深"的特征。

（3）口腔电击伤：多发于儿童，可出现迟发性出血，甚至发生在损伤后5天或更长时间。

（4）闪电所致损伤：由于电流沿着或穿过皮肤所致的一度或二度烧伤，皮肤上可出现微红的树枝样或细条状条纹；佩戴指环、手表、项链或腰带处可有较深的烧伤，伤者多伴有鼓膜受损、视力障碍和白内障等症状。孕产妇可导致流产或胎死宫内。

（5）其他损伤：可以引起血管栓塞、坏死；胸壁电击伤可深达肋骨及肋间肌并致气胸；腹壁损伤可致内脏坏死或中空脏器坏死、穿孔；触电时肌群强直性收缩可致骨折或关节脱位。

3. 并发症和后遗症　大量组织的损伤和溶血可引起高钾血症。低血压、液体及电解质紊乱和严重的肌球蛋白尿可引起急性肾损伤。可出现失明、耳聋、周围神经病变、上升性或横断性脊髓病变和侧索硬化症，亦可发生肢体瘫或偏瘫。少数受高压电损伤者可发生胃肠道功能紊乱、胆囊局部坏死、胰腺灶性坏死、肝脏损害伴有凝血机制障碍，甚至性格改变。

（三）辅助检查

1. 心电图　可见各种心律失常、急性心肌损伤变化、非特异性ST-T改变。

2. X线检查　可显示骨折。

3. 生化检查　可见心肌酶升高，血淀粉酶升高，血肌酐、尿素氮升高，高血钾，LDH水平升高，出现肌红蛋白尿、血红蛋白尿。

4. 动脉血气分析　酸中毒、低氧血症。

5. CT、MRI检查　可反映内脏及中枢神经系统损伤。

（四）诊断与鉴别诊断

根据触电病史和现场情况，可做出诊断。应了解有无从高处坠落或被电击抛开的情节。注意颈髓损伤、骨折和内脏损伤的可能性。少数患者触电后，心跳和呼吸极其微弱，甚至暂时停止，处于"假死状态"，要认真鉴别，不可轻易放弃对触电者的抢救。

三、急诊治疗要点

（一）现场急救

1. **脱离电源**　首先强调确保现场救助者自身的安全。在第一时间切断电源，或用绝缘物使触电者与电源分离，或采取保护措施将伤者搬离危险区。

2. **心肺复苏**　对心脏、呼吸骤停者立即行心肺复苏。发生心室颤动者先注射肾上腺素 1mg，心室颤动波粗大，即行电除颤，有利于恢复窦性节律。

（二）治疗

1. **快速补液**　对低血容量性休克和组织严重电烧伤患者，应迅速静脉补液（先晶后胶），补液量较同等面积烧伤者要多。

2. **急性肾衰竭的处理**　静脉输注乳酸钠林格液，迅速恢复循环容量，维持尿量在 50～75ml/h。出现肌球蛋白尿时，维持尿量在 100～150ml/h。同时静脉输注碳酸氢钠（50mmol/L）碱化尿液，使血液 pH 维持在 7.45 以上，预防急性肾衰竭。

严重肌球蛋白尿患者恢复有效血容量后尿量仍未增加时，可在乳酸钠林格液 1L 中加入甘露醇 12.5g。尿内肌球蛋白消失后即停用甘露醇。热灼伤者常有严重血容量不足，恢复有效循环容量前避免静脉输注甘露醇。

严重急性肾衰竭时，根据病情进行血液透析。紧急透析指征

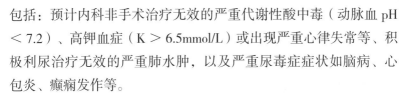

包括：预计内科非手术治疗无效的严重代谢性酸中毒（动脉血 pH
＜ 7.2）、高钾血症（K ＞ 6.5mmol/L）或出现严重心律失常等、积
极利尿治疗无效的严重肺水肿，以及严重尿毒症症状如脑病、心
包炎、癫痫发作等。

3. 创面和烧伤综合处理

（1）对于广泛组织烧伤、肢体坏死和骨折者，应进行相应
处置。

（2）坏死组织应进行清创术，预防注射破伤风抗毒素
（3000U）。

（3）有继发感染者，给予全身用敏感抗生素治疗。

（4）对腔隙综合征患者，如果腔隙压力超过 30 ～ 40mmHg，
需要行筋膜切开减压术。

（5）对于肢体电击伤后深部组织损伤情况不明者，可应用动
脉血管造影或放射性核素 ^{133}Xe 洗脱术或 ^{99m}Tc 焦磷酸盐肌扫描术
检查，指导治疗。

（三）预防

1. 安全教育　　大力宣传安全用电，加强自我保护与相互保护
意识，熟知预防措施和安全抢救方法。

2. 严格执行电业安全工作流程　　严格遵守安全生产的组织与
技术措施。电器的安装和使用必须符合标准，定期检查和维修。
推广使用触电保护器。严禁私拉电线和在电线旁晒衣被。火警时
应先切断电源。

3. 防止跨步电压电击伤　　当电线落地时，人与落地点保持室
内 4m、室外 8m 以上安全距离，若小于上述距离，应单脚跳跃或
双脚并小步迅速离开不安全区域。进入不安全区域应穿绝缘鞋。

4. 防止雷电击伤　　雷雨时不能在高压电线附近作业；不得靠
近避雷器；不要在树下避雨；不撑铁柄伞；避免停留在高地；应
平躺；家中切断外接天线。

5. 防止医源性电击伤 使用心导管、心电监护、起搏器时，注意防止使用除颤仪电击时伤害到他人。

（四）处置流程

电击伤处置流程见图 2-2。

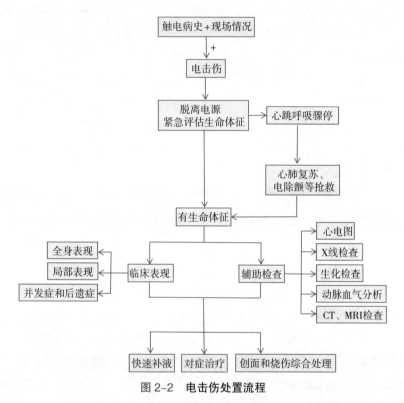

图 2-2　电击伤处置流程

第四节　胡蜂蜇伤

一、疾病概述

（一）概念

胡蜂又名"马蜂""黄蜂""人头蜂"，是膜翅目（Hymenoptera）昆虫细腰亚目（Apocrita）中胡蜂总科的统称。世界上已知胡蜂种类有 5000 多种，中国记载的有 200 余种，其中包括胡蜂亚科的剧毒杀人胡蜂、黑胸胡蜂、金环胡蜂和基胡蜂等。胡蜂体大身长毒性也大，雌蜂身上有一根有力的长蜇针，是具社会性行为的昆虫类群。该类群为肉食性昆虫，具有食性广、捕食迅速、食量大等特点，被广泛应用于农、林业害虫的防治，是最好的防治体型较大的天敌昆虫。体内有剧毒，生长在秦岭一带，每年 5 月至 10 月是该蜂的生长期。

（二）蜂毒的主要成分

蜂毒的主要成分包括各种胺类物质（如组胺、多巴胺等）、多肽物质［蜂毒肽（melittin）、蜂毒明肽、肥大细胞脱颗粒肽（MCD 肽）］等，以及高分子蛋白（神经毒蛋白、磷脂酶 A、透明质酸酶等），其中最重要的是磷脂酶 A、透明质酸酶及 Antigen 5。

1. 蜂毒肽　占蜂毒干重的 50%，溶血肽，其溶血机制为协同磷脂酶 A_2 引起红细胞膜脂质双分子层形成小孔，导致通透性改变。

2. 磷脂酶 A_2　占蜂毒干重的 12%，可促进卵磷脂转化为溶血卵磷脂，引起溶血。磷脂酶 A_2 只有在蜂毒肽的协同作用下才能发挥溶血作用，促进红细胞溶解，故被称为"间接的溶血毒素"。

3. 透明质酸酶　占蜂毒干重的 2%～3%，为蜂毒进入动物组织后渗透和扩散打开通道，被称为蜂毒的"扩散因子"。MCD 肽占蜂毒干重的 1%～2%，可以引起组胺释放，低浓度 MCD 肽可促进肥大细胞脱颗粒，进而导致过敏反应。

（三）致病机制

胡蜂蜇伤人后其毒囊内毒液进入人体血液中，毒液呈碱性。其中抗原成分（Antigen 5）迅速诱发机体发生 IgE 介导的速发型过敏反应（与中毒剂量无关），而毒液中预先储备的物质（组胺及激肽等）及新合成的物质（白三烯、前列腺素、血小板活化因子、细胞因子、IL-4、IL-13 等）释放，其中大量炎症介质可引起急性迅猛的血管舒张、通透性增加，内脏和支气管平滑肌收缩（存在明显的剂量－效应关系），严重时引起呼吸道痉挛，甚至窒息，直至呼吸衰竭而死亡。临床上主要表现为过敏性休克和多器官功能损害。

被胡蜂蜇伤后局部伤口可出现疼痛、红肿、丘疹及红斑，或黑钉头似的坏死性病灶，严重时引起全身炎症反应综合征（SIRS），可致多器官功能障碍综合征（MODS），出现循环系统、神经系统、泌尿系统等全身多系统损害，严重中毒者可死亡。

蜂毒肽具有较强的细胞毒副作用，可直接导致急性肾小管坏死、间质性肾炎、肾皮质坏死，同时具有溶血和血管活性作用，引起急性肾衰竭、肝损伤、心肌损伤、呼吸衰竭和神经系统损伤等。

磷脂酶 A_2 主要与蜂毒肽协同作用引起急性溶血反应及过敏反应。此外，组胺、透明质酸可造成心脏、肝等器官的损害和过敏反应。

二、诊断和鉴别诊断要点

根据病史、体征及临床症状，蜂蜇伤诊断不困难，但需要与其他昆虫类咬伤相鉴别。夏秋季节户外活动出现不明原因的过敏反应时需要警惕胡蜂蜇伤的可能，有时不一定会看到蜇人胡蜂。胡蜂蜇伤需要与蜜蜂蜇伤鉴别，可根据目击蜇人蜂大小、形态、颜色及蜇伤处有无毒刺残留等（表 2-2）。

表 2-2　蜜蜂蜇伤与胡蜂蜇伤的主要鉴别点

蜇伤类型	主要鉴别点					
	蜇针弯曲度	钩状针	蜇入方向	蜇入路径	蜇针拔出	蜇伤次数
蜜蜂蜇伤	直	并列，大而横向突出	垂直进针	直线形	困难	1 次
胡蜂蜇伤	弯	重叠，小且隐藏于腹部	倾斜进针	弧形	容易	反复多次

（一）临床表现

1. **过敏反应**　多为免疫球蛋白 E 介导的速发型过敏反应。多发生于胡蜂蜇伤后数分钟乃至数小时不等，症状可自行缓解或经治疗后好转，但过敏反应可再次发生。根据过敏反应的症状可划分为 4 个等级（表 2-3）。

表 2-3　全身过敏反应严重程度分级（Ring 和 Messmer 标准）

分级	全身过敏反应			
	皮肤系统	消化系统	呼吸系统	心血管系统
Ⅰ级	瘙痒、红斑、荨麻疹、血管神经性水肿	无	无	无
Ⅱ级	瘙痒、红斑、荨麻疹、血管神经性水肿	恶心、腹部绞痛	流涕、声嘶、呼吸困难	心动过速（每分钟增加 20 次以上）、低血压（收缩压减少 20mmHg 以上）、心律失常
Ⅲ级	瘙痒、红斑、荨麻疹、血管神经性水肿	呕吐、腹泻	喉水肿、支气管痉挛、发绀	休克
Ⅳ级	瘙痒、红斑、荨麻疹、血管神经性水肿	呕吐、腹泻	呼吸停止	心脏停搏

2. **局部毒性反应**　局部皮肤红肿、疼痛、瘙痒，蜂刺部位可发生中心性坏死、化脓，范围通常小于 10cm，严重者可超过 10cm，24 小时内极易进展，可持续数天。邻近气道及面部的伤口更容易导致气道狭窄；蜇伤眼部可能导致眼部红肿、畏光流泪、弥漫性角膜炎等并发症。

3. **多系统损害**

（1）神经系统：可诱发脑炎、脑血管意外，出现意识障碍、头晕、头痛、谵妄等表现。

（2）呼吸系统：表现气促、喘息、呼吸困难等。早期多由疼痛所致，继而因过敏反应致喉头水肿、气管痉挛等，或由于过敏性休克反射性引起呼吸增快；2～3天后疾病持续进展可能出现ARDS。

（3）循环系统：心悸、胸闷、胸痛等症状，可能因出现过敏反应引起冠脉痉挛、低血压休克，导致冠脉灌注不足，诱发Kounis综合征，诱发心律失常。

（4）消化系统：轻者表现恶心、呕吐、腹胀、腹泻；重者呕血、黑便、黄疸等（蜂毒致胃肠道蠕动加快、肠道平滑肌痉挛、胃肠道血管扩展出血等）。

（5）血液系统：皮下出血点、瘀斑、呕血、便血等，凝血功能异常、间接胆红素升高，类白血病反应。

（6）泌尿系统：早期会出现尿液颜色及尿量的改变。一般早期因出现血尿及蛋白尿而表现为尿液颜色的异常，如茶色、酱油色、洗肉水样，甚至尿液中出现大量渣样物沉积，多考虑由螫伤后急性血管内溶血、横纹肌溶解引起。发生横纹肌溶解多考虑蜂毒对横纹肌细胞的直接毒性和对横纹肌细胞膜的溶解破坏所致；随病情进展，则会出现进行性少尿及无尿，同时肌酐、尿素氮水平也会显著升高，若治疗不及时，肾功能损害将呈不可逆性进展。

（7）胡蜂螫伤后MODS也较常见，发生MODS是胡蜂螫伤病情严重的重要标志。

（二）急诊评估

1.迅速评估患者气道、呼吸、循环及意识状况，是否需要立即进行心肺复苏（CPR）。

2.评估有无全身过敏反应及其表现和分级。

3.评估有无器官功能受累表现，如尿量、尿色改变。

4.获取详细病史，包括既往过敏史、特殊病史、服用药物史，以及蜂螫伤后第一时间诊治情况，如早期是否使用肾上腺素、糖皮质激素和静脉输液等。

（三）严重程度分级

1. 轻度　蜇伤皮损数一般小于 10 处，仅出现局部过敏反应，无器官功能受累表现。

2. 中度　蜇伤皮损数一般 10～30 处；过敏反应分级Ⅰ～Ⅱ级，仅有 1 个系统器官受累，序贯器官衰竭评分（SOFA）≥ 2 分；早期出现肉眼酱油色或茶色尿。

3. 重度　蜇伤皮损数一般大于 30 处；过敏反应分级Ⅲ～Ⅳ级或至少 2 个系统器官受累，每个系统器官 SOFA 评分均≥ 2 分。

三、急诊治疗要点

胡蜂蜇伤强调分阶段治疗的理念，力求做到集束化和个体化。不同阶段治疗重点不同，早期合理的积极治疗可避免或减轻后续序贯发生的器官功能衰竭，明显缩短病程，改善预后。一旦进入多器官功能衰竭期，其处理并无特殊之处。集束化治疗指集合一系列有循证基础的治疗及护理措施，在同一环境、相关时间内实施，有明确的实践性、目标性和序贯性，尤其适用于胡蜂蜇伤急救期和 MODS 防治期。个体化治疗指根据胡蜂蜇伤患者的病理生理状态、病情分级分期制订个体化的治疗方案。

（一）急救期

蜇伤后数分钟至 24 小时，尤其是 6 小时内。处理要点可简化为"4 个两"，要求在 6 小时内完成，又称胡蜂蜇伤救治"黄金 6 小时"。

1. "两早"（早评估和早处理）　早评估指一经诊断，需要即刻进行评估，包括蜇伤的皮损总数（间接反映蜇伤的胡蜂数量及毒液量），有无出现全身过敏反应及其分级，有无基础疾病及过敏史，是否需要立即进行 CPR，是否有器官功能损害的早期表现，如 6 小时内无尿和酱油色尿，提示早期发生了肾损伤和急性溶血等。

此外，还应在 6，24，48，72 小时重复评估。

早处理包括伤口的处理，生命体征的评估及 CPR，严重过敏反应和休克的早期处理，安全转诊。伤口处理包括：①因胡蜂毒刺蜇伤后无毒腺残留，伤口局部无毒刺可拔，局部首选以清水或生理盐水进行冲洗，或选择弱酸性液体如食醋等。②选用地塞米松＋利多卡因＋生理盐水混合后持续外敷于蜇伤处可取得较好的效果，既可快速减轻局部炎症反应镇痛，又不影响对伤口的观察。③冷敷：24 ～ 48 小时内给予局部冰敷。④疼痛明显者建议静脉使用镇痛药。⑤肌内注射破伤风抗毒素，酌情选择抗菌药物预防感染。

早期安全转诊是指蜇伤部位超过 10 处以上，6 ～ 24 小时内即出现溶血或横纹肌溶解表现，基础疾病较多，建议初步处理后尽快转往能进行高级生命支持和血液净化治疗的医疗单位。转诊前务必做好病情评估和病情交接。

2. "两抗"（抗休克和抗过敏） 胡蜂蜇伤早期容易出现过敏性休克，少数为全身蜇伤剧烈疼痛引起神经源性休克，甚至可能继发急性冠脉综合征引起心源性休克。重点在于对过敏反应的识别及分级处理（表2-4）。正确使用"两素"（肾上腺素和糖皮质激素）。

3. "两化"（水化和碱化） 胡蜂蜇伤后发生过敏反应时，由于全身血管通透性增加，可在 10 分钟内导致约 50% 的血管内液体流至血管外，引起有效循环血容量不足，故对于胡蜂蜇伤严重全身过敏反应者，应积极进行液体复苏治疗，适当给予静脉水化，保证组织灌注及尿量增加，有助于促进毒素和代谢产物排出。同时，给予碳酸氢钠碱化也有助于防治蜂毒所致横纹肌溶解及溶血引起的急性肾损伤（AKI）。对于合并有充血性心力衰竭、肺部基础疾病和慢性肾功能不全病史患者，其心肺储备代偿功能和肾脏排泄功能不全，应在严密容量监护下进行。可给予 500 ～ 1000ml 等渗晶体液 30 分钟静脉输入后，立即静脉推注呋塞米 20mg。再根据患者血压、中心静脉压、尿量、血氧饱和度、呼吸频率等指标调整补液量及补液速度。保证每小时尿量 100～200ml 以上，边补边利，保证液体匀速输注，做到床旁滴定式治疗。

表 2-4　不同严重程度过敏反应的分级治疗

过敏级别	药物		要点
Ⅰ级过敏反应	口服抗组胺类药物，酌情使用糖皮质激素及其他抗过敏剂		短期留院观察
Ⅱ级过敏反应	肾上腺素肌内注射，注射抗组胺类药物，可使用糖皮质激素及其他抗过敏剂	Ⅱ级以上过敏反应需要注射肾上腺素	吸氧，留院观察
Ⅲ级过敏反应	肾上腺素皮下或肌内注射；注射抗组胺类药物；注射糖皮质激素及其他抗过敏剂；建立静脉通道，充分补液		使患者平卧，适当抬高下肢；吸氧，保持气道通畅，必要时气管插管或气管切开；护送至监护室，严密监测生命体征及器官功能状况
Ⅳ级过敏反应	立即启动 CPR		

对儿童胡蜂蜇伤早期应用肾上腺素甚至可避免气管插管。用法：肾上腺素 0.3～0.5mg（儿童 0.01mg/kg，不超过 0.3mg）IM，严重者可每隔 5～10 分钟重复使用

有研究提示臀部肌内注射较上臂肌内注射或皮下注射吸收更快。如无效或已出现循环衰竭，应静脉给药

对头面部胡蜂蜇伤、有过敏性疾病史、早期出现严重过敏反应者，常规使用小剂量肾上腺素，每日数次，连续 3～5 天

糖皮质激素可抗炎、抗免疫、抗休克、抗过敏、抗溶血及提高机体应激能力。早期可静脉给予氢化可的松 200～400mg，或地塞米松 5～20mg，或甲泼尼龙 40～160mg 等

（二）MODS 防治期

蜇伤后24小时至1～2周。重点是器官损伤的系统监测和治疗，目标化管理，早期干预，保证组织灌注，平衡内环境，兼顾整体，强化液体管理，必要的器官功能替代治疗。

1. 系统性器官功能管理

（1）神经系统：每日观察意识、瞳孔、肌力、肌张力、神经反射等，警惕继发性脑水肿、脑出血、脑梗死等，需要时进行脑CT检查。必要时给予脱水剂、抗凝及营养神经治疗。

（2）心血管系统：常规进行心电图、心脏超声、脑钠肽、心肌标志物、血乳酸等检查，动态观察心率、心律和血压等变化。根据患者情况，在保证组织灌注的前提下，设置个体化的心率、血压标准、脉搏血氧饱和度（SpO_2）、尿量等循环指标，动态目标化管理［保证平均动脉压（MAP）≥65mmHg］，必要时配合使用血管活性药物以优化血流动力学。中毒性心肌炎者要加强营养心肌，及时处理严重心律失常和心肌缺血。

（3）呼吸系统：观察呼吸运动节律、频率，肺部呼吸音及啰音变化，连续监测SpO_2、血气分析、胸部X线或胸部CT等。①针对呼吸困难原因给予相应治疗，如早期过敏引起肺水肿和喉头水肿，可给予肾上腺素、糖皮质激素等治疗，甚至气管插管或气管切开、机械通气等；②及时处理心功能不全，纠正胸腔积液和气胸，给予抗菌药物、支气管扩张剂、祛痰、雾化吸入剂等；③可以根据患者的具体情况，设计各时间段的呼吸功能目标，如血气的标准、呼吸频率、呼吸动度等，进行目标化管理。

（4）消化系统：每日观察患者食欲，有无黄疸、腹痛腹胀、恶心呕吐，以及大便颜色，监测肝功能转氨酶和胆红素、血液分析，必要时行腹部超声或CT检查。①中毒性肝炎者可用护肝药物；②使用大剂量糖皮质激素者或出现消化道出血者常规使用质子泵抑制剂等；③尽可能早期给予消化道营养，减少肠道菌群移位。

（5）血液系统：观察皮肤、黏膜颜色有无贫血，有无出血点及瘀斑，穿刺部位有无出血倾向。每日复查血液分析、凝血功能全套等。①对溶血性贫血较重者（血红蛋白＜70g/L）给予输注洗涤红细胞；②特别关注弥散性血管内凝血（DIC）发生的可能，必要时输注新鲜血浆及浓缩血小板；③重症胡蜂蜇伤早期可出现白细胞计数异常升高甚至类白血病反应，加之糖皮质激素及肾上腺素的应用加剧白细胞计数升高，因此可以结合入院后降钙素原（PCT）动态变化，证实有感染时可给予抗菌药物。

（6）泌尿系统：观察尿液颜色、每小时尿量、尿液分析及肾功能，并进行泌尿系统超声检查等。①适当碱化尿液，保证尿液的 pH 维持在 6.5～7.0，充分补液利尿，连续 24～48 小时尿量＞100～200ml/h 者后期发生肾功能衰竭的危险性降低。②对已经出现肾功能不全的患者，首先纠正肾前性原因，充分水化后，根据尿量设定目标化液体管理，保证 MAP ≥ 65mmHg，至少尿量＞1ml/（kg·h）。③强化尿量监测可发现更多 AKI，且 AKI 患者 30天病死率降低，所有患者液体负荷过多情况减轻。强化尿量监测定义为最初 48 小时内每小时记录尿量，且间隔不超过 3 小时。④间断利尿，必要时给予血液透析治疗。

（7）皮肤及肌肉：观察蜇伤皮损有无周围红肿、坏死和感染，有无肌肉疼痛、肿胀，有无茶色尿或酱油色尿，以及尿量变化。监测心肌酶学、肌红蛋白及尿液分析。①伤口局部消毒外敷；②有横纹肌溶解表现者尽快给予碱化、水化和糖皮质激素治疗，严重者尽快进行血液净化。

2. 强化液体管理 液体管理包括早期积极液体复苏治疗和液体复苏目标完成后的限制性液体治疗两个部分。

（1）胡蜂蜇伤患者除非发生过敏性休克，早期很少表现为循环障碍，早期充分输液的目的是保证每小时尿量在 100～200ml以上，以促进毒物排泄和保护肾功能。

（2）1～3小时内给予30ml/kg晶体液快速输入后即可给予呋塞米20mg静脉推注。

（3）急救期充分输液利尿以保护肾功能为主，兼顾肺功能，待48～72小时后血管内溶血和横纹肌溶解得到控制，需要再次评估液体复苏的目标，转为限制性液体复苏策略，限制晶体，适当补充胶体，因为避免了少尿或无尿型急性肾衰竭（ARF）的出现，此时可加强利尿，必要时床旁CRRT，以调整液体分布和清除体内蓄积液体。此策略的实施协调了肾和肺对液体需求的平衡，减少了后期对肾脏替代治疗（RRT）的需求，可缩短住院时间和降低医疗费用。

3. 糖皮质激素的分层次应用　目前关于糖皮质激素在胡蜂蜇伤中的应用指征并无争议，但多大剂量治疗效果最佳并未统一，使用剂量的有效性及安全性尚无系统研究。必要时可考虑激素冲击治疗。

对胡蜂蜇伤糖皮质激素使用，要求分层次个体化方法。以甲泼尼龙为例：

（1）轻度蜇伤者可给予甲泼尼龙40～80mg静脉推注，每日1次。

（2）中度蜇伤者可给予甲泼尼龙120～240mg。

（3）重度蜇伤者早期常规使用甲泼尼龙0.5～1.0g冲击。

（4）减量时机：全身过敏反应消失，溶血和横纹肌溶解减轻（尿色变浅、总胆红素、非结合胆红素、磷酸肌酸激酶连续3天逐天下降累计超过最高值的50%，一般需要3～5天）。

（5）减量方式：一旦开始减量，每3天减量1/2，直至40mg，维持2～3天即可停用，一般7～10天内可完全停用。

（6）注意事项：为便于基层医疗单位应用，每蜇伤1处简单计算甲泼尼龙使用剂量10mg，至少连用3天，注意保护胃黏膜和控制血糖。不同种类糖皮质激素的换算方法：地塞米松0.75mg=泼

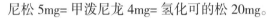

尼松 5mg= 甲泼尼龙 4mg= 氢化可的松 20mg。

4.血液净化方式选择及时机　血液净化治疗被认为是治疗蜂毒所致 AKI 或 MODS 的重要手段。建议重症患者在蜇伤后 8 ～ 12 小时内进行,若危及生命时则应立即进行。

血液净化方式可根据患者病情选择:

(1)血液灌流(HP):活性炭或树脂灌流器可强力吸附与血浆蛋白结合的毒素,建议中到重度的胡蜂蜇伤患者在生命体征相对稳定时尽早进行 HP 清除毒素。

(2)血浆置换(PE):能清除体内已与血浆蛋白相结合的毒素,尤其是出现血管内溶血时,且能补充白蛋白、免疫球蛋白、凝血因子等血浆因子。

(3)CRRT:具有血流动力学稳定,能有效清除中、小分子物质和消除组织水肿,置换液补充个体化,以及利于营养支持等特点。适用于治疗多器官功能衰竭,尤其是胡蜂蜇伤后血流动力学不稳定伴严重内环境紊乱、ARF 合并急性肺水肿,治疗作用是其他血液净化方式不可替代的。

(4)血液透析:用于毒素所致 ARF,能有效清除体内多余的水分和中、小分子毒素,且能纠正酸碱失衡及电解质紊乱,较多适用于蜂蜇伤引起的 ARF 但生命体征相对稳定需要间断透析者。

如果患者有严重的内环境紊乱,建议首选 CRRT 平衡内环境,然后进行 PE 或 HP 等,根据患者的病情和医院的条件选择合适的血液净化方式。因为通过 CRRT 纠正内环境紊乱,纠正酸中毒,减少血管活性药物的用量,血压可逐渐回升,生命体征趋于稳定,才能为后续的治疗创造条件,避免出现休克加重、心脏停搏等恶性事件的发生。

(三)恢复期

蜇伤 1 ～ 2 周后,早期出现的过敏反应及多器官功能损害大多相继恢复,少部分进入 ARF 或呼吸衰竭的恢复期,继发感染、营养不良等问题。需要间断透析，控制感染，加强营养支持，积极进行床旁心肺功能及肢体功能康复训练。

（四）胡蜂蜇伤的预后评估和预防

1. 预后　胡蜂蜇伤患者的预后取决于蜇伤轻重、蜇伤后是否得到及时救治，有无严重基础疾病。轻、中度患者一般预后较好，无明显后遗症；重度患者经积极治疗大部分可痊愈，也有少部分死亡。造成死亡的主要原因：①早期出现重度过敏反应，如喉头水肿窒息、过敏性休克等未及时纠正；②诱发脑卒中、心肌梗死；③严重凝血功能障碍；④肾衰竭未及时进行血液净化治疗；⑤严重代谢性酸中毒、高钾血症等内环境紊乱；⑥重度 ARDS 和呼吸衰竭；⑦继发严重感染，甚至感染性休克；⑧高龄合并心脏、肺、肝、脑、肾等多种基础疾病。

2. 预防　胡蜂蜇伤的预防分为一般预防和免疫治疗。一般预防包括在户外运动时避免穿着色泽鲜艳、彩色和黑色的衣服，建议穿白色、绿色、卡其色的衣服。发现胡蜂时不要奔跑、鞭打或扑打，保持静止，最好等胡蜂飞走以后再离开。避免使用含香味的防晒霜、香水等。保管好食物和饮料，避免含糖和甜味饮料外露。对于有过敏高危因素者，建议随身携带肾上腺素自动注射器备用。

蜂毒免疫治疗是对有蜂蜇伤过敏史的患者最为有效的预防方法，本质上是对蜂毒的脱敏治疗，可以减轻胡蜂蜇伤后出现的早期过敏反应，使机体获得对蜂毒的主动免疫，能有效防止人体二次暴露于胡蜂毒液后出现更为严重的过敏反应。然而，在我国尚无医疗机构开展胡蜂蜇伤的蜂毒免疫治疗，若能开展此类治疗，病死率将大大降低。

四、胡蜂蜇伤诊治流程

胡蜂蜇伤的诊治流程见图 2-3。

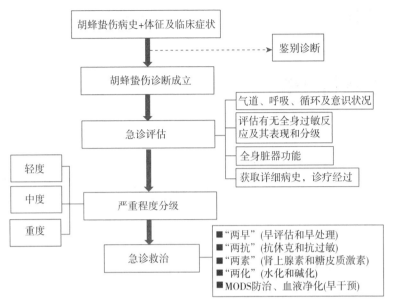

图 2-3 **胡蜂蜇伤的诊治流程**

第三章 〉〉〉〉〉〉〉〉〉

急性感染

第一节　脓毒症

一、疾病概述

（一）定义

脓毒症是因宿主对感染的反应失调而导致的危及生命的器官功能障碍。

（二）流行病学

据统计，全球每年脓毒症患者数超过 1900 万，其中有 600 万死亡，病死率超过 1/4。而存活患者中，还有约 300 万存在着不同程度的认知功能障碍。2020 年针对我国 44 所医院重症监护病房（intensive care unit，ICU）的研究报告显示，ICU 患者脓毒症的发病率为 6%，90 天内病死率为 35.5%。脓毒症和脓毒症休克是急危重患者的主要死因。

（三）病因

脓毒症可以由任何部位的感染引起，病原体包括细菌、真菌、病毒及寄生虫等。最常见的致病菌是大肠埃希菌等革兰阴性杆菌，还包括金黄色葡萄球菌、肠球菌及真菌等。

细菌培养等病原学检查有助于疾病诊疗，但仅约半数脓毒症患者可获得阳性病原学检查结果！

（四）危险因素

脓毒症常见于严重创伤、感染、外科手术后等患者，以及糖尿病、慢性阻塞性支气管、白血病等慢性疾病患者中。

（五）发生机制

脓毒症发病机制复杂。

1. 炎症失衡及免疫功能紊乱　包括病原体感染宿主后，机体促炎反应和抗炎反应失衡，表现为复杂的免疫功能紊乱状态：①促炎症介质过度释放增加过度的炎症反应；②具有免疫抑制作用的炎症介质大量释放，促进免疫功能抑制或"麻痹"，表现为免疫防御反应低下，吞噬杀菌能力减弱，抗原呈递功能减弱等抗感染免疫防御能力降低。

2. 线粒体损伤　线粒体损伤或功能障碍导致细胞代谢紊乱、能量产生不足和氧化应激，从而引起器官细胞和免疫细胞的凋亡，最终导致免疫紊乱、多器官功能衰竭甚至死亡。

3. 凝血功能障碍　炎症失衡可诱导凝血反应及微血栓形成，凝血激活促进炎症发展，两者相互影响，共同促进脓毒症恶化。

4. 神经 - 内分泌 - 免疫网络　神经系统将炎症信息传递到中枢神经，通过调节内分泌系统、免疫系统或通过神经递质直接影响脓毒症的病理过程。

5. 内质网应激　脓毒症大量氧化应激和严重的钙紊乱导致细胞内质网应激，引起细胞凋亡异常。

6. 自噬　脓毒症时细胞不完全自噬可引起器官细胞功能障碍。

（六）危险因素

1. 收住 ICU　ICU 患者患脓毒症风险较一般住院患者高，易并发脓毒性休克和多器官功能障碍，预后差。

2. 年龄　≥65 岁患者脓毒症发生风险增加，病情易恶化，且年龄是脓毒症死亡的独立预测因素。

3. 免疫抑制　患肿瘤、肾衰竭、肝衰竭、获得性免疫缺陷综合征（AIDS）、无脾等疾病和使用免疫抑制药物均可导致脓毒症发生风险增加。

4.糖尿病和肥胖　均可引发免疫功能紊乱，各类感染发生风险升高，引起脓毒症风险增加。

5.其他　包括长期静脉留置导管、严重创伤和遗传因素等。

（七）辅助检查

1.优先检查　血常规、细菌培养、尿常规、肝肾功、电解质、血糖、凝血功能、炎症指标、影像学检查。

2.可选检查　血气分析、心脏彩超、脑 CT/MRI。

二、诊断和鉴别诊断要点

（一）诊断及其标准

1.临床诊断

（1）脓毒症诊断标准应同时满足以下 2 条：①确诊感染或疑似感染；②SOFA 评分（表 3-1）较基线增加≥2 分。

（2）脓毒性休克诊断标准应同时满足以下 3 条（三个方面：临床表现、血流动力学和生化标志物）：①脓毒症诊断成立；②充分液体复苏后仍需要使用血管活性药物以维持平均动脉压≥68mmHg；③血乳酸浓度＞2mmol/L。

（3）对于发热伴器官功能障碍或不明原因的器官功能障碍的患者，应考虑脓毒症可能性。qSOFA（表 3-2）≥2 分可用于疑似脓毒症患者的快速床旁筛查。

表 3-1　SOFA 评分标准

系统	变量	0分	1分	2分	3分	4分
呼吸	PaO_2/FiO_2（mmHg）	＞400	≤400	≤300	≤200	≤100
	呼吸机支持				是	是
血液	血小板计数，10^9/L	＞150	≤150	≤100	≤50	≤20

续表

系统	变量	0分	1分	2分	3分	4分
肝	胆红素，μmol/L	< 20.5	≤ 34.1	≤ 102.5	≤ 205.1	> 205.2
循环	平均动脉压，mmHg	≥ 70	< 70			
	多巴胺，μg/（kg·min）			≤ 5	> 5	> 15
	多巴酚丁胺，μg/（kg·min）			任何剂量		
	肾上腺素，μg/（kg·min）				≤ 0.1	> 0.1
	去甲肾上腺素，μg/（kg·min）				≤ 0.1	> 0.1
神经	GCS 评分	15	13 ～ 14	10 ～ 12	6 ～ 9	< 6
肾	肌酐，μmol/L	< 106	≤ 176	≤ 308	≤ 442	> 442
	尿量，ml/d				≤ 500	≤ 200

表 3-2 qSOFA 评分标准

项目	标准
呼吸频率	≥ 22 次 / 分
意识	改变
收缩压	≤ 100mmHg

2. 病因诊断

（1）明确感染部位：根据患者的症状及体征、影像学检查、微生物学检查及宿主因素明确感染部位。

①症状及体征：根据感染部位的典型临床表现初步判断。注：如咳嗽、咳脓痰，听诊湿啰音等提示呼吸系统感染；腹痛、腹胀，触诊腹肌紧张提示急性腹膜炎；尿频、尿急、尿痛，肾区叩击痛提示泌尿系统感染等。留置中心静脉导管超过 48 小时的患者，怀

疑新发感染时，应排除导管相关血流感染。

②影像学检查：行 X 线、CT、MRI、超声等影像学检查协助明确感染部位。

③微生物学检查：某些致病微生物可提示特定部位感染可能。注：如念珠菌血症患者需要进行眼科检查，明确是否存在眼内炎可能。

（2）明确致病微生物类型：脓毒症的致病微生物主要为细菌、病毒和真菌等，常见微生物与检测方法见表 3-3。

表 3-3　脓毒症常见致病微生物与其常用检测方法

致病微生物	常用检测方法
细菌	染色及涂片、细菌培养、抗原检查（如肺炎链球菌抗原检测、军团菌尿抗原检测）
病毒	抗体检测、RT-PCR、PCR
真菌	染色及涂片、病理学诊断、真菌培养、G 试验、GM 试验、抗甘露聚糖抗体试验
细菌、真菌、病毒等	mNGS

（二）鉴别诊断

脓毒症需要与非感染因素导致的器官功能障碍鉴别，脓毒性休克需要与其他原因引起的休克鉴别。

1. 非感染因素导致器官功能障碍

（1）严重创伤、大面积烧伤、大手术后：可导致患者有效循环血容量不足，心功能抑制，严重缺氧等，进而出现多脏器功能障碍。弥漫性出血、低体温（尤其是体温≤ 34℃）和酸中毒可导致危及生命的凝血病。软组织损伤导致急性炎症，进一步强化了这一过程。

（2）噬血细胞综合征：严重感染、风湿免疫性疾病、肿瘤等可诱发噬血细胞综合征，符合下列指标中 5 条及以上可诊断。①体温 38.5℃以上＞ 7 天；②脾大；③血细胞减少（累及外周血两系或三系）：血红蛋白＜ 90g/L，血小板计数＜ 100×10^9/L，中性粒细胞绝对值＜ 1.0×10^9/L 且非骨髓造血功能减低所致；④纤维蛋白原减少或甘油三酯增高：甘油三酯＞ 3mmol/L 或高于同年龄的 3 个标准差，纤维蛋白原＜ 1.5g/L 或低于同年龄的 3 个标准差；⑤血清铁蛋白升高：铁蛋白≥ 500μg/L；⑥血浆可溶性 CD25 升高；⑦ NK 细胞活性下降或缺乏；⑧骨髓、脾、肝或淋巴结中发现噬血现象。

（3）系统性红斑狼疮活动期：育龄期女性，发热伴面颊部蝶形红斑，实验室检查显示抗核抗体阳性（如抗双链 DNA 抗体阳性、抗 Sm 抗体阳性）可诊断。

（4）热射病：在高温、高湿或强烈的太阳照射环境中作业或运动数小时（劳力性），或老年、体弱、有慢性疾病患者在高温和通风不良环境中维持数日（非劳力性），机体热应激机制失代偿，出现以体温明显增高及意识障碍为主的临床表现，表现为皮肤干热，无汗，体温高达 40℃及以上，谵妄、昏迷等；可伴有全身性癫痫样发作、横纹肌溶解、多器官功能障碍综合征。

（5）急性中毒：短时间内机体吸收一定量药物或毒物等化学物质导致躯体损害，起病急骤，症状严重，病情变化迅速，易导致多脏器功能障碍，治疗不及时可危及生命。明确的病史或血液 /尿液检测到达中毒剂量的毒物可确诊。

2. 其他原因引起的休克　见表 3-4。

（三）监测

对于脓毒症和脓毒性休克患者，推荐动态监测患者相关指标来评估液体复苏情况，血流是首要和最重要的因素，组织灌注是最终目的；充足的心输出量（CO）是提供血流的关键。

表 3-4　其他原因引起的休克

类别		定义	常见病因	血流动力学特征
心源性休克		血管内容量充足、左心充盈压正常或升高的情况下，因原发心功能异常导致的休克	大面积心肌梗死或缺血导致的左心功能衰竭、急性或慢性心肌病、心肌炎、心肌挫伤	心输出量下降，心室充盈压升高，全身血管阻力增加
低血容量性休克		各种因素引起的有效血容量降低而导致的休克	大量失血、失液（剧烈腹泻、呕吐、烧伤等）或有效循环血量转移至第三间室	心输出量下降，心室充盈压下降，全身血管阻力增加
梗阻性休克		由于心脏的静脉回流和（或）动脉流出道的机械性梗阻引起的休克	肺栓塞、严重的主动脉瓣狭窄、心脏压塞、张力性气胸、腹腔间室综合征、主动脉夹层等	心输出量下降，心室充盈压升高，全身血管阻力增加
分布性休克其他类型	过敏性休克	机体接触过敏原后，突发的、严重的、危及生命的过敏反应导致的休克	药物、海鲜、昆虫叮咬等	心输出量正常或增加，心室充盈压下降，全身血管阻力下降
	神经源性休克	由于调节血管收缩和舒张活动的神经中枢受抑制或调节血管收缩的交感神经纤维被阻断，小血管失去收缩调节功能，发生异常扩张，导致外周血管阻力降低，大量的血液淤积在微循环中，使有效循环血量减少，引发休克	严重外伤、穿刺引发剧烈疼痛刺激，恐惧惊吓，颅脑损伤，高位脊髓麻醉，脊髓损伤等	心输出量正常或增加，心室充盈压下降，全身血管阻力下降

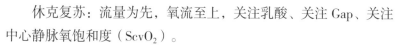
4

休克复苏：流量为先，氧流至上，关注乳酸、关注 Gap、关注中心静脉氧饱和度（ScvO$_2$）。

当休克期间乳酸升高时，心率快和血压低通常是主要的临床表现。首先，考虑容量状态，应进行液体反应性评估。根据 Frank-Starling 曲线，应评估 CVP（或 ICV）的变化以获得心输出量的一定增加。但是，如果血流不能满足组织灌注，则应继续调整血流。根据 Pv-aCO$_2$、LVOT-VTI 或其他指标，应选择正性肌力药物，并调整相关药物剂量以进一步改善心功能曲线。之后应结合 ScvO$_2$ 来确定氧输送是否满足组织灌注（或进一步增加血红蛋白、调整机械通气或减少氧消耗）。最后，应该根据患者的具体情况来设定血压（表 3-5）。整个过程是基于血流动力学评估和治疗。

表 3-5　个体化目标

抢救室 / 监护室外监测目标值

MAP ≥ 65/70mmHg*（高血压患者 MAP ≥ 80 ～ 85mmHg）

监护室监测目标值

MAP ≥ 75 ～ 80mmHg*（高血压患者 MAP ≥ 80 ～ 85mmHg）

Increase in CO

SvO$_2$/ScvO$_2$ ≥ 60/70%

PCO$_2$gap ＜ 6mmHg

PCO$_2$gap/C（O$_2$）gap ＜ 1.4

需要识别低灌注性乳酸增高：

Gap ratio=P（v-a）CO$_2$/C（a-v）O$_2$ ＞ 1.4 提示组织缺氧，存在低灌注，若＜ 1.0，提示 B 型乳酸增高

任何地点监测目标值

毛细血管再充盈时间（CRT）：＞ 3.5

Urine output

Lactate

三、急诊治疗要点

（一）脓毒症患者管理的三个关键分支

控制潜在感染、血流动力学支持和宿主反应的调节是脓毒症患者管理的三个关键分支。每个方面都应在所有患者中考虑，并在相关时同时进行管理，个性化地治疗。

1. 控制潜在感染：适用于所有脓毒症患者，包括抗生素治疗和感染灶引流等必要的手术干预。

2. 血流动力学支持：包括所有患者的液体治疗和相关循环休克患者的血管活性药物治疗。去甲肾上腺素是首选的血管加压剂；在心肌抑制的情况下，可以添加正性肌力药物，通常是多巴酚丁胺。

3. 宿主反应的调节。

（二）脓毒症的治疗策略

1. 治疗原则　可分为病因治疗和支持治疗。病因治疗包括早期控制感染源和使用有效抗微生物药物。支持治疗包括早期液体复苏、器官支持治疗等。

2. 感染源控制　原则是快速明确感染部位和尽早清除感染灶或充分引流。

（1）皮肤软组织坏死感染应行清创术。

（2）化脓性阑尾炎、化脓性胆囊炎应手术切除。

（3）脓肿或感染性积液应充分引流等。

3. 抗感染治疗

（1）确诊脓毒症后，应根据当地微生物流行病学特点及感染部位，尽早启动经验性治疗，使用覆盖可能病原菌的抗菌药物。使用抗菌药物前，留取相应部位的病原学标本。获取微生物学检查结果后应转为目标治疗。

（2）对可能为脓毒性休克的患者，建议尽早使用抗菌药物。

（3）对可能为脓毒症而无休克的患者，应快速评估患者的病史和临床检查，确诊后尽早使用抗菌药物。

（4）对脓毒症可能性较低的患者，应反复评估病史和临床检查，确诊后使用抗菌药物。

（5）抗菌药物疗程根据病情进行个体化制定。对于感染源已控制的脓毒症患者，应短疗程使用抗菌药物，一般 7 ～ 10 天。对于免疫缺陷、感染源难以控制、真菌感染、临床症状改善缓慢的患者，抗菌药物疗程可大于 10 天。

4. 液体复苏

（1）初始复苏：对于脓毒症所致的低灌注或脓毒性休克患者，应立即开始液体复苏。建议动态评估脓毒症患者的前负荷状态（中心静脉压、每搏量变异率、脉压变异率、下腔静脉宽度及变异率、被动抬腿试验、容量负荷试验等），指导液体复苏。建议根据脓毒症患者的乳酸水平或乳酸清除率、毛细血管充盈时间来指导液体复苏。

（2）建议使用晶体液作为复苏的首选液体，建议对接受大量晶体液复苏的患者联合使用白蛋白，不推荐使用人工胶体液（如明胶、羟乙基淀粉）进行液体复苏。

5. 血管加压药物　液体复苏，必要时使用血管活性药物，并治疗休克病因；当心功能异常合并心输出量降低或不足，且优化前负荷后仍持续表现组织低灌注时，建议加用强心药物。在心肌抑制的情况下（心脏充盈压升高、心输出量降低提示心肌功能障碍），可以添加正性肌力药物，通常是多巴酚丁胺。仅有心功能异常时，推荐不加用强心药物。

对于脓毒性休克患者，首选去甲肾上腺素作为一线升压药物。对于使用去甲肾上腺素剂量达到 0.25 ～ 0.5μg/（kg·min）后平均动脉压仍不达标者，建议联合使用血管加压素。对于使用去甲肾上腺素和血管加压素后平均动脉压仍不达标的脓毒症患者，可加用肾上腺素。

脓毒性休克伴心功能不全的患者，在容量状态和动脉血压足够的情况下，组织灌注仍持续不足，可加用多巴酚丁胺或单独使用肾上腺素。

6. 对症支持治疗

（1）器官功能支持：根据器官功能障碍严重程度进行机械通气、肾脏替代治疗、肝脏替代治疗、ECMO 等器官支持治疗。

（2）机械通气：①对脓毒症所致的 ARDS 需要机械通气的患者，建议使用小潮气量 6 ～ 8ml/kg（IBW）保护性通气策略，平台压不超过 30cmH$_2$O，以减少肺损伤。②对脓毒症所致的 ARDS 患者，建议使用肺复张策略，尤其是可复张性高的患者。③对脓毒症所致的中重度 ARDS 患者，推荐实施俯卧位通气每天 12 小时以上。④对脓毒症所致的重度 ARDS 行机械通气的患者，建议早期镇痛、深镇静，必要时使用神经肌肉阻滞剂。

（3）血液净化：对脓毒性休克存在 AKI、高炎症状态、难治性酸中毒、难治性液体负荷过重或高血钾的患者，可使用血液净化治疗。

（4）ECMO：①对脓毒症休克使用去甲肾上腺素 > 1μg/（kg·min）或相当剂量的血管活性药物，病情仍然持续恶化，出现心脏泵功能衰竭，血乳酸持续进行性升高的患者，有条件可使用 VA-ECMO。②脓毒症所致的重度 ARDS 患者，在最优化的机械通气条件下，肺保护性通气及俯卧位通气效果不佳，且符合以下任一条，有条件可使用 VV-ECMO。a. 氧合指数 < 50mmHg 超过 3 小时或氧合指数 < 80mmHg 超过 6 小时；b. 呼吸频率 > 35 次/分时，平台压 > 30cmH$_2$O，动脉血 pH < 7.25 或 PaCO$_2$ > 60mmHg 超过 6 小时。

（5）血糖控制：脓毒症患者血糖 > 10mmol/L 时，建议启动胰岛素治疗。启动胰岛素治疗后目标血糖控制在 8 ～ 10mmol/L，避免出现低血糖。

（6）糖皮质激素：对于脓毒性休克需要持续使用大剂量血管活性药物维持血压，可静脉使用糖皮质激素。

注：可使用氢化可的松静脉持续泵入 200mg/d 或每 6 小时静脉输注 50mg。

（7）抗凝：脓毒症患者如无明显禁忌证，建议使用药物预防VTE，低分子肝素为首选。

（8）血液制品：①一旦成人组织低灌注缓解，且不存在心肌缺血、严重低氧血症、急性出血、发绀型心脏病或乳酸酸中毒等情况，推荐血红蛋白低于 70g/L 时输注红细胞，使血红蛋白维持在70 ~ 90g/L。②严重脓毒症患者最佳血红蛋白水平无特殊研究，但有研究显示，与血红蛋白水平 100 ~ 120g/L 相比，70 ~ 90g/L 不伴死亡率升高。脓毒症患者红细胞输注可增加氧输送，但通常不增加氧耗。③不推荐促红细胞生成素作为严重脓毒症贫血的特定治疗，但有其他可接受的原因如肾衰竭诱导的红细胞生成障碍时可用。④在临床无出血、也不计划进行有创性操作时，不建议用新鲜冰冻血浆纠正实验室凝血异常。⑤在治疗严重脓毒症和脓毒性休克时，不推荐抗凝血酶。

（9）免疫球蛋白：建议对链球菌中毒性休克综合征（STSS）患者使用静脉注射免疫球蛋白（IVIg）。建议不对葡萄球菌中毒性休克综合征（TSS）患者使用 IVG。

（10）镇静和镇痛。

①镇痛。a.芬太尼：负荷剂量 0.35 ~ 0.50µg/kg，维持剂量0.7 ~ 10.0µg/（kg·h），起效 1 ~ 2 分钟，半衰期 2 ~ 4 小时。b.吗啡：负荷剂量 2 ~ 4mg，维持剂量 2 ~ 30mg/h，起效 5 ~ 10分钟，半衰期 3 ~ 4 小时。c.瑞芬太尼：负荷剂量 0.5 ~ 1.0µg/kg，维持剂量 0.02 ~ 0.15µg/（kg·min）［> 0.2µg/（kg·min）与呼吸抑制有关，呼吸低于 8 次/分］，起效 1 ~ 3 分钟，半衰

期 3 ～ 10 分钟。

②镇静。a. 地西泮：首次剂量 5 ～ 10mg，维持剂量 0.03 ～ 0.10mg/kg，起效 2 ～ 5 分钟，半衰期 20 ～ 120 小时。b. 丙泊酚：首次剂量 5μg/（kg·min），持续至少 5 分钟，维持剂量 5 ～ 50μg/（kg·min）[0.3 ～ 3mg/（kg·h）][2 支 400mg 泵速（ml/h）=2.1 ～ 21ml/h]，除非益处大于风险，否则给药不应超过 4mg/（kg·h），起效 1 ～ 2 分钟，快速清除 34 ～ 64 分钟，缓慢清除 184 ～ 382 分钟。c. 咪达唑仑：首次剂量 0.01 ～ 0.05mg/kg，维持剂量 0.02 ～ 0.10mg/（kg·h）（1 ～ 7mg/h），起效 2 ～ 5 分钟，半衰期 3 ～ 11 小时。d. 右美托咪定：首次剂量 1μg/kg，超过 10 分钟缓慢输注，维持剂量 0.2 ～ 0.7μg/（kg·min），起效 5 ～ 10 分钟，半衰期 1.8 ～ 3.1 小时。

③微泵 / 静脉滴注速度计算：微量注射泵公式。

泵速（ml/h）= 所需药物剂量 [μg/（kg·min）]×0.06× 体重（kg）× 注射器毫升数 ÷ 药物剂量（mg）

式中：注射器毫升数，指使用的注射器的毫升数，如选用 20ml 就用 20；药物剂量，指使用的药物的剂量，如用多巴胺 40mg，药物剂量就是 40。

举例 1：患者体重 70kg，需要用多巴胺 5μg/（kg·min）。用 20ml 注射器抽多巴胺 40mg 加生理盐水至 20ml。

套用公式：泵速（ml/h）=5×0.06×70×20÷40=10.5，即将泵速调为 10.5，也就是 1 小时 10.5ml。

举例 2：患者体重 70kg，瑞芬太尼镇痛，给予负荷剂量 1.0μg/kg，用 40ml 注射器 +2mg 瑞芬（粉剂）【备注：负荷剂量 0.5 ～ 1.0μg/kg，维持剂量 0.02 ～ 0.15μg/（kg·min），起效 1 ～ 3 分钟，半衰期 3 ～ 10 分钟】，求负荷剂量推入剂量（ml），维持剂量泵入速度（ml/h）。

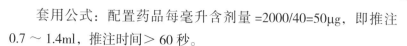

套用公式：配置药品每毫升含剂量 =2000/40=50μg，即推注 0.7 ～ 1.4ml，推注时间＞ 60 秒。

维 持 剂 量 泵 入 速 度（ml/h）$_{min}$=［0.02μg/（kg·h）］ ×0.06×70×40÷2mg=1.68（ml/h）

维 持 剂 量 泵 入 速 度（ml/h）$_{max}$=［0.15μg/（kg·h）］ ×0.06×70×40÷2mg=12.6（ml/h）

举例 3：体重 60kg 成人，1mg 瑞芬稀释到 16.6ml，6ml/h →用量为 0.1μg/（kg·min）。

（11）肾脏替代治疗：对脓毒性休克存在 AKI、高炎症状态、难治性酸中毒、难治性液体负荷过重或高血钾的患者，可使用血液净化治疗。

（三）制定治疗目标

1. 在早期复苏最初 6 小时内的复苏目标：①中心静脉压（CVP）8 ～ 12mmHg；②平均动脉压（MAP）≥ 65mmHg；③尿量≥ 0.5ml/（kg·h）；④中心静脉（上腔静脉）氧饱和度（$ScvO_2$）≥ 70%，混合静脉氧饱和度（SvO_2）≥ 65%。

2. 严重脓毒症或脓毒性休克在最初 6 小时复苏过程中，尽管 CVP 已达到目标，但对应的 $ScvO_2$ 与 SvO_2 未达到 70% 或 65% 时，可输入浓缩红细胞达到红细胞压积≥ 30%，同时 / 或者输入多巴酚丁胺［最大剂量为 20μg/（kg·min）］来达到目标。

3. 早期控制感染源。

四、诊治流程

脓毒症诊治流程见图 3-1。

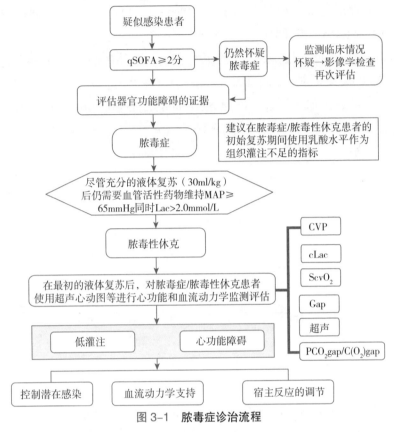

图 3-1 脓毒症诊治流程

第二节　急诊成人细菌性感染

一、疾病概述

（一）急诊感染特点

感染是急危重症患者最为常见的就诊原因之一。急诊科作为患者就医的首站，感染的处置是急诊临床工作的重要内容。急诊感染患者具有临床表现不典型、就医时间紧迫、诊断未明确、危重患者病情进展迅速等特点，急诊患者的抗菌药物使用较其他专科需要面对更大的挑战。抗菌药物的合理使用是我国长期以来非常关注的问题。有充分的证据表明，合理的抗感染诊疗策略、合适的抗菌药物使用能够显著改善患者预后，减少耐药菌的产生，极大地节约医疗资源。

（二）目前常用抗菌药物分类

见表3-6。

表3-6 目前常用抗菌药物分类

药物种类	抗菌机制	抗菌活性	代表药物与品种
β-内酰胺类	抑制细菌细胞壁后期合成	繁殖期杀菌剂	青霉素类、头孢菌素类、头霉素类、氧头孢烯类、碳青霉烯类、单环类、β-内酰胺酶抑制剂复合制剂
糖肽类	抑制细菌细胞壁中期合成	繁殖期杀菌剂	万古霉素、去甲万古霉素、替考拉宁
磷霉素类	抑制细菌细胞壁早期合成	繁殖期杀菌剂	磷霉素钠
氨基糖苷类	抑制细菌蛋白质合成	静止期杀菌剂	链霉素、庆大霉素、阿米卡星
大环内酯类	抑制细菌蛋白质合成	快效抑菌剂	红霉素、阿奇霉素、克拉霉素
四环素类	抑制细菌蛋白质合成	快效抑菌剂	四环素、米诺环素、替加环素、奥马环素
林可酰胺类	抑制细菌蛋白质合成	抑菌剂	克林霉素
氯霉素类	抑制细菌蛋白质合成	广谱抑菌剂	氯霉素
噁唑烷酮类	抑制细菌蛋白质合成	抑菌剂	利奈唑胺、特地唑胺
喹诺酮类	抑制细菌DNA合成	静止期杀菌剂	左氧氟沙星、莫西沙星、奈诺沙星
利福霉素类	抑制细菌RNA合成	静止期杀菌剂	利福平、利福布丁、利福喷丁

药物种类	抗菌机制	抗菌活性	代表药物与品种
硝基咪唑类	抑制细菌DNA合成	静止期杀菌剂	甲硝唑、替硝唑、奥硝唑
磺胺类	抑制叶酸、DNA合成	静止期抑菌剂	磺胺嘧啶复方新诺明
多黏菌素类	损害细胞膜	慢效杀菌剂	多黏菌素E、多菌素B
环酯肽类	损害细胞膜	快效杀菌剂	达托霉素

（三）抗菌药物 PK/PD 分类

见表 3-7。

表 3-7　抗菌药物 PK/PD 分类

分类	特点	评估指标	主要药物
时间依赖性（短 PAE）	抗菌效应与临床疗效主要与抗菌药物和细菌接触时间密切相关，当血药浓度高于 MIC 的 4～5 倍以上时，杀菌效能几乎达到饱和	T＞MIC	青霉素类、头孢菌素类、氨曲南、林可霉素类、噁唑烷酮类、部分大环内酯类
时间依赖性（长 PAE）	该类药物虽然为时间依赖性，但由于 PAE 或 $T_{1/2}$ 较长使其抗菌作用持续时间延长	ACU/MIC	四环素类、糖肽类、替加环素、利奈唑胺、阿奇霉素、克拉霉素、唑类抗真菌药
浓度依赖性	杀菌作用和临床疗效取决于 Cmax，而与作用时间关系不密切，即血药浓度越高，清除致病菌的作用越迅速、越强	Cmax/MIC、AUC/MIC	氨基糖苷类、喹诺酮类、达托霉素、多黏菌素、硝基咪唑类、酮内酯类

注：AUC/MIC（AUIC）：指在血药浓度时间曲线图中最低抑菌浓度（MIC）以上的曲线下面积（AUC）部分。

Cmax/MIC：抗菌药物血药峰浓度（Cmax）与 MIC 的比值。

T＞MIC：表示在给药后，血药浓度大于 MIC 的持续时间。

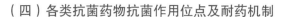

（四）各类抗菌药物抗菌作用位点及耐药机制

1. 各类抗菌药物作用位点　见表 3-8。

表 3-8　各类抗生素的作用机制和作用靶点

作用机制	抗生素	作用靶点
抑制细菌细胞壁肽聚糖生物合成	β- 内酰胺类	抑制黏肽合成酶（PBPs）
	糖肽类	与 D- 丙氨酰 -D- 丙氨酸结合，抑制转糖基和转肽反应
	磷霉素类	与肽聚糖生物合成中的 UDP-N- 乙酰葡糖胺丙酮酰转移酶结合，阻断 UDP-N- 乙酰葡糖胺向 UDP-N- 乙酰胞壁酸的转化
抑制 DNA 生物合成	磺胺类	抑制细菌二氢叶酸合成酶
	甲氧苄啶、甲氨蝶呤	抑制细菌二氢叶酸还原酶
	丝裂霉素 C	抑制 DNA 复制时的双链打开
	博来霉素	与 DNA 结合，切断 DNA 的一条链
	喹诺酮类	抑制细菌 DNA 促旋酶（拓扑异构酶）
抑制 RNA 生物合成	放线菌素 D	抑制细菌 DNA 依赖性 RNA 聚合酶
	利福平	抑制细菌 DNA 依赖性 RNA 聚合酶
抑制蛋白质生物合成	氨基糖苷类	与核糖体 30S 亚基和 50S 亚基结合，抑制肽酰 -tRNA 转位
	四环素类	与 30S 亚基结合，抑制氨基脂酰基 -tRNA 与 mRNA 密码子依赖性核糖体 A 位结合
	氯霉素、克林霉素、大环内酯类	作用于 50S 亚基中的 23S 核蛋白体 RNA（rRNA），抑制肽酰基转移酶

续表

作用机制	抗生素	作用靶点
破坏微生物细胞质膜功能	多烯类	与组成真菌细胞膜的麦角固醇结合，破坏膜的功能
	唑类抗真菌药	抑制真菌羊毛固醇脱甲基酶（细胞色素 P450），阻断麦角固醇合成
	多黏菌素 B	类似阳离子洗涤剂的作用，破坏细菌细胞膜的磷脂结构

2. 耐药性的机理

（1）产生灭活酶。

（2）改变细菌胞浆膜通透性。

（3）细菌体内靶位结构的改变。

（4）其他：细菌对磺胺类的耐药，可由对药物具拮抗作用的对氨基苯甲酸（PABA）的产生增多所致，也可能通过改变对代谢物的需要等途径。

（五）临床常见耐药菌检出情况

1. 碳青霉烯类耐药铜绿假单胞菌略有下降后攀升，检出率高达 23.2%。碳青霉烯耐药不动杆菌逐年升高，检出率在 70% 左右。

2. 三代头孢耐药的大肠埃希菌和克雷伯菌属检出率始终呈现高态势。碳青霉烯类耐药克雷伯菌呈持续上升趋势，达 23.1%。

3. 我国耐甲氧西林金黄色葡萄球菌（MRSA）近 5 年呈现缓慢下降趋势，检出率在 30%。

（六）抗菌药物天然耐药

1. 肠杆菌科细菌　耐青霉素 G、糖肽类、夫西地酸、大环内酯类、利福平、利奈唑胺。

2. 非发酵革兰阴性菌 天然耐药同肠杆菌科细菌，还对头孢唑林、头孢西丁、头孢孟多、头孢呋辛天然耐药。

3. 嗜麦芽窄食单胞菌 耐青霉素类、大部分头孢菌素类、碳青霉烯类。

4. 产单核李斯特菌 耐头孢菌素类。

5. 金黄色葡萄球菌 耐氨曲南、多黏菌素、萘啶酸。

6. 鹑鸡/铅黄肠球菌 耐万古霉素。

二、诊断与鉴别诊断要点

感染的正确诊断和评估是感染治疗的首要前提。

（一）感染的诊断

应基于病史、症状、体征、生物标志物、影像学表现等综合分析，支持感染的证据越多，诊断感染的可靠性也就越大。由于发病场所、宿主因素、感染部位、病原微生物的不同，感染的表现千差万别，不能仅根据患者的发热、白细胞计数升高、降钙素原（PCT）升高而诊断感染。即便如此，当抗感染治疗效果不理想时，仍要怀疑感染的诊断是不是正确的，而不是简单地更换抗菌药物治疗方案。此外，还应强调：①重视病史和查体，而非过于依赖检验和影像学。绝大多数（56%～94%）感染的诊断可基于病史做出，通过仔细的体格检查又可进一步增加4%～17%的合理诊断率，而仅14%的诊断必须依据其他辅助检查手段。②感染的初步诊断应包括感染部位，应当避免仅诊断感染而没有明确感染部位。若感染部位难以确定，则需要尽可能地完善相关检查加以明确。对于血流感染，也要尽量明确血流感染的细菌来源和可能发生播散性感染的部位。

（二）细菌感染诊断与治疗的临床思维

1. 是否是感染?
2. 感染部位?（皮肤软组织、呼吸道、腹腔、泌尿道、血流等?）
3. 哪种病原菌感染?（金葡菌? 大肠? 肺克? 铜绿? 鲍曼?）
4. 是否是耐药革兰阴性菌?（ESBLsAmpC、CRE、CRPA、CRAB?）
5. 病情严重程度?（合并脓毒症、感染性休克、多器官功能障碍?）

综合患者病情、病原菌种类及抗菌药物特点制订抗菌治疗方案
抗菌药种类、剂量、给药方式、疗程、是否联合
经验或目标

（三）病原学评估及规范病原微生物采集

病原微生物鉴定对于感染的诊断和治疗至关重要，鉴定方法包括传统的病原微生物培养和不断新增的免疫学检测技术。其中病原微生物培养过程中的采集、保存和送检对培养结果有明显影响。

三、急诊治疗要点

（一）抗菌药物临床应用

1. 预防性应用

（1）非手术患者：在某些细菌性感染的高危人群中，严重中性粒细胞缺乏，持续时间超过 7 天的高危患者和实体器官移植及造血干细胞移植的患者。

（2）围术期患者：根据手术切口类别、手术创伤程度、可能的污染细菌种类、手术持续时间、感染发生机会和后果严重程度、抗菌药物预防效果的循证医学证据等综合考虑。

（3）侵入性诊疗操作患者：准备进行诊疗操作患者的抗菌药物预防应用。

2. 目标治疗　确定了病原体，选用窄谱、低毒性的抗菌药物。

3. 经验治疗 因无法确定感染的微生物，推断可能的病原体，参考本地药敏监测结果，抗生素必须覆盖所有可能的微生物，常选用联合治疗或单一广谱抗菌药物。

急诊抗感染治疗应当基于 LESSS 原则［发病与治疗所处环境的细菌谱和耐药谱（location & environment，LE），病史和抗菌药物使用史（medical history，S），感染部位及常见病原菌（infection site，S），病情严重程度（severity，S）］，详细采集病史，充分考虑宿主、病原菌、抗菌药物的三角关系，尽量尽早正确地使用抗菌药物。此外，病原学的留取是合理与正确使用抗菌药物的重要基础，是经验性至目标抗菌药物治疗的必要条件。

（二）常见感染部位的经验性治疗

1. 社区获得性肺炎的经验性治疗 见表 3-9。

表 3-9 社区获得性肺炎的经验性治疗

不同人群	常见病原体	初始经验治疗的抗菌药物选择
青壮年、无基础疾病患者	肺炎链球菌、肺炎支原体、流感嗜血杆菌、肺炎衣原体等	阿莫西林；多西环素、米诺环素；第一代或第二代头孢菌素；呼吸喹诺酮类
老年人或有基础疾病患者	肺炎链球菌、流感嗜血杆菌、需氧 G⁻ 杆菌、金黄色葡萄球菌、卡他莫拉菌等	第二代头孢菌素（头孢呋辛、头孢丙烯、头孢克肟等）单用或联合大环内酯类；阿莫西林克拉维酸钾、氨苄西林舒巴坦钠单用或联合大环内酯类；呼吸喹诺酮类
需要入院治疗、但不必收住 ICU 的患者	肺炎链球菌、流感嗜血杆菌、混合感染（包括厌氧菌）、需氧 G⁻ 杆菌、金黄色葡萄球菌、肺炎支原体、肺炎衣原体	第二代头孢菌素单用或联合四环素类、大环内酯类静脉给药；静脉滴注呼吸喹诺酮类；阿莫西林克拉维酸钾、氨苄西林舒巴坦钠单用或联合四环素类、大环内酯类静脉给药；头孢噻肟、头孢曲松单用或联合四环素类、大环内酯类静脉给药

续表

不同人群		常见病原体	初始经验治疗的抗菌药物选择
需要入住ICU的患者	A组：无铜绿假单胞菌感染危险因素	肺炎链球菌、需氧G⁻杆菌、嗜肺军团菌、肺炎支原体、流感嗜血杆菌、金黄色葡萄球菌	头孢曲松或头孢噻肟联合大环内酯类或喹诺酮类静脉给药；静脉滴注呼吸喹诺酮类联合氨基糖苷类；阿莫西林克拉维酸钾、氨苄西林舒巴坦钠单用或联合大环内酯类或喹诺酮类静脉给药；厄他培南联合大环内酯类静脉给药
	B组：有铜绿假单胞菌感染危险因素	A组常见病原体＋铜绿假单胞菌	具有假单胞菌活性的β-内酰胺类抗菌药物（头孢他啶、头孢吡肟、哌拉西林他唑巴坦钠、亚胺培南、美罗培南等）联合大环内酯类或环丙沙星、左氧氟沙星静脉给药，必要时还可同时联合氨基糖苷类

2.慢性阻塞性肺疾病（COPD）急性加重期的经验性治疗　见表3-10。

表3-10　慢性阻塞性肺疾病急性加重期的经验治疗

不同人群	口服抗菌药	口服替代药	静脉抗菌药物
轻度COPD，无并发症	通常不需要。如需要：阿莫西林、多西环素	阿莫西林克拉维酸钾；第一、二代头孢菌素，大环内酯类，左氧氟沙星；莫西沙星	
中、重度COPD，无铜绿假单胞菌感染危险因素	阿莫西林克拉维酸钾	第二、三代头孢菌素；左氧氟沙星；莫西沙星	阿莫西林克拉维酸钾、头孢曲松、头孢噻肟、左氧氟沙星、莫西沙星

不同人群	口服抗菌药	口服替代药	静脉抗菌药物
中、重度 COPD，伴有铜绿假单胞菌感染危险因素	环丙沙星	左氧氟沙星	抗假单胞菌 β- 内酰胺类（头孢他啶、头孢吡肟、β- 内酰胺类 /β- 内酰胺酶抑制剂、碳青霉烯类）± 氨基糖苷类或环丙沙星、左氧氟沙星

3. 细菌性脑膜炎及脑脓肿的经验性治疗　见表 3-11。

表 3-11　细菌性脑膜炎及脑脓肿的经验性治疗

感染种类（临床诊断）	伴随情况	可能致病菌	抗菌药物	
			宜选药物	可选药物
化脓性脑膜炎	年龄＜1个月	B 组溶血性链球菌、大肠埃希菌、李斯特菌、肺炎克雷伯菌	氨苄西林 + 头孢曲松或头孢噻肟	氨苄西林 + 庆大霉素
	1 个月至 50 岁	肺炎链球菌、脑膜炎奈瑟菌、流感嗜血杆菌（少见）	头孢曲松或头孢噻肟	万古霉素 + 头孢曲松或头孢噻肟
	＞ 50 岁或酗酒或有严重基础疾病或细胞免疫缺陷者	肺炎链球菌、李斯特菌、需氧 G⁻ 杆菌	氨苄西林 + 头孢曲松或头孢噻肟 + 万古霉素	美罗培南 + 万古霉素

感染种类（临床诊断）	伴随情况	可能致病菌	抗菌药物	
			宜选药物	可选药物
	颅底骨折	肺炎链球菌、流感嗜血杆菌、A组溶血性链球菌	头孢噻肟或头孢曲松±万古霉素	万古霉素＋美罗培南
	神经外科手术后、脑外伤或耳蜗置入术后	肺炎链球菌、金黄色葡萄球菌、凝固酶阴性葡萄球菌、需氧G⁻杆菌（包括铜绿假单胞菌）	万古霉素＋头孢他啶或美罗培南	美罗培南＋万古霉素
	脑脊液分流	凝固酶阴性葡萄球菌（特别是表皮葡萄球菌）、金黄色葡萄球菌、需氧G⁻杆菌（包括铜绿假单胞菌）	万古霉素＋头孢吡肟或头孢他啶或美罗培南	
脑脓肿	继发于鼻窦炎、中耳炎、乳突炎等邻近组织感染	链球菌属、拟杆菌属、肠杆菌科细菌、金黄色葡萄球菌	头孢曲松或头孢噻肟＋甲硝唑	大剂量青霉素＋甲硝唑；脓肿＞2.5cm者考虑手术引流
	创伤或颅脑手术后	金黄色葡萄球菌、肠杆菌科细菌	苯唑西林或氯唑西林＋头孢曲松或头孢噻肟	万古霉素＋头孢曲松或头孢噻肟；美罗培南；脓肿＞2.5cm者考虑手术引流

4.腹腔感染的经验性治疗　见表 3-12。

表 3-12　腹腔感染的经验性治疗

严重程度	单一用药	联合用药方案	抗肠球菌治疗	抗真菌治疗	疗程
轻、中度社区获得性腹腔感染（CA-IAI）	莫西沙星 头孢哌酮-舒巴坦 厄他培南	头孢唑啉、头孢呋辛、头孢曲松、头孢噻肟、环丙沙星、左氧氟沙星联合硝基咪唑类药物	不需要覆盖肠球菌	氟康唑	感染源控制后的轻、中度CA-IAI抗菌疗程不应>4天
重度 CA-IAI	亚胺培南-西司他丁、美罗培南等碳青霉烯类药物	头孢吡肟、头孢他啶等三代头孢菌素联合咪唑类药物		推荐使用氟康唑或棘白菌素治疗腹腔念珠菌感染。由于两性霉素B的不良反应发生率更高，仅在其他抗真菌药物不适用的情况下才推荐用于腹腔念珠菌感染	7～10天
	哌拉西林-他唑巴坦		需要覆盖肠球菌	棘白菌素类	
医院获得性腹腔感染（HA-IAI）	亚胺培南-西司他丁、美罗培南等碳青霉烯类药物	头孢吡肟、头孢他啶等三代头孢菌素联合咪唑类药物			

135

续表

严重程度	单一用药	联合用药方案	抗肠球菌治疗	抗真菌治疗	疗程
对于 β- 内酰胺类药物过敏的 CA-IAI 患者	莫西沙星或环丙沙星联合硝基咪唑类药物				
中、重度有耐药危险因素或其他抗生素疗效不佳的情况下		含替加环素的联合用药方案（BPS）			

* 建议通过监测 PCT 等指标指导腹腔感染的抗感染疗程

第三节 坏死梭杆菌感染

一、疾病概述

（一）相关改变

1. 坏死梭杆菌（*f.necrophorum*）是一种专性厌氧革兰阴性杆菌，是口腔、胃肠道和女性泌尿生殖系统正常厌氧菌群的一部分。在一些病例中，观察到坏死梭杆菌感染与 EB 病毒血清学阳性的感染性单核细胞增多症之间存在关联。

2. 坏死梭杆菌主要在青少年和年轻人（15～30 岁）中引起咽扁桃体炎或咽炎，但随后累及颈内静脉引起血栓性静脉炎，并可能导致脓毒症和全身性脓毒症栓塞，可涉及不同的器官系统。坏死梭杆菌感染有两种重要的化脓性并发症，即膀胱周围脓肿和勒末埃（Lemierre）综合征（化脓性颈内静脉血栓性炎，化脓性栓塞，至少 80% 的 Lemierre 综合征病例是由坏死梭杆菌引起的）。

3. 由于这些并发症，我们建议对一些青少年和年轻人进行经验性治疗坏死梭杆菌。坏死梭杆菌被越来越多地认为是导致年轻人细菌性咽炎的病原体（婴幼儿，化脓性链球菌更常见）。在一所大学卫生诊所对 15～30 岁的咽炎患者进行的研究发现，20.5% 的咽炎患者通过聚合酶链反应对坏死梭杆菌呈阳性。

4. 坏死梭杆菌感染并不局限于 Lemierre 综合征。PubMed 的一篇 5 年（2018—2022 年）文献综述报道了肝脓肿、急性乳突炎脓肿、眼眶蜂窝织炎、扁桃体周围脓肿、盆腔血栓性静脉炎、盆腔炎、胸锁关节脓毒性关节炎和由该微生物引起的肺炎、心内膜炎等。

5. 继发于菌血症的关节感染的治疗策略包括延长抗生素疗程和密切的门诊随访，以监测治疗方案效果，并确定感染性心内膜炎的体征。

6. 坏死梭杆菌感染通常发生在没有潜在共病的年轻人群中，

而在 40 岁以上的患者中通常不存在。

7. 常规的喉咙等细菌培养将不能识别坏死梭杆菌，因为样本不适合厌氧培养。

8. Lemierre 综合征，是一种罕见的可能致命的机会性感染性综合征，其特征为口咽部感染引起的静脉化脓性血栓性静脉炎， 伴转移性脓肿及败血性栓塞。

Lemierre 综合征最早于 1936 年由 Lemierre 报道一组以厌氧菌败血症、颈内静脉化脓性血栓性静脉炎、转移性脓肿形成为特征的综合征而命名。

（二）Lemierre 综合征流行病学

1. Lemierre 综合征常见于 15 ～ 24 岁青少年，男性多于女性，男女比 2 ： 1。

2. 该病罕见，文献报道发病率为 0.6 ～ 14.4/100 万 / 年。

3. 坏死梭杆菌是 Lemierre 综合征最常见的病原体，但也可见于链球菌、类杆菌、消化链球菌和艾肯氏菌。

4. 感染诱因主要为头、颈部感染，常见于口咽感染（87.1%），如扁桃体咽喉炎，也见于牙源性感染、中耳炎、乳突炎、鼻窦炎或腮腺炎。

5. 发病机制：头颈部原发感染灶通过直接组织播散或通过淋巴系统、扁桃体静脉（进入舌静脉和咽静脉及颈内静脉）播散、蔓延、侵至颈内静脉，导致颈内静脉菌栓形成， 即化脓性血栓性静脉炎；随后菌栓通过静脉系统血行播散到全身其他部位， 并形成脓肿或栓塞。

6. 坏死梭杆菌已被证明在其表面组装并激活促凝和促炎接触系统，导致凝血内在途径的激活和缓激肽的释放，这反过来可能有利于血栓稳定，导致血管渗漏增加。坏死梭杆菌也与纤溶酶原结合，结合的纤溶酶原比未结合的纤溶酶原更容易被纤溶酶激活；此外，结合在表面的纤溶酶不被 α_2– 抗纤溶酶保护而失活。这可能导致通过细胞外组织和与内皮细胞黏附的侵袭增加。事实上，许多其他能够直接促进血栓形成的致病菌，如金黄色葡萄球菌，也可以激活纤溶酶原，突破组织屏障，更有效地传播和逃避先天免疫防御，支持了 Lemierre 综合征不是完全由坏死梭杆菌引起的概念。

7. 肺部是最常受累部位（占 85% ～ 97%），可以导致感染性血栓、肺脓肿、脓胸和胸腔积液，其次为关节、肌肉、软组织、肝、脾、肾和神经系统。

（三）临床表现

1. 原发性感染症状　持续高热、寒战、咽喉部肿胀、疼痛、压痛等；根据原发感染部位不同也可表现为鼻窦、乳突、腮腺区疼痛。

2. 转移性感染症状

（1）肺部：胸痛、咳嗽、呼吸困难、咯血少见，肺部捻发音。

（2）中枢神经系统：头痛。

（3）四肢关节：关节疼痛、活动受限、肌肉疼痛。

（4）腹部：腹痛、肝脾大、黄疸。

3. 辅助检查

（1）实验室检查：实验室检查缺乏特异性；红细胞沉降率增快；C 反应蛋白增高；血培养是重要的诊断指标：血液培养通常是阴性的，或者需要 7 天的细菌学实验室鉴定坏死梭杆菌，扁桃体培养也是如此。

（2）影像学检查：可显示颈部静脉血栓形成或脓毒性栓塞的征象，通常为怀疑 Lemierre 综合征提供了最初和唯一的线索。如胸部 CT 可显示脓毒性栓塞后的大叶实变和多发周围肺结节。

4. 原发性感染表现

（1）咽喉部：扁桃体肿胀、扁桃体脓肿、咽喉壁肿胀。

（2）乳突：急性中耳乳突炎（乳突积液积脓）。

（3）腮腺：腮腺炎（腮腺肿胀）、腮腺脓肿。

5. 化脓性静脉血栓炎 常见于颈静脉血栓炎，静脉壁增厚，静脉扩张，腔内充盈缺损。也可见其他部位静脉血栓炎，如肝静脉、盆腔静脉。

6. 转移性感染表现

（1）肺部：多发肺脓肿（肺结节或肺气囊，可伴有滋养血管征）、伴肺栓塞（楔形高密度影，外周性强化，中心呈栓塞低密度影）、肺炎、脓胸、脓气胸、包裹性积液、坏死性纵隔炎等。

（2）颅脑：脑脓肿、硬膜外积脓、静脉性脑梗死。

（3）四肢关节：化脓性关节炎、骨髓炎、软组织脓肿。

（4）实质脏器：肝脓肿、肾脓肿、脾脓肿、心内膜炎、心包炎。

二、诊断和鉴别诊断要点

（一）诊断

Lemierre 综合征最常见的特征是近期口咽感染史、颈部静脉血栓形成的临床或放射学证据及通常是厌氧病原体的分离；通常还有第四个特征，即远处转移栓塞的存在，与严重脓毒症和脓毒性休克无关，这提高了警报并指向诊断。颈静脉血栓形成可通过血源性扩散导致脓毒性栓塞。肺部受累，其次是脓毒性关节炎 / 骨髓炎，颈深间隙感染，肝、脾、肾和脑栓塞是影响远处器官最常见的表现。如果没有诊断和早期"中断"，这种远处细菌传播的现象会增加发病率和死亡率，并直接影响预后，传播血栓 – 炎症过程，导致多器官衰竭。

Sinave 标准（1989 年）：①口咽部原发感染；②菌血症；③感染性栓塞性颈内静脉炎的临床或影像学表现；④至少 1 处远处化脓灶。

（二）鉴别诊断

1. 结核 临床多表现为低热、盗汗，肺部表现为双肺上叶后段和下叶背段渗出、增殖、纤维化、钙化、空洞等病灶。

2. 转移 首先有原发恶性肿瘤病史，其次静脉癌栓一般有强化，而肺部转移灶则表现多样化。

三、急诊治疗要点

1. 使用适当的抗生素和抗凝药物联合治疗：抗生素方案包括甲硝唑与第三代头孢菌素联合使用，或甲硝唑和 β- 内酰胺类 /β-内酰胺酶抑制剂复方制剂联合使用。

尽管坏死梭杆菌在体外对许多抗生素敏感，但临床反应可能比这种敏感性所表明的要慢得多。无论感染焦点如何，坏死梭杆菌感染通常是多微生物的，可能是由 β- 内酰胺酶产生菌株引起的（多达 15% 的梭杆菌感染可能由于 β 乙酰胺酶的产生而对青霉素产生耐药性）。甲硝唑对患者似乎有效。曾报道 9 例坏死性心内膜炎患者中有 4 例使用甲硝唑。Kuppalli 等报道甲硝唑具有良好的组织穿透性，头孢曲松与甲硝唑联合可成功治疗坏死梭杆菌感染。

文献报道，坏死梭杆菌对氨基糖苷类抗生素耐药，对大环内酯类药物有耐药性。

2. 脓肿手术引流。

3. 脓毒性血栓性静脉炎抗凝治疗：在决定药物和最佳给药时，医师应仔细考虑药代动力学、患者个体特征、疾病严重程度、出血风险和新的血栓栓塞并发症的个体风险。如在中度肾损害患者中，低分子量肝素（LMWH）优于磺达肝癸钠，因为其半衰期较短，肾脏清除率较低。急性期，在严重肾功能不全和脓毒症的治疗中，可考虑肝素，因为病情可能进展为严重脓毒症和脓毒性休克。黏膜病变或炎症、恶心和呕吐可能减少口服抗凝剂的摄入，同时伴随或随后的胃肠道紊乱（如腹泻）可能影响药物吸收。

临床有改善的患者可转向口服抗凝，根据主要临床指南推荐，口服抗凝可持续到 3 个月。对于反应不佳（即血栓溶解）、抗生素治疗后仍有症状或感染过程未完全解决的患者，应考虑较长时间的维生素 K 拮抗剂或新型直接口服抗凝剂治疗。

4. 感染源分析：口咽感染史，特别是以前健康的年轻人或儿童，在静脉治疗 24 小时内对"常规"抗生素无反应，应提醒临床医师采取多学科团队的方法。如果存在 Lemierre 综合征的任何诊断特征，早期手术治疗，以及针对厌氧菌的积极静脉注射抗生素似乎是合理的治疗选择。对于合并严重脓毒症和脓毒性休克，预后在很大程度上取决于及时的初始治疗，理想情况下应在患者出现脓毒症和脓毒性休克后 6 小时内完成，以减少不良结局。

5. 预后：早发现，早诊断、早期开展可覆盖厌氧菌的抗感染治疗能显著改善预后。文献报道：抗生素问世前，死亡率高达90%；抗生素应用后，死亡率下降至 9%，老年人最高为 26%。

第四节　破伤风

一、疾病概述

（一）定义
破伤风是一种由破伤风梭菌产生的毒素引起的疾病。其主要影响神经系统，导致肌肉痉挛和强直。

（二）机制
破伤风梭菌在缺氧环境下生长，产生一种神经毒素（破伤风毒素），该毒素通过阻断神经冲动的传递，引起肌肉痉挛和强直。

（三）病因
破伤风梭菌通常通过深部穿入伤口进入人体，如钉或木刺伤、开放性骨折、静脉吸毒等。

（四）严重程度
破伤风临床表现的严重程度和发生频率因人而异，取决于到达中枢神经系统的破伤风毒素量。症状和体征可能在疾病发作后进展长达 2 周。严重程度与疾病的潜伏期和症状发作到出现痉挛的间隔时间有关，间隔时间越长，临床表现就越轻。有深部穿入伤的患者疾病更严重。

（五）疾病持续时间

破伤风毒素所致影响持久，因为恢复需要生长出新的轴突神经末梢。临床上破伤风的持续时间通常为 4 ～ 6 周。

（六）预后

资源有限国家非新生儿破伤风的病死率为 5% ～ 50%，而有条件给予现代支持治疗时，大多数破伤风患者可恢复。成人生存者的远期功能结局可能受损，尤其是老年人。潜伏期较短的患者，病情严重程度和死亡率较高。

二、诊断和鉴别诊断要点

（一）临床表现

1. 潜伏期　约 8 天，一般 3 ～ 21 天。

2. 全身性破伤风　全身性破伤风患者的特征为骨骼肌强直性收缩和间歇性剧烈的肌肉痉挛。因为破伤风患者的意识和知觉并未受损，所以强直性收缩和痉挛都会让患者感到剧烈疼痛。噪声或其他感觉刺激（如身体接触、光照）可触发破伤风性痉挛。强直性和周期性痉挛性肌肉收缩导致了破伤风的大多数典型临床表现，如颈僵硬，角弓反张，痉笑（苦笑面容），板状腹，因胸部肌肉钳样收缩和（或）声门或咽肌收缩可分别导致周期性呼吸暂停和（或）上气道梗阻，吞咽困难。

3. 局部破伤风　表现为单个肢体或身体局部的强直性和痉挛性肌肉收缩。局部破伤风往往会进展为全身性破伤风，但不一定。局部破伤风可能难以诊断，如早期破伤风患者偶尔会发生类似外科急腹症的板状腹。

4. **头部破伤风** 头 / 颈部受伤的患者可能出现头部破伤风，早期仅累及脑神经。与其他类型局部破伤风一样，头部破伤风患者通常随后会发展为全身性破伤风。在出现全身性破伤风的典型特征前，头部破伤风患者可能出现具有迷惑性的临床表现，包括吞咽困难、牙关紧闭和局灶性脑神经病，可能被误诊为脑卒中。面神经在头部破伤风中最常受累，但脑神经Ⅵ、Ⅲ、Ⅳ和Ⅻ也可能单独受累或联合受累。

（二）诊断

破伤风的诊断主要基于临床表现，实验室检查主要用于鉴别诊断。

若患者有破伤风易感损伤史且既往破伤风免疫接种不足，则尤其应怀疑破伤风。

（三）鉴别诊断

1. **药物诱导性肌张力障碍** 药物诱导性肌张力障碍通常导致明显的眼球偏斜和头颈部扭转动作，在痉挛发作间期无强直性肌肉收缩；而破伤风不会造成眼球偏斜，并且在痉挛发作间期有特征性的肌肉强直性收缩。给予抗胆碱能药物（如阿托品）通常会立刻逆转药物诱导性肌张力障碍的痉挛，而对破伤风患者无效。

2. **口腔感染** 偶尔可能会与头部破伤风相混淆。但经过初步评估和（或）一段时间观察后，口腔感染存在明显牙脓肿且没有疾病进展或并发痉挛，通常很容易与破伤风相区分。

3. **士的宁中毒** 类似破伤风的临床综合征，可通过血液、尿液和组织士的宁检测鉴别。

4. **神经阻滞剂恶性综合征** 可表现出自主神经不稳定和肌肉强直的突出症状。然而，该病存在发热、神志改变及近期用过易导致该并发症的药物，通常能相对容易地与破伤风相区分。

5. **僵人综合征** 是一种罕见的以重度肌肉强直为特征的神经系统障碍。自主运动或听觉、触觉或情感刺激可能诱发躯干与肢

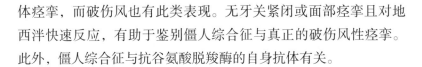

体痉挛，而破伤风也有此类表现。无牙关紧闭或面部痉挛且对地西泮快速反应，有助于鉴别僵人综合征与真正的破伤风性痉挛。此外，僵人综合征与抗谷氨酸脱羧酶的自身抗体有关。

三、急诊治疗要点

（一）治疗要点

1. 阻止毒素产生　伤口清创，抗生素治疗。

在条件允许的情况下，所有非新生儿破伤风患者均应行伤口清创以清除伤口内的破伤风梭状芽胞杆菌和坏死组织。对于已结痂的伤口可清除结痂，必要时扩大创面及深度。伤口使用 3% 过氧化氢溶液和生理盐水反复交替冲洗后，视情况予以旷置或充分引流。

目前普遍推荐抗生素治疗，但其在破伤风治疗中发挥的作用可能相对较小。除非充分清创，否则适当的抗生素治疗可能无法根除破伤风梭菌。

抗感染药物首选甲硝唑 500mg q6h 或 q8h，口服或静脉给药。青霉素是备选药物，皮试阴性后，200 万～ 400 万 U，q4h 或 q6h 静脉给药，也可与甲硝唑联合使用，疗程建议为 7 ～ 10 天。若怀疑混合感染，则可采用第一、二或三代头孢菌素类药物，如头孢唑啉（每次 1 ～ 2g，静脉给药，每 8 小时 1 次）、头孢呋辛（一次 2g，静脉给药，每 6 小时 1 次）或头孢曲松（每次 1 ～ 2g，静脉给药，每 24 小时 1 次）。

2. 中和未结合毒素　尽快使用人破伤风免疫球蛋白或破伤风抗毒素，用部分剂量浸润伤口周围。

人破伤风免疫球蛋白是首选制剂。诊断为非新生儿破伤风后，应尽快一次性使用破伤风免疫球蛋白臀部及其他大块肌肉处多点肌内注射，推荐剂量为 3000 ～ 6000U。

破伤风抗毒素可于皮试阴性后，以 10 000 ～ 60 000U 一次性多点肌内注射或者以 100ml 0.9% 氯化钠稀释缓慢输注，时间不低于 15 分钟，以后视病情决定注射剂量与间隔时间，因不能使与神经细胞结合的毒素失活，且可能导致过敏反应及血清病，不建议盲目加大剂量或持续应用。

3. **气道管理**　气管插管或气管切开术。初期可行气管插管，但因为可能需要长时间机械通气，往往需要早期行气管切开术，气管切开术便于更好地进行气管吸引并清除呼吸道黏液和分泌物。

4. **控制肌肉痉挛**　全身性肌肉痉挛可危及生命，因其可造成患者呼吸衰竭、导致误吸并诱发全身性耗竭。在预防痉挛的药物问世前，小心安置患者及控制病房内的光线或噪声来避免引发肌肉痉挛，是治疗破伤风患者的要点。

（1）苯二氮䓬类和其他镇静药：传统上采用苯二氮䓬类，通常可有效控制破伤风相关的强直和痉挛，同时也具有镇静作用。地西泮最常用，但其他苯二氮䓬类药物也同样有效。用于破伤风时，地西泮的成人常规起始剂量为 10 ~ 30mg、静脉给药，按需每 1 ~ 4 小时重复给药。当使用大剂量静脉用地西泮时，其中的赋形剂丙二醇可能导致高渗状态和阴离子间隙增高型代谢性（乳酸）酸中毒。这些异常通常伴有急性肾损伤，可进展为多系统器官衰竭。需要使用大剂量苯二氮䓬类药物时，为避免上述问题，可持续静脉输注咪达唑仑，因其不含丙二醇。破伤风患者通常可耐受苯二氮䓬类的镇静效应，在使用可镇静或麻醉其他患者的剂量后可能仍然保持清醒和警觉。输注丙泊酚也可能控制痉挛和强直，长时间使用该药可导致乳酸酸中毒、高甘油三酯血症和胰腺功能障碍。

（2）神经肌肉阻滞剂：若单独使用镇静药的效果欠佳，可使用神经肌肉阻滞剂。选择何种药物取决于药物供应情况。首选维库溴铵或其他心血管惰性的神经肌肉阻滞剂。传统上使用长效药物泮库溴铵，但由于其抑制儿茶酚胺再摄取，可能加剧自主神经不稳定。神经肌肉阻滞剂一般通过持续输注给药。监测用药患者对避免或识别并发症极为重要。

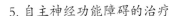

5. **自主神经功能障碍的治疗**

（1）吗啡：充分镇静是纠正自律性不稳定的首要前提。首选阿片类药物（如吗啡）。

硫酸吗啡（以每小时 0.5 ～ 1mg/kg 的速率持续静脉输注）常用于控制自主神经功能障碍和诱导镇静，换算为哌替啶为每小时 3.75 ～ 7.5mg/kg 的速率持续静脉输注。

（2）硫酸镁：是一种突触前神经肌肉阻滞剂，可阻滞神经释放儿茶酚胺，并减弱受体对儿茶酚胺的反应性，也有缓解肌肉痉挛的效果。输注硫酸镁，负荷剂量 40mg/kg，持续 30 分钟，随后体重＞ 45kg 的患者持续输注 2g/h 或体重 ≤ 45kg 的患者持续输注 1.5g/h。

（3）β受体阻滞剂：常用拉贝洛尔（0.25 ～ 1mg/min）治疗，因其具有 α 受体和 β 受体双重阻滞效应。应避免使用普奈洛尔单独阻滞 β 受体，因有猝死的报道。艾司洛尔为选择性 β$_1$ 受体阻滞剂，是否有并发症尚无报道。

（4）其他药物：据报道，其他有助于治疗各种自主神经症状的药物包括右美托咪定、阿托品、可乐定和硬膜外给予布比卡因。

6. **一般支持治疗** 严重破伤风患者在 ICU 内长时间制动很常见，其中许多患者接受机械通气并可能持续数周。这类患者易发生医院感染、褥疮、气管狭窄、胃肠道出血和血栓栓塞性疾病。破伤风患者的能量需求可能极高，所以必须早期给予营养支持，首选肠道喂养。可预防性给予硫糖铝或胃酸分泌抑制剂来防止应激性溃疡导致的胃食管出血。应早期给予肝素、低分子量肝素或其他抗凝剂来预防血栓栓塞。由于长时间肌萎缩和挛缩往往会导致破伤风患者失能，一旦痉挛停止，应尽快开始理疗。

（二）诊治流程

破伤风诊治流程见图 3-2。

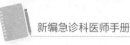
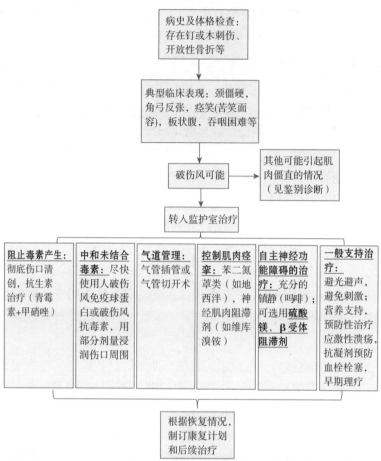

图 3-2　破伤风诊治流程

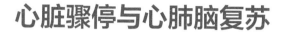

第四章

心脏骤停与心肺脑复苏

一、疾病概述

心脏骤停是指心脏射血功能的突然终止，大动脉搏动与心音消失，重要器官如脑严重缺血、缺氧，导致生命终止。心肺复苏（CPR）是针对心脏骤停而采取的尽快建立有效循环和提高心输出量的一系列措施。

二、诊断和鉴别诊断要点

（一）病因

1. 6H

（1）缺氧（hypoxia）：包括气道梗阻、通气换气障碍、机械性呼吸问题。

（2）低钾（hypokalemia）：血钾低于 3.5mmol/L 定义为低钾，低于 2.7mmol/L 开始出现心电图改变（T 波低平出现 U 波）。高钾（hyperkalemia）：血钾高于 5.0mmol/L 定义为高钾，T 波高耸；高于 6.5mmol/L，T 波低平、QRS 波增宽。

（3）低温（hypothermia）：指体温低于 35℃，若低于 30℃则出现心排血量下降、CPR 及除颤失败。

（4）低血容量（hypovolemia）：大量腹泻、呕吐、创伤失血、烧伤、休克、脓毒症。

（5）酸中毒（hydrogenion）：pH < 7.35，分呼吸性、代谢性

酸中毒。

（6）低血糖（hypoglycemia）：正常空腹静脉血糖是 3.9～6.0mmol/L，空腹静脉血糖＜2.8mmol/L 时被称为低血糖，糖尿病患者低血糖时血糖≤3.9mmol/L。

2.5T

（1）中毒（Toxins）：注意现场是否留有线索，某些药物可致 QT 间期延长引发尖端扭转型室性心动过速。

（2）心脏压塞（tamponade）：心脏超声见心包内游离液。

（3）肺栓塞（thrombosis-pulmonary）：大的肺栓塞可致心脏骤停。

（4）冠脉血管栓塞（thrombosis-coronary）：冠状动脉栓塞。

（5）气胸（pneumothorax）：气管移位，纵隔偏离患侧，肺压缩。

（二）分类

1. 心室颤动　是指心室发生无序的激动，致使心室规律有序的激动和舒缩功能消失，其均为功能性的心脏骤停。心电图见图 4-1。

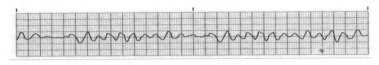

图 4-1　心室颤动心电图

2. 无脉电活动　心脏只有电活动，而没有机械活动。心电图见图 4-2。

3. 心室停搏　是指房室交接区停搏合并室性停搏。此时心房有收缩，两心室的机械性收缩全部停止，心室静止时间通常为 2.7 秒以上。心电图见图 4-3。

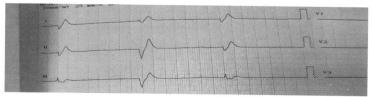

图 4-2　无脉电活动心电图

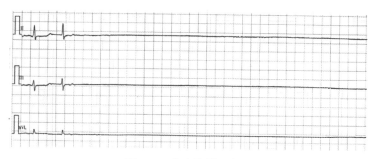

图 4-3　心室停搏心电图

（三）临床分期

1. 前驱期　猝死前数天至数月可出现胸闷、气促、疲乏、心悸、头晕等。

2. 终末事件期　严重胸痛、急性呼吸困难。

3. 心脏骤停　三大消失：大动脉搏动消失（颈动脉、股动脉）；心音消失；意识丧失。颈动脉消失为早期诊断心脏骤停的金标准。听诊心音消失为诊断心脏骤停的银标准。心脏骤停时最常见的心电图表现是心室颤动。

4. 生物学死亡　心脏骤停后 4～6 分钟内发生不可逆脑死亡，随后数分钟过渡到生物学死亡。心源性猝死抢救的最佳时间是黄金 4 分钟。突然发生心脏骤停后的 3～4 秒会出现头晕、黑朦；10～20 秒意识丧失；30～60 秒呼吸停止；4～6 分钟，脑细胞发生不可逆损伤；如果大于 10 分钟，脑死亡的概率比较大（黄金 4 分钟，白金 10 分钟）。

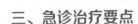

三、急诊治疗要点

1. 基础生命支持　心脏骤停抢救成功的关键是尽早进行心肺复苏，见图 4-4。

（1）识别心脏骤停：快速检查患者反应和呼吸。如果患者无反应，且没有呼吸或不能正常呼吸，即启动紧急医疗服务系统（EMS），通知其他在场人员，然后检查颈动脉搏动，如果 10 秒内没有触摸到脉搏或不能明确，即视为心脏骤停，立即开始心肺复苏（CPR）。其他人员寻找并准备除颤器，连接心电监护，给氧。

（2）初级心肺复苏方案：成人 CPR 的顺序为 C-A-B，即：胸外按压（chest compression，C）→开放气道（airway，A）→人工呼吸（breath，B）。胸外按压是心肺复苏的核心，是保证大脑等重要脏器灌注的主要手段，其提供冠脉血流灌注是心脏恢复跳动的前提。由胸外按压开始心肺复苏有利于尽早启动 CPR，缩短缺血时间。

C——胸外按压：复苏者将一只手的掌根放于患者两乳头连线中点的胸骨上，另一只手平行重叠压在其手背上，手指交叉紧握、离开患者胸壁；复苏者肘关节伸直，双肩位于患者正上方，腰部挺直，以髋部为轴，利用上半身的力量，垂直按压患者胸骨下段。

高质量的胸外按压（图 4-5）包括：①按压速率至少 100 次 / 分，胸骨下陷深度至少 5cm。患者仰卧在硬质平面上方能保证按压效果。②保证每次按压后胸廓完全回弹，按压时间和回弹时间比约 1 ：1。③尽量将中断胸外按压的时间和次数最小化，除了置入必要的高级通气道之外，按压中断的时间限制在 10 秒以内。④避免过度通气影响回心血流和按压效果。

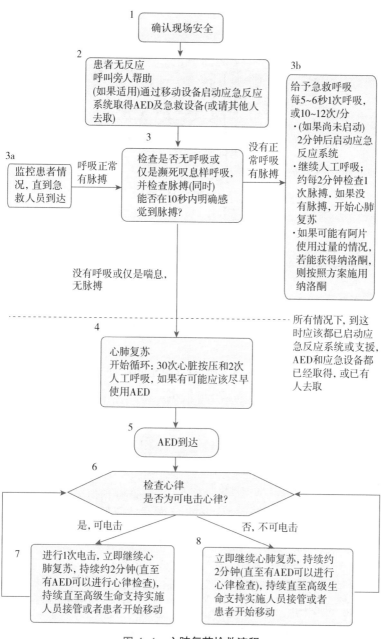

1 确认现场安全

2 患者无反应
呼叫旁人帮助
(如果适用)通过移动设备启动应急反应
系统取得AED及急救设备(或请其他人
去取)

3a 监控患者情况,直到急救人员到达

呼吸正常
有脉搏

3 检查是否无呼吸或
仅是濒死叹息样呼吸,
并检查脉搏(同时)
能否在10秒内明确感
觉到脉搏?

没有正
常呼吸
有脉搏

3b 给予急救呼吸
每5~6秒1次呼吸,
或10~12次/分
·(如果尚未启动)
2分钟后启动应急
反应系统
·继续人工呼吸;
约每2分钟检查1
次脉搏,如果没
有脉搏,开始心肺
复苏
·如果可能有阿片
使用过量的情况,
若能获得纳洛酮,
则按照方案施用
纳洛酮

没有呼吸或仅是喘息,
无脉搏

4 心肺复苏
开始循环:30次心脏按压和2次
人工呼吸,如果有可能应该尽早
使用AED

所有情况下,到这
时应该都已启动应
急反应系统或支持,
AED和应急设备都
已经取得,或已有
人去取

5 AED到达

6 检查心律
是否为可电击心律?

是,可电击

否,不可电击

7 进行1次电击,立即继续心
肺复苏,持续约2分钟(直至
有AED可以进行心律检查),
持续直至高级生命支持实施
人员接管或者患者开始移动

8 立即继续心肺复苏,持续约
2分钟(直至AED可以进行
心律检查),持续直至高级生
命支持实施人员接管或者
患者开始移动

图4-4　心肺复苏抢救流程

153

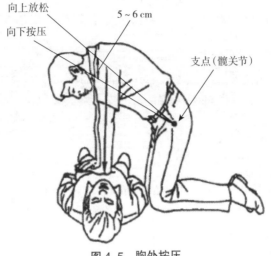

图 4-5　胸外按压

双人和双人以上心肺复苏时，应在 5 个按压 – 通气周期（约 2 分钟）后更换胸外按压者，更换应在 5 秒内完成。不建议使用机械心肺复苏装置。

A——开放气道： 胸外按压 30 次后通过"仰头提颏法"或"推举下颌法"（头颈部外伤）开放气道。放置口咽通气道或鼻咽通气道更有利于气道通畅。

B——人工呼吸： 开放气道后连续给予 2 次人工通气。保证有效通气（可见胸廓起伏），潮气量 500 ～ 600ml（6 ～ 7ml/kg）；每次通气时间超过 1 秒，缓慢而有节律，避免因紧张造成过度通气。

在无任何通气设备时，口对口（鼻）人工呼吸是徒手进行人工呼吸最为简单有效的方法。其他方法还有口对通气防护装置呼吸、口对气管插管、口对气管切开套管呼吸等。

开放气道同时扣紧面罩，关闭球囊上的压力释放阀，避免漏气。单人通气时使用"EC 手法"；对于气道开放困难、肺顺应性差、面罩密封困难的患者需要更加有效的双人通气，一人开放气道并固定面罩，另一人挤压球囊。成人球囊容量为 1 ～ 2L，CPR 时每次挤压的容量在 1L 的球囊为 1/2 ～ 2/3，在 2L 的球囊为 1/3。

如果没有人工气道，通气时暂停胸外按压，按压－通气比率为 30 ∶ 2。

2. 高级心肺复苏

（1）通气与供氧：在 CPR 过程中，若无法保证气道通畅且无可靠的自主呼吸，应尽快气管插管。当完成插管建立高级气道后可不再间断心外按压，通气速率简化为每 6 秒 1 次（每分钟 10 次呼吸），行简易呼吸器或呼吸机辅助呼吸（通气量 6 ～ 7ml/kg）。建立高级气道（气管插管、喉罩等声门上通气道）后通气时胸部按压不需要暂停，成人通气频率为 8 ～ 10 次 / 分，即每 6 ～ 8 秒给予 1 次呼吸。对于自主循环存在、没有正常呼吸的成人患者，按 10 ～ 12 次 / 分，即每 5 ～ 6 秒给予 1 次人工呼吸。尽量使用纯氧通气。简易呼吸器应带有贮氧装置（袋 / 管），氧气流量至少 10 ～ 12L/min，吸入氧浓度应在 40% 以上。通气时环状软骨加压不作为常规。

（2）早期电除颤：①如采用双相波电除颤首次能量选择可根据除颤仪的品牌或型号推荐，一般为双相 120J 或 150J，第二次及后续的除颤能量应相当，而且可考虑提高能量。②首次电复律不成功时，应持续 2 分钟 CPR（约 5 个循环周期），然后重新评估心律，若仍为可除颤心律则再次电复律。上述过程进行同时应建立较大的外周静脉通道（如肘正中静脉），若第 2 次除颤不成功，CPR 同时应静脉注射肾上腺素 1mg，推注后再次除颤。以后可间隔 3 ～ 5 分钟多次重复使用，每次 1mg。当推注 1 ～ 2 次并除颤后仍无效时，可静脉迅速推注胺碘酮 300mg（或 5mg/kg），以提高再次电复律的成功率。胺碘酮可重复使用 1 次，第 2 剂 150mg（或 2.5mg/kg）静脉推注，若电复律仍无效，则不再使用。③若监测显示为不可除颤心律（如心脏停搏或电机械分离），建议持续 CPR，并尽早给予肾上腺素静脉推注。

（3）药物治疗：①确立心脏骤停诊断后，应立即开始初级心肺复苏。肾上腺素是 CPR 的首选药，目前心肺复苏首选给药途径是 1mg 静脉给药。②当心室颤动 / 无脉性室性心动过速对肾上腺素无反应时，可给胺碘酮 300mg 静脉注射，次选利多卡因 100mg 静脉注射。③长 QT 间期尖端扭转型室性心动过速时考虑应用硫酸镁以 5% 葡萄糖注射液 10ml 稀释 15 ～ 20 分钟静脉推注。④在 CPR 患者中不推荐常规使用碳酸氢钠，建议有条件者在血气或碳酸氢盐浓度监测下使用，初始剂量 1mmol/kg，或在除颤、CPR、通气支持及肾上腺素注射 1 次以上后使用。

3. 综合的心脏复苏治疗　心脏骤停后的缺血再灌注损伤病理生理状态统一命名为心脏骤停后综合征（PCSA），并将其分成四个病理损伤过程：①心脏骤停后脑损伤；②心脏骤停后心肌功能障碍；③全身缺血 - 再灌注损伤；④持续致病性病因和诱因等。原则：循环功能稳定是一切复苏奏效的先决条件。

（1）原发疾病的治疗：所有心脏骤停患者，如果心电图显示 ST 段抬高心肌梗死，自主循环恢复后应立即进行冠脉造影和相应指征的 PCI 治疗。

（2）优化通气和氧合：调节氧流量。

（3）维持血流动力学稳定：纠正低血压，维持灌注。充分补液是纠正低血压第一步。一般控制中心静脉压在 8 ～ 12mmHg。充分补液后仍无法达到目标血压时可以选择应用去甲肾上腺素（用 5% 葡萄糖注射液或葡萄糖氯化钠注射液稀释后静脉滴注。成人常用量：开始以 8 ～ 12μg/min 速度滴注，调整滴速以达到血压升到理想水平；维持量为 2 ～ 4μg/min。必要时可按医嘱超越上述剂量，但需要注意保持或补足血容量。小儿常用量：开始按体重以每分钟 0.02 ～ 0.1μg/kg 速度滴注，按需要调节滴速）；多巴酚丁胺（成人常用量：将多巴酚丁胺加于 5% 葡萄糖注射液或 0.9% 氯化钠注射液中稀释后，以滴速每分钟 2.5 ～ 10μg/kg 给予，在每分

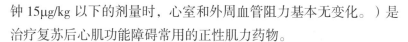

钟 15μg/kg 以下的剂量时，心室和外周血管阻力基本无变化。）是治疗复苏后心肌功能障碍常用的正性肌力药物。

（4）防止中枢神经系统损伤：脑复苏是心肺复苏最后成功的关键。

①亚低温治疗：33℃，并至少维持 24 小时；亚低温脑保护方法主要包括全身体表降温、血管内降温和局部降温等。a. 体表降温：常规使用冰袋、冰帽。b. 血管内降温：静脉输液法，方法为 30 分钟内静脉输注 4℃ 晶体液（等渗林格液，30ml/kg）。c. 体外循环法：建立体表血管通路（股动静脉建立循环），经体外循环机变温器或者体外膜肺氧合（ECMO）进行降温，该方法效果最显著。d. 血管内热交换法：将闭合的冷盐水循环管路置入静脉系统内进行降温。e. 局部降温：选择性头部降温应用于临床已很长时间。

②脱水：常用 20% 甘露醇，应用渗透性利尿药配合降温处理，以减轻脑组织水肿和降低颅压，有助于大脑功能恢复。通常选用 20% 甘露醇（1～2g）、25% 山梨醇（1～2g）或 30% 尿素（0.5～1g）快速静脉滴注（2～4 次/天）。联合使用呋塞米（首次 20～40mg，必要时增加至 100～200mg 静脉注射）、25% 白蛋白（20～40ml 静脉滴注）或地塞米松（5～10mg，每 6～12 小时静脉注射）有助于避免或减轻渗透性利尿导致的"反跳现象"。在脱水治疗时，应注意防止过度脱水，以免造成血容量不足，难以维持血压的稳定。

③防止抽搐：通过应用冬眠药物控制缺氧性脑损害引起的四肢抽搐及降温过程的寒战反应。但无须预防性应用抗惊厥药物。可选用二氢麦角碱 0.6mg、异丙嗪 50mg 稀释于 5% 葡萄糖注射液 100ml 内静脉滴注；亦可应用地西泮 10mg 静脉注射。

④高压氧：目的是增加溶解在机体组织中的氧含量。

⑤促进早期脑血流灌注：平均动脉压高于 65mmHg 可以增加大脑灌注。除非存在心肌顿抑及明确的心源性休克，平均动脉压

需要达 80mmHg 或者更高。但是脑灌注压过高可导致脑出血，加重脑水肿及再灌注损伤。

（5）纠正代谢紊乱。

4. 机械方法改善心功能　如果扩容、血管活性药和正性肌力药治疗仍不能恢复足够的器官灌注，可以考虑使用机械辅助循环装置。

5.ECMO 在心脏骤停患者中的应用　院内心脏骤停患者，常规 CPR 抢救持续 10 分钟仍未恢复自主循环，且无 ECMO 禁忌证时，立即启动 ECPR 辅助治疗。心脏骤停患者自主循环恢复后出现难治性 CS 状态时，建议尽早开始 ECMO 辅助治疗。

第五章

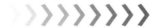

多发伤

一、疾病概述

（一）定义

多发伤是单一创伤因素造成 2 个或 2 个以上解剖部位损伤且至少 1 个部位的损伤威胁生命。它不是各部位创伤的简单叠加，而是伤情彼此掩盖、又互相作用的症候群。

（二）病因

1. 机械性的钝力　包括各种原因的撞击，如高空坠落、交通事故，水浪、气浪及挤压伤。

2. 利器伤　多为刀刺伤和锐器伤，战时多见枪弹伤和爆炸伤。

二、诊断和鉴别诊断要点

（一）临床表现及特点

临床表现与损伤的部位密切相关，如头部创伤主要表现为神志的变化，严重者可出现昏迷；面、颈部创伤可以引起气道阻塞，引发窒息；胸部创伤最常见的表现为肋骨骨折、血气胸和肺挫伤；腹部多发伤常见于实质性脏器破裂引起的内出血，以及空腔脏器破裂形成的腹膜炎等。除此以外，多发伤容易引起失血性休克或创伤性休克、严重低氧血症、心脏压塞、创伤性心肌炎、感染、MODS 等。多发伤的临床特点如下。

1. 伤情变化快，死亡率高　由于多发伤严重影响机体的生理

159

功能，此时机体处于全面应激状态，其数个部位创伤的相互影响很容易导致伤情迅速恶化，出现严重的病理生理紊乱而危及生命。多发伤的主要死亡原因大多是严重的颅脑外伤和胸部损伤。严重的多发伤可分为三个死亡高峰。

第一死亡高峰：出现在伤后数分钟内，为即时死亡。死亡原因主要为脑、脑干、高位脊髓的严重创伤或心脏主动脉等大血管撕裂，往往来不及抢救。

第二死亡高峰：出现在伤后 6～8 小时之内，这一时间称为抢救的"黄金时间"，死亡原因主要为脑内、硬膜下及硬膜外的血肿、血气胸、肝脾破裂、骨盆及股骨骨折及多发伤大出血。如迅速及时，抢救措施得当，大部分患者可免于死亡。这类患者是抢救的主要对象。

第三死亡高峰：出现在伤后数天或数周，死亡原因为严重感染或器官功能衰竭。无论在院前或院内抢救多发伤患者时，都必须注意预防第三个死亡高峰。

2. 伤情严重，休克率高　多发伤伤情严重、伤及多处、损伤范围大、出血多，故休克发生率高。休克总发生率约 50%，胸腹联合伤 67%。休克发生的主要原因为失血性休克，也不排除胸部损伤、心脏压塞、心肌挫伤、创伤性心肌梗死所导致的心源性休克。

3. 伤情复杂，容易漏诊　多发伤的共同特点是受伤部位多、伤情复杂、明显外伤和隐蔽性外伤同时存在、开放伤和闭合伤同时存在，而且大多数伤员不能述说伤情，加上各专科医师比较注重本专科的损伤情况、忽略他科诊断而造成漏诊。

4. 伤情复杂，处理矛盾　多发伤由于伤及多处，往往都需要手术治疗，但手术顺序上还存在矛盾。如果没有经验，就不知从何下手。此时医务人员要根据各个部位伤情、影响生命程度、累及脏器不同和组织深浅来决定手术部位的先后顺序，以免错过抢救时机。

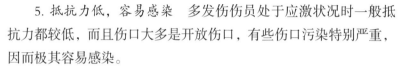

5. 抵抗力低，容易感染　多发伤伤员处于应激状况时一般抵抗力都较低，而且伤口大多是开放伤口，有些伤口污染特别严重，因而极其容易感染。

（二）辅助检查

1. 血液检查：血常规、肝肾功、电解质、凝血系列、血型、交叉配血、动脉血气、心肌酶谱等，与患者伤情严重程度成正比。

2. 影像学检查：心电图、超声、X线、CT等。

3. 造影检查：血管CTA或介入造影术，可及时发现血管及脏器损伤并治疗，挽救生命。

4. 腹腔、胸腔诊断性穿刺。

（三）初始ABC评估与处理

如图5-1。ABC评估中"A"表示气道（airway），"B"表示呼吸（breath），"C"表示循环（circulation），是医务人员在最初接诊多发伤患者时需要抓住的"主要矛盾"，并作出针对性处理以迅速稳定呼吸循环。这一阶段必须在5分钟内完成，为后续处理争取更多的时间。

如接诊患者处于心跳呼吸停止状态，立即启动心肺复苏直至自主心跳恢复。如心跳呼吸存在，则按照后续流程实施。

1. 气道　气道是否存在危及生命状况的判断指标，即有无导致气道梗阻或窒息的高危因素，包括：

（1）意识障碍导致的气道保护性反射丧失。

（2）气道内大量分泌物（血液、痰液、误吸物）积聚不能排出。

（3）气道及周围血管、组织创伤导致的血肿压迫、气道塌陷。只要存在其中任一因素，立即建立人工气道，首选的方法是经口气管插管。如存在经口插管困难、颌面部严重受损、张口困难等，选择气管切开。

2. 呼吸　危及生命的呼吸异常可表现为通气功能障碍和换气功能障碍，有一系列判断的指标，但在接诊初期没有时间进行全面判断，因此筛选的指标是经皮血氧饱和度（arterial oxygen saturation，SpO_2）。因为任何形式的呼吸异常，其严重阶段必然引起氧合功能的下降，表现为 SpO_2 降低。如果接诊患者 SpO_2 在 90% 以上，可先密切观察，低于 90% 则立即启动氧疗或机械通气。

3. 循环　多发伤导致的危及生命的循环异常，多是由于失血引起的低血容量性休克，会引起心率、血压、组织灌注等一系列指标的变化，初始接诊以血压作为判断循环异常的指标。如果接诊患者平均动脉压（mean arterial pressure，MAP）低于 65mmHg，则启动液体复苏，采取损伤控制性复苏中的容许性低血压管理策略，在活动性出血未控制前，维持动脉收缩压（systolic arterial pressure，SAP）80 ～ 100mmHg 即可。

在医师进行 ABC 评估的同时，护理需要在 5 分钟内完成：心电监护、静脉通路建立、颈托稳定颈椎（除非以影像学排除颈椎骨折）、骨盆带稳定骨盆（除非以影像学排除骨盆骨折）、留取血标本（血型交叉配血、血常规、凝血功能）和保温等事项。

（四）筛查和处理最危及生命的伤情

如图 5-1。在呼吸循环得到初步监测和处理后，立即进入伤情筛查和处理阶段。因多发伤伤情不止一处，所以必须在最短的时间内找出最危及生命的伤情并及时处置。在本阶段并不需要对伤情作出全面的筛查，避免耽误患者的最佳抢救时间。

多发伤患者受伤部位较多，最危及生命的伤情包括：张力性气胸、急性心脏压塞、尚未止住的活动性出血（头面、四肢血管破裂或断裂出血，胸腹腔活动性出血，骨盆不稳定骨折致血管破裂出血）、颅内压进行性升高的颅脑损伤等。需要在 15 分钟内完成上述伤情的筛查，并开始处理。

筛查的顺序从生命体征着手，包括呼吸、循环和意识状况的判断，并对伤情部位进行快速流程化诊断与处置。

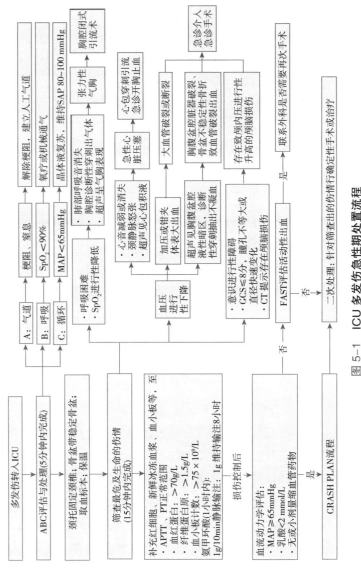

图 5-1 ICU 多发伤急性期处置流程

FAST，创伤超声重点评估

1. 呼吸　如果患者在建立人工气道，给予氧疗或机械通气后，仍存在呼吸困难、SpO_2 未出现提升甚至进行性下降，同时伴有血流动力学不稳定，应考虑存在张力性气胸的可能。立即床旁超声排查气胸征象；如无床旁超声，可听诊呼吸音是否消失，在呼吸音消失侧行胸腔诊断性穿刺，如抽出气体，即可诊断。明确诊断后立即行胸腔闭式引流术。

2. 循环　如进行液体复苏和缩血管药物应用后，血压仍呈进行性下降，即开始以下判断流程。

（1）听诊心音，如心音低钝甚至消失，同时伴有颈静脉怒张，考虑存在急性心脏压塞，立即行床旁超声排查急性心脏压塞征象；如存在心脏压塞，立即超声定位下行心包穿刺引流术。

（2）如患者存在体表即可发现的活动性出血，或入科时即有加压止血或钳夹血管止血处理，说明患者有大血管破裂甚至断裂，立即联系相关外科或介入科室行手术或介入止血治疗。

（3）超声筛查胸腹盆腔是否存在液性暗区，在存在液性暗区处行诊断性穿刺，如抽出不凝血，则考虑存在活动性出血，立即联系相关外科或介入科室行手术或介入止血治疗。

3. 意识　患者入科即进行意识判断和格拉斯哥昏迷评分（Glasgow coma scale，GCS），如患者 GCS ≤ 8 分或存在意识障碍进行性加重，瞳孔直径不等大或变化等表现，即考虑存在颅内压升高的颅脑损伤，结合脑 CT 表现联系神经外科进行减压处理；如入科无脑 CT，则应创造条件行脑 CT 检查。

床旁超声在伤情筛查中是必要和重要的，所以推荐所有多发伤患者在初始 ABC 评估流程结束后，立即行扩展床旁超声创伤快速评估流程（extended focused assessment with sonography for trauma，eFAST），可在 3 ～ 5 分钟内完成除颅脑评估外的所有最危及生命伤情的评估，具体流程如下。

（1）心脏探头：是否存在心包积液，排查急性心脏压塞。

（2）胸腹腔探头：探查左右侧胸腔是否存在气胸表现（胸膜滑动消失、平流层征、肺点）。

（3）胸腹腔探头：探查左右侧胸腔、右侧腹腔（肝肾间隙）、左侧腹腔（脾肾间隙）、盆腔耻骨上切面是否存在游离液性暗区，结合诊断性穿刺诊断闭合腔式活动性出血。

在手术干预时，此时目的就是止血或减压，因此需要行损伤控制性手术，即以最快的时间和最简单的方式解决最危急生命的伤情，不需要进行彻底的修复手术，术后在 ICU 治疗，待生命体征平稳后再择期行修复手术。如存在 2 个以上需要处理的最危及生命伤情时，可考虑同时进行，如重型颅脑外伤合并腹腔脏器活动性出血，此时需要多学科紧密协作。

（五）系统排查伤情

如图 5–1。在明确的止血性处置完成后，或患者生命体征暂时稳定处于保守性治疗阶段，即进行伤情的二次系统排查。此时的重点是：还有没有活动性出血和全面伤情评估，避免漏诊。

1. 评估是否还存在活动性出血　多发伤患者一旦损伤控制性手术完成，止血成功，血流动力学会快速恢复平稳，组织灌注改善，表现为 MAP $\geqslant$ 65mmHg、血乳酸 < 2mmol/L、不需要大剂量缩血管药物维持血压。如以上 3 点有任何一条不能达标，即可能仍存在尚未止住的活动性出血，需要再进行筛查。而此时的活动性出血多来自肉眼不可见的地方，如胸腹盆腔，因此，再次行 eFAST 排查非常必要。

2. 伤情系统排查　在患者最危及生命伤情解除，生命体征和组织灌注趋于平稳后，需要进行伤情的全面排查，避免伤情未被发现或漏诊。推荐采用 CRASHPLAN 流程进行评估［C = cardiac（心脏），R = respiratory（呼吸），A = abdomen（腹部），S = spina（脊柱），H = head（头部），P = pelvis（骨盆），L = limbs（四肢），A = artery（动脉），N = nerve（神经）］，在紧急情况下，可在几分钟内根据伤情，对呼吸、循环、消化、泌尿、脑、脊髓及四肢骨骼各系统进行必要的检查，然后按各部位伤情的轻重缓急安排抢救顺序。患者损伤严重度评分见表 5-1。

伤情评估完成后，需要进行二次处理，此时处理的目的则是尽可能进行功能修复。其中，重点关注脑、脊柱（脊髓）、骨盆、胸腹腔脏器、四肢（尤其早期因出血使用止血带或夹闭血管的肢体，关注其远端神经、肌肉状况）。如存在颅脑损伤加重和胸腹腔脏器破裂，需要优先处理；不稳定性骨盆骨折及早行外固定术；脊髓损伤患者需要评估是否进行急性期处理；挤压综合征和骨 – 筋膜室综合征需要及时手术减压。

3. 此时的容量管理和输血管理策略　在活动性出血已明确停止后，需要立即评估容量状态和容量反应性。因为患者活动性出血一旦停止，极易出现容量负荷过重的表现。如评估容量已充足，则应立即减慢输液速度，减少输液量；如评估容量仍未充足，则以晶体液为主进行复苏，但需要随时关注容量状况，一旦充足立即减慢输液速度。

此时患者无须再进行止血性复苏，是否需要补充血液成分根据监测指标决定。如患者血红蛋白达到 70g/L，血小板计数达到 50×10^9 /L，APTT、PT 正常范围，纤维蛋白原达到 1.5g/L，则不需要补充，如在此水平以下，按照需要可以补充红细胞、血小板、新鲜冰冻血浆和纤维蛋白原。

（六）创伤性失血性休克识别及诊断

1. 诊断要点　入院后即时采用"一看"（神志、面色、口唇和皮肤颜色、毛细血管充盈时间等），"二摸"（脉搏、肢端温度），"三测压"（血压、中心静脉压），"四尿量"（观察尿量）。

表 5-1 患者损伤严重度评分（ISS）表简明损伤评分（AIS）—85（I）

损伤部位	AIS 分级（分值）					
	轻度（1分）	中度（2分）	重度（3分）	严重（4分）	危重（5分）	目前无法救治（6分）
头颈部	①头部外伤后，头痛、头晕 ②颈椎损伤，无骨折	①意外事故致记忆丧失 ②嗜睡、木僵、迟钝，能被语言刺激唤醒 ③昏迷＜1小时 ④单纯颅顶骨折 ⑤甲状腺挫伤 ⑥臂丛神经损伤 ⑦颈椎棘突或横突骨折或移位 ⑧颈椎轻度压缩骨折（≤20%）	①昏迷1～6小时 ②昏迷＜1小时伴神经障碍 ③颅底骨折 ④粉碎、开放或凹陷性颅顶骨折，脑挫裂伤，蛛网膜下腔出血 ⑤颈动脉内膜撕裂，血栓形成 ⑥喉、咽挫伤 ⑦颈髓挫伤 ⑧颈椎椎板、椎弓根或关节突脱位或骨折 ⑨＞1个椎体的压缩骨折或前缘压缩＞20%	①昏迷1～6小时伴神经障碍 ②昏迷6～24小时 ③仅对疼痛刺激有恰当反应 ④颅骨骨折性凹陷＞2cm ⑤脑膜破裂或组织缺失 ⑥颅内血肿≤100ml ⑦颈髓不完全损伤 ⑧喉压轧伤 ⑨颈动脉内膜撕裂，血栓形成伴神经障碍	①昏迷伴有不适当的动作 ②昏迷＞24小时 ③脑干损伤 ④颅内血肿＞100ml ⑤颈4或以下颈髓完全损伤	①碾压骨折 ②脑干碾压撕裂 ③断头 ④颈3以上颈髓下轧伤、裂伤，裂断裂，有或完全断裂，有或无骨折

续表

损伤部位	AIS 分级（分值）					
	轻度（1分）	中度（2分）	重度（3分）	严重（4分）	危重（5分）	目前无法救治（6分）
面部	①角膜擦伤 ②舌浅表裂伤 ③鼻骨或颌骨骨折△ ④牙齿折断、撕裂或脱位	①颧骨、眶骨、下颌体或下颌关节突骨折 ②LeFort Ⅰ型骨折 ③巩膜、角膜裂伤	①视神经挫伤 ②LeFort Ⅱ型骨折	LeFort Ⅲ型骨折		

续表

损伤部位	AIS 分级（分值）					
	轻度（1分）	中度（2分）	重度（3分）	严重（4分）	危重（5分）	目前无法救治（6分）
胸部	①肋骨骨折▲ ②胸椎扭伤 ③胸壁挫伤 ④胸部挫伤	①2～3根肋骨骨折▲ ②胸骨骨折 ③胸椎脱位，棘突或横突骨折 ④胸椎轻度压缩骨折（≤20%）	①单叶肺挫伤，裂伤 ②单侧血胸或气胸 ③膈肌破裂 ④肋骨骨折≥4根 ⑤锁骨下动脉或无名动脉内膜裂伤，血栓形成 ⑥轻度吸入性损伤 ⑦胸椎脱位，椎板，弓根或关节突骨折 ⑧椎体压缩骨折＞1个椎体或高度＞20%	①多叶肺挫伤，裂伤 ②纵隔血肿或气肿 ③双侧血气胸 ④连枷胸 ⑤心肌挫伤 ⑥张力性气胸 ⑦血胸≥1000ml ⑧气管撕裂 ⑨主动脉内膜撕裂 ⑩锁骨下动脉或无名动脉重度裂伤 ⑪脊髓不完全损伤综合征	①重度主动脉裂伤 ②心脏裂伤 ③支气管、气管破裂 ④连枷胸，吸入烧伤需要机械通气 ⑤喉、气管分离 ⑥多叶肺撕裂伤伴张力性气胸，纵隔积气、积血或血胸＞1000ml ⑦脊髓裂伤或完全损伤	①主动脉完全离断 ②胸部广泛碾压

注：AIS=6为最大损伤，损伤严重度评分自动确定为75分；△粉碎，移位或开放性骨折时加1分；▲有血，气胸或纵隔血肿时加1分。

简明损伤评分（AIS）—85（Ⅱ）

损伤部位	AIS分级（分值）					
	轻度（1分）	中度（2分）	重度（3分）	严重（4分）	危重（5分）	目前无法救治（6分）
腹部	①擦伤、挫伤、浅表裂伤：阴囊、阴道、阴唇、会阴 ②腰扭伤 ③血尿	①挫伤、浅表裂伤：胃、肠系膜、小肠、膀胱、输尿管、尿道 ②轻度挫伤、裂伤：胃、肝、脾、胰 ③挫伤：十二指肠、结肠 ④腰椎脱位、横突或棘突骨折 ⑤腰椎轻度压缩性骨折（≤20%） ⑥神经根损伤	①浅表裂伤：十二指肠、结肠、直肠 ②穿孔：小肠、肠系膜、膀胱、输尿管、尿道 ③大血管中度挫伤、轻度裂伤或血肿＞1000ml的肾、肝、脾、胰、膜 ④轻度骼动、静脉裂伤后腹膜血肿 ⑤腰椎脱位或椎板、关节突骨折 ⑥椎体压缩骨折＞1个椎骨或＞20%前缘高度	①穿孔：胃、十二指肠、结肠、直肠 ②穿孔伴组织缺失：胃、膀胱、小肠、输尿管、尿道 ③肝裂伤（浅表性） ④严重骼动脉或静脉裂伤 ⑤不全截瘫 ⑥胎盘剥离	①重度裂伤伴组织缺失或严重污染：十二指肠、结肠、直肠 ②复杂破裂：肝、脾、肾、膜 ③完全性腰髓损伤	躯干横断

续表

损伤部位	AIS分级（分值）					
	轻度（1分）	中度（2分）	重度（3分）	严重（4分）	危重（5分）	目前无法救治（6分）
四肢	①挫伤：肘、肩、腕、踝 ②骨折、脱位：指、趾 ③扭伤：肩锁、肩肘、腕、髋、踝、趾	①骨折：肱、桡尺、腓、胫、锁骨、掌、肩胛、跗、跖骨、跟、趾骨或骨盆支或骨盆单纯骨折 ②脱位：肘、肩、肩锁关节 ③严重肌肉、肌腱裂伤 ④内膜裂伤、轻度撕裂：腕、肱、腘动脉、腘、股、腘静脉	①骨盆粉碎性骨折 ②股骨骨折 ③脱位：腕、踝、膝、髋 ④膝下和上肢断裂 ⑤膝韧带断裂 ⑥坐骨神经撕裂 ⑦内膜撕裂、轻度撕裂：股动脉 ⑧重度裂伤伴或不伴血栓形成：股、腘、动脉、腘、股静脉	①骨盆碾压性骨折 ②膝下外伤性离断、碾压伤 ③重度撕裂伤：股动脉或髂动脉	骨盆开放粉碎性骨折	

续表

损伤部位	AIS 分级（分值）					
	轻度（1分）	中度（2分）	重度（3分）	严重（4分）	危重（5分）	目前无法救治（6分）
体表	①擦/挫伤：面/手≤25cm，身体≤50cm ②浅表裂伤：面/手≤5cm，身体≤10cm ③一度烧伤≤100% ④二度至三度烧伤/脱套伤<10%体表面积	①擦/挫伤：面/手>25cm，身体>50cm ②裂伤：面/手>5cm，身体>10cm ③二度或三度烧伤/脱套伤达10%～19%体表面积	二度或三度烧伤/脱套伤达20%～29%体表面积	二度或三度烧伤/脱套伤达30%～39%体表面积	二度或三度烧伤/脱套伤达40%～89%体表面积	二度或三度烧伤/脱套伤≥90%体表面积

注：
计算 ISS 的一般原则：本法把人体分为 6 个区域，ISS 是身体 3 个最严重损伤区域的最高 AIS 值的平方和，即 $ISS=AIS1^2+AIS2^2+AIS3^2$。ISS 分值范围 1～75 分。当患者存在 1 处或多处 AIS=6 分损伤时，直接确定为 ISS 最高值 75 分。

■ ISS ≤ 16 分为轻伤；ISS > 16 分为重伤；ISS > 25 分为严重伤。

■ ISS > 20 病死率明显增高，ISS > 50 存活率很低。

（1）"一看"。①看神志：休克早期，脑组织缺氧尚轻，伤员兴奋、烦躁、焦虑或激动。随病情进展，脑组织缺氧加重，伤员表情淡漠、意识模糊，至晚期则昏迷。②看面颊、口唇及皮肤色泽：当周围小管收缩，微血管血流量较少，色泽苍白；后期因缺氧、淤血，色泽青紫。③看毛细血管充盈时间：正常者可在 1 秒内迅速充盈；微循环灌注不足时，则充盈时间延长。

（2）"二摸"。①摸脉搏：休克代偿期，周围血管收缩，心率增快。②摸肢端温度：周围血管收缩，皮肤血流减少，肢端温度降低，四肢冰冷。

（3）"三测压"。①血压：脉率 / 收缩压（mmHg）= 休克指数，帮助判断有无休克及轻重。指数为 0.5 多表示无休克，> 1 ~ 1.5 表示有休克，> 2 表示严重休克。②中心静脉压：正常值 5 ~ 10cmH$_2$O。< 5cmH$_2$O 时表示血容量不足；> 15cmH$_2$O 时表示心功能不全，静脉血管床过度收缩或肺循环阻力增高；> 20cmH$_2$O 时表示存在充血性心力衰竭。

（4）"四尿量"。正常人尿量约 50ml/h。休克时，肾脏血灌注不足，尿的滤过量下降，尿量减少，是观察休克的重要指标。

2. 休克的抢救流程　见图 5-2。

改变诊疗模式：由平时的诊断→治疗变为抢救→诊断→治疗。伤后 60 分钟的处理是决定伤员生命的关键时刻，称为"黄金时间"，切忌过多的辅助检查，以免影响伤后的抢救时间。

（七）创伤性死亡三联征

创伤性死亡三联征是指酸中毒、低体温和凝血功能障碍。事实上，只有酸中毒才是致命的，并可作为损伤控制手术（DCS）的可靠硬性指标，表明严重的低氧血症和组织缺氧，只有酸中毒与死亡率相关。失血性休克（HS）导致死亡的主要流程经历了宏观和微循环动力学、缺氧、酸中毒和缺血再灌注中毒（IRT）。只有通过干预或调控这些变量的动态过程，才能降低发病率和死亡率。

血压：收缩压<90mmHg和（或）脉压<30mmHg

- 卧床休息，头低位。开放气道并保持通畅，必要时气管插管
- 建立大静脉通道，紧急配血备血
- 大流量吸氧，保持血氧饱和度95%以上
- 监护心电、血压、脉搏和呼吸
- 留置导尿/中心静脉置管测中心静脉压（CVP），记每小时出入量（特别是尿量）
- 镇静：地西泮5～10mg或劳拉西泮1～2mg肌内注射或静脉注射
- 如果有明显的体表出血尽早外科止血，勿直接压迫

- 初步容量复苏（血流动力学不稳定者），双通路输液：
  快速输液：20～40ml/kg等渗晶体液（如林格液或生理盐水）及胶体液（低分子右旋糖酐或羟基淀粉）100～200ml/5～10min
- 经适当容量复苏后仍持续低血压，则给予血管加压药物：
  收缩压70～100mmHg，多巴胺2.5～20μg/(kg·min)
  收缩压<70mmHg，去甲肾上腺素0.5～30μg/min
- 纠正酸中毒：机械通气和液体复苏无效的严重酸中毒则考虑碳酸氢钠100～250ml静脉滴注

图5-2　休克抢救流程

1. 创伤性凝血病　炎症细胞和炎症因子的释放，可以引起促进创伤性凝血病（trauma induced coagulopathy，TIC）的发生。TIC是指创伤发生后由组织损伤引起的凝血功能障碍，其发病涉及组织损伤、出血性休克、炎症反应等多种因素，其中内皮细胞损伤、蛋白质C的活化与消耗、血小板功能障碍以及纤溶系统失调在TIC的发生发展中起到重要作用。TIC是一种动态演进的凝血障碍，从纤维蛋白溶解亢进、高凝到最终阶段的低凝状态，其特征是广泛的微血管出血，而不仅仅局限于创伤部位。TIC病人凝血因子和血小板大量消耗，可导致严重的凝血功能紊乱以致衰竭，最终形成

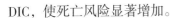

DIC，使死亡风险显著增加。

2. 代谢性酸中毒 大量出血导致循环血量相对不足，微循环障碍，组织在缺氧的情况下，葡萄糖无法充分氧化分解，而以糖酵解的形式代谢供能，产生大量的乳酸等代谢性产物，且因为血液淤滞，乳酸和 CO_2 等酸性代谢产物堆积在微循环和组织内，无法及时排出，且此时常合并肝肾功能受损，无法将乳酸代谢或排出，造成高乳酸血症和代谢性酸中毒。酸中毒可降低微循环对交感神经缩血管作用的反应性，降低心肌收缩力，也可损伤血管内皮，诱发 DIC，严重破坏微循环的代偿能力，加速休克进展。

3. 低体温 人体体温的维持依赖产热和散热的平衡。创伤伤员由于血液丢失，组织氧供不足，代谢率代偿性降低来缓解氧缺乏。而复苏时大量输入的常温液体，以及复杂的环境（如寒冷、潮湿、大风等环境）进一步加剧了热量的散失，当产热低于散热，伤员的核心体温就会下降。研究发现，随着核心温度由 36℃ 下降至 33℃，实验室参数如血红蛋白、PTT、血小板功能和凝血因子活性等指标均呈现恶化趋势，低体温是创伤病人死亡的独立危险因素。

酸中毒可以加剧凝血功能障碍，研究发现 pH 值与凝血功能障碍之间存在相关性，酸中毒可以影响凝血因子的活性，使凝血酶生成受损，降低纤维蛋白原浓度，降低血凝块的强度，与 pH 值为 7.4 相比，pH 降低到 6.8 时，血凝块形成的时间增加了 168%（$P < 0.00001$，$r=0.89$），而凝血时间不受影响。低体温可以降低凝血因子活性，影响血小板功能，促进纤维蛋白的溶解，加重凝血功能障碍。低温对凝血功能的影响具有可逆性，当体温恢复到 36℃ 以上，低温对凝血功能的影响可以得到纠正，但酸中毒的影响不能随着 pH 的正常化而立即得以逆转。凝血障碍、酸中毒和低体温被称为"创伤性死亡三联征"，三者可相互促进形成恶性循环，显著增加患者死亡风险。

三、急诊治疗要点

（一）非手术一般治疗

非手术治疗过程包括液体管理、镇痛镇静管理、营养支持、脏器功能支持、抗生素的使用治疗等。

1. 禁食水，必要时胃肠减压、留置导尿、留置口咽通气管、气管插管等。

2. 质子泵抑制剂或 H_2 受体拮抗剂：艾司奥美拉唑只能用盐水溶；雷尼替丁用糖水溶。

3. 镇痛：阿片类药物（门诊药房只有吗啡）；芬太尼尤其适用于肾功能不全患者，但要注意呼吸抑制问题；在非气管插管患者中，盐酸二氢吗啡酮镇痛效果优于吗啡或芬太尼；不推荐应用吗啡或胆碱能受体拮抗剂；急性肾损伤时应避免使用非甾体抗炎药。

（1）酒石酸布托啡诺注射液（1ml：1mg）：静脉注射、肌内注射，每 3～4 小时重复给药 1 次，单次剂量不超过 4mg（4 支）。

（2）酮咯酸氨丁三醇注射液（1ml：15mg）：静脉注射、肌内注射，连续用药不超过 5 天。65 岁以下患者最大日剂量不超过 120mg（8 支）；65 岁以上、肾损伤、体重低于 50kg 患者最大日剂量不超过 60mg（4 支）。

（3）喷他佐辛注射液（1ml：30mg）：皮下、肌内注射或静脉给药，一日最大剂量不超过 240mg（8 支）。

（4）地佐辛注射液（1ml：5mg）：肌内注射、静脉注射，一日最大剂量不超过 120mg（24 支）。

4. 镇静：苯二氮䓬类（咪达唑仑）、丙泊酚、右美托咪定等。右美托咪定为目前国内外指南较为推崇的唯一兼具良好镇静与镇痛作用的药物，但在需要深度镇静的患者中往往不能单用。对于

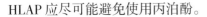

HLAP 应尽可能避免使用丙泊酚。

（1）咪达唑仑：静脉注射 2 ～ 3mg，随后以 0.05mg/（kg·h）持续静脉滴注。

（2）丙泊酚：0.3 ～ 0.4mg/（kg·h）持续输注。

（3）右美托咪定：右美托咪定 2ml+0.9% 氯化钠注射液 48ml，微量泵泵入。

5. 输液：在抢救严重多发伤伤员时，恢复血容量的重要性不次于纠正缺氧。输液首先以晶体液为主，补充的液体量一般为失血量的 3 ～ 4 倍，不能无限制补液，会造成血液严重稀释，不利于氧的携带及输送；禁止 5% 或 10% 葡萄糖注射液输注，创伤后本身血糖会应激性升高，再输糖可造成脑水肿或低渗综合征。

6. 抗生素使用：第三代头孢菌素（舒普深、头孢曲松、哌拉西林舒巴坦钠等）。

（二）止血性复苏

多发伤急性期的复苏，不宜大量补充晶体液，会造成凝血因子的进一步稀释，使创伤性凝血病发生概率增加、时程提前。因此，此时的复苏应是以快速恢复凝血功能为目的的止血性复苏，在筛查最危及生命伤情阶段即可开始。止血性复苏的核心是在补充红细胞的同时，加强新鲜冰冻血浆和血小板的补充，尽量达到红细胞、新鲜冰冻血浆、血小板以 1:1:1 输注。

凝血复苏的目标：活化部分凝血活酶时间（APTT）、凝血酶原时间（PT）至正常范围，血红蛋白＞ 70g/L，纤维蛋白原＞ 1.5g/L，血小板计数＞ 75×10^9/L。

整体复苏目标：① CVP 8 ～ 12mmHg；② MAP ≥ 65mmHg；③尿量 ≥ 0.5ml/（kg·h）；④混合静脉血氧饱和度（SvO$_2$）≥ 70%；⑤心率＜ 120 次 / 分，BUN ＜ 7.14mmol/L（如果 BUN ＞ 7.14mmol/L，在 24 小时内下降至少 1.79mmol/L），血细胞比容（HCT）

35% ～ 44%。在创伤早期（1小时内），可以补充氨甲环酸，用法为1g首剂10分钟内输注完毕，随后维持总剂量1g输注8小时，可降低创伤患者早期病死率。

（三）呼吸机辅助治疗

1. 无创通气　当常规氧疗措施下患者仍存在明显的呼吸窘迫（RR > 28次/分）、胸腹部矛盾运动、氧合指数低于200，符合ARDS诊断时，若无明显禁忌证，可在密切监护下给予无创正压通气（NIPPV）辅助治疗；尽可能选择口鼻面罩用于NIPPV；嘱患者尽量避免张口呼吸；目标潮气量（V_T）控制在5 ～ 8ml/kg，呼吸频率低于30次/分即可。若初始治疗1 ～ 2小时内仍不能改善氧合和症状或患者明显不耐受，应及时转为有创通气。

2. 有创通气　首选经口气管插管。

气道湿化：机械通气患者的气道湿化仍是呼吸管理的首要措施。建议采用主动加温湿化器。

气道湿化目标：患者近端（Y型管）吸入气温度达到34 ～ 41℃、相对湿度100%，可根据痰液性状来调整；通常要求吸入气达到37℃饱和湿度状态。若无条件，至少应在Y型管位置配置持续吸入气测温装置。临床上需要注意管路的放置和冷凝水的规范处理，防止冷凝水的吸入。

呼吸机参数设置：肺保护通气策略；首选A/C模式，建议尽早使用自主呼吸模式。符合ARDS诊断时，建议$V_T \leqslant 6$ml/kg（理想体重）；若有必要，可将V_T降至4ml/kg；平台压$\leqslant 30$cmH$_2$O；PEEP一般设置6 ～ 12cmH$_2$O；可设置较高的呼吸频率（可达35次/分）以增加分钟通气量；避免吸气末跨肺压> 20 ～ 25cmH$_2$O，并维持呼气末跨肺压> 0cmH$_2$O；序贯通气；早期肺康复。

（四）手术治疗

多发伤患者均有两个以上部位需要手术处理，手术是抢救成功的关键。手术治疗遵循"抢救生命第一，保全器官第二"。根据各部位创伤对患者生命威胁的程度决定手术的顺序：①颅脑创伤需要手术处理，并伴有胸腹内脏伤者，应分组同时进行。②胸腹联合伤，可同台分组行剖胸、剖腹术；多数情况下，胸腔无大出血，但有肺组织挫裂伤及漏气，应做胸腔闭式引流，再行剖腹探查术。③有四肢开放性骨折时，需在剖腹、剖胸手术结束时进行清创术、外固定术。对闭合性骨折可择期处理。

在多发伤救治的全过程中，早期是抢救生命，中期是防治感染和多器官功能衰竭，后期是矫正和治疗各种后遗症和畸形。这三个阶段是紧密相连的，救治的每一步骤都要想到下一步可能会出现的问题并予以预防，如休克期输液要防止肾衰竭，因而要快速提升血压，防止低血压时间过长；在大量输液抗休克时又要防止输液过量引起肺水肿、脑水肿和 ARDS。进行抢救手术前、术中都要预防感染，除注意无菌操作外要静脉注射抗生素。

四、多发伤（复合伤）抢救流程

多发伤（复合伤）抢救流程见图 5-3。

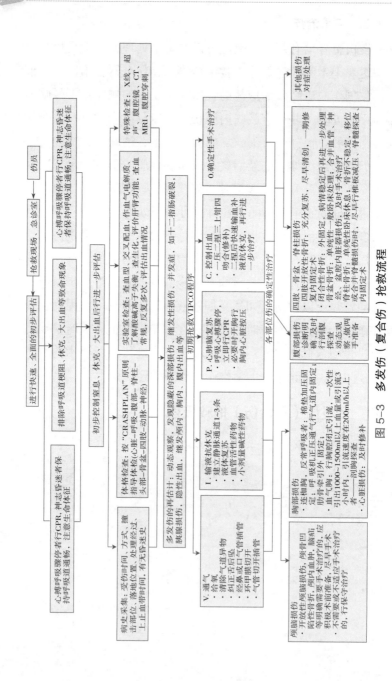

图 5-3 多发伤（复合伤）抢救流程

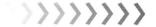

第六章

呼吸系统急症

第一节 慢性阻塞性肺疾病

一、疾病概述

（一）定义

慢性阻塞性肺疾病（chronic obstructive pulmonary disease，COPD）是一种异质性肺部疾病，其特征是由于气道异常（支气管炎、细支气管炎）和（或）肺泡异常（肺气肿）引起的慢性呼吸道症状［呼吸困难、咳嗽、咳痰和（或）急性加重］，导致持续的、通常是进行性加重的气流受限，使用支气管扩张剂不能完全逆转，是导致呼吸衰竭和慢性肺源性心脏病的最常见原因。

（二）COPD 表型

1. 气道型　这是主要的类型，其特征是慢性阻塞性支气管炎，持续咳嗽和预期咳痰至少 12 个月。

2. 肺气肿型　周围肺血管稀疏，气体交换面积和运动能力减少，咳嗽和（或）咳痰。特征：气道异常（支气管炎、细支气管炎）和（或）肺泡异常（肺气肿）。

（三）COPD 分类

根据 COPD 的主要危险因素，将 COPD 分为 6 个亚型。

1 型，遗传性慢性阻塞性肺疾病（COPD-G）：α_1- 抗胰蛋白酶缺乏症（AATD）；其他影响较小的基因变异联合作用。

2 型，由肺发育异常引起的 COPD（COPD-D）：①早产儿和低出生体重儿，如早产儿慢性肺病、支气管肺发育不良；②儿童期哮喘。

3 型，感染相关型 COPD：①儿童期呼吸道感染；②结核病相关 COPD；③ HIV 相关 COPD。

4 型，环境相关型 COPD：①吸烟或蒸气吸入相关 COPD。a. 吸烟；b. 胎儿期烟草烟雾暴露；c. 被动吸烟；d. 电子；e. 吸食大麻。②生物量和污染暴露相关 COPD。a. 室内空气污染物暴露；b. 户外空气污染暴露；c. 野火烟雾暴露；d. 职业性暴露（在德国，不吸烟者职业导致 COPD 的比例估计高达 30%，原因如石英粉尘和镉，或其他粉尘如农业、木材粉尘或生物质）。

5 型，慢性阻塞性肺疾病和哮喘（COPD-A）混合型：特别是儿童哮喘。

6 型，不明原因的 COPD（COPD-U）。

（四）流行病学

2017 年，慢性呼吸道疾病患者人数约有 5.44 亿人，其中约 55% 的病例为 COPD。2019 年，COPD 已成为全球死亡原因的第三位；而由于人口老龄化，COPD 的患病率会增加。

COPD 患病率：我国 20 岁及以上成人 COPD 患病率为 8.6%，40 岁以上人群患病率为 13.7%。

COPD 死亡率：我国因 COPD 死亡的人数占全球因 COPD 死亡人数的 31.1%。

（五）病因

1. COPD 是遗传基因（G）-环境因素（E）在全生命期事件（T）相互作用的结果，可以损害肺部和(或)改变其正常发育/衰老过程。

2. 导致 COPD 的主要环境暴露是吸烟和吸入来自家庭与室外空气污染的有毒颗粒和气体，但其他环境和宿主因素（包括肺发育异常和肺老化加速）也可能起作用。

3. 迄今为止发现的与 COPD 最相关（尽管罕见）的遗传风险因素是导致 COPD 的 serpinal 基因突变。

（六）发生机制

可吸入颗粒物引起：①气道氧化应激；②炎症反应；③蛋白酶 / 抗蛋白酶失衡等途径参与 COPD 的发病机制。

（七）病理生理

COPD 的病理生理改变：①气流受限及气体陷闭；②气体交换异常；③黏液高分泌和纤毛功能失调；④肺动脉高压。

（八）病理解剖

COPD 特征性的病理改变表现于气道、肺实质、肺血管。

（九）临床表现

1. 病史　诊断 COPD 时，为减少漏诊，应全面采集病史，包括症状、危险因素暴露史、既往史、系统回顾和合并症等。

（1）危险因素：见病因。

（2）既往史：包括哮喘史、过敏史、结核病史、儿童时期呼吸道感染，以及呼吸道传染病史如麻疹、百日咳等。

（3）家族史：COPD 有家族聚集倾向。

（4）发病规律：起病隐匿，缓慢渐进性进展，常有反复呼吸道感染及急性加重史，随着病情进展，急性加重愈渐频繁。

（5）发病年龄、与季节的关系：多于中年以后发病，秋、冬寒冷季节症状明显；存在共病，如心脏病、骨质疏松、骨骼肌肉疾病、肺癌、抑郁和焦虑等；慢性呼吸衰竭和肺源性心脏病史，COPD 后期出现低氧血症和（或）高碳酸血症，可合并慢性肺源性心脏病和右心衰竭。

2. 症状

（1）主要临床表现：COPD 的主要症状是慢性咳嗽、咳痰和呼吸困难。早期 COPD 患者可以没有明显的症状，随病情进展日益显著；咳嗽、咳痰症状通常在疾病早期出现，而后期则以呼吸困难为主要表现。

（2）症状特征及演变：①慢性咳嗽。是 COPD 常见的症状。咳嗽症状出现缓慢，迁延多年，以晨起和夜间阵咳为著。②咳痰。多为咳嗽伴随症状，痰液常为白色黏液浆液性，常于早晨起床时剧烈阵咳，咳出较多黏液浆液样痰后症状缓解；急性加重时痰液可变为黏液脓性而不易咳出。③气短或呼吸困难。早期仅在劳力时出现，之后逐渐加重，以致日常活动甚至休息时也感到呼吸困难；活动后呼吸困难是 COPD 的"标志性症状"。④胸闷和喘息。部分患者有明显的胸闷和喘息，此非 COPD 特异性症状，常见于重症或急性加重患者。

3. 并发症

（1）右心功能不全：当 COPD 并发慢性肺源性心脏病失代偿时，可出现食欲不振、腹胀、下肢（或全身）水肿等体循环淤血相关的症状。

（2）呼吸衰竭：多见于重症 COPD 或急性加重的患者，由于通气功能严重受损而出现显著的低氧血症和二氧化碳潴留（Ⅱ型呼吸衰竭），此时患者可有明显发绀和严重呼吸困难；当二氧化碳严重潴留，呼吸性酸中毒失代偿时，患者可出现行为怪异、谵妄、嗜睡甚至昏迷等肺性脑病的症状。

（3）自发性气胸：多表现为突然加重的呼吸困难、胸闷和（或）胸痛，可伴有发绀等症状。

4. 体征　COPD 的早期体征可不明显，随着疾病进展，胸部体检可见以下体征。

（1）视诊及触诊：胸廓前后径增大、剑突下胸骨下角（腹上角）增宽；呼吸变浅、呼吸频率增快、呼气时相延长、辅助呼吸肌（如斜角肌和胸锁乳突肌）参加呼吸运动，重症患者可见胸腹呼吸矛盾运动，部分患者在呼吸困难加重时采用缩唇呼吸方式和（或）前倾体位；合并低氧血症时可见患者黏膜和皮肤发绀；触诊可有剑突下心脏抬举感等。

（2）叩诊：胸部叩诊可呈过清音，心浊音界缩小，肺肝界降低，均系肺过度充气所致。

（3）听诊：双肺呼吸音减低，呼气延长，可闻及干性啰音或哮鸣音和（或）湿啰音；心音遥远，剑突下心音较清晰响亮。此外，合并肺源性心脏病时患者可见下肢水肿、腹水和肝大并压痛等体征；合并肺性脑病时偶可引出神经系统病理体征。

二、诊断和鉴别诊断要点

（一）COPD 诊断标准

1. 诊断流程　见图 6-1。

（1）必备条件：肺功能检查结果表明存在持续性气流受限，即在吸入支气管舒张剂后第 1 秒用力呼气量（FEV_1）/用力肺活量（FVC）比值 < 70%。

（2）次要条件：结合危险因素暴露史、症状体征，以排除引起类似症状和持续气流受限的其他疾病。

2. 心电图和超声心动图检查　对于晚期 COPD 及 COPD 急性加重的鉴别诊断、并发肺源性心脏病及 COPD 合并心血管系统疾病的诊断、评估和治疗具有一定的临床意义与实用价值。

COPD 合并慢性肺动脉高压或慢性肺源性心脏病心电图可表现为：额面平均电轴 ≥ +90°；V_1 导联 R/S ≥ 1；重度顺钟向转位（V5 导联 R/S ≤ 1）；RV_1+SV_5 ≥ 1.05mV；aVR 导联 R/S 或 R/Q ≥ 1；V_1 ~ V_3 导联呈 QS、Qr 或 qr（酷似心肌梗死，应注意鉴别）；肺型 P 波。

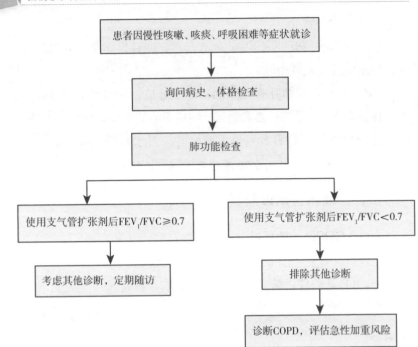

图 6-1　COPD 诊断流程

COPD 合并慢性肺源性心脏病超声心动图可出现以下改变：右心室流出道内径 ≥ 30mm；右心室内径 ≥ 20mm；右心室前壁厚度 ≥ 5mm 或前壁搏动幅度增强；左、右心室内径比值 < 2；右肺动脉内径 ≥ 18mm 或肺动脉干 ≥ 20mm；右心室流出道/左心房内径 > 1.4；肺动脉瓣曲线出现肺动脉高压征象者（a 波低平或 < 2mm，或有收缩中期关闭征等）。

3. 常规检查　稳定期外周血嗜酸性粒细胞（eosinophil，EOS）计数对 COPD 药物治疗方案是否联合吸入性糖皮质激素（ICS）有一定的指导意义，部分患者由于长期低氧血症，其外周血血红蛋白、红细胞和血细胞比容可明显增高，部分患者可表现为贫血。

（二）COPD 严重程度评估

COPD 严重程度评估见图 6-2。

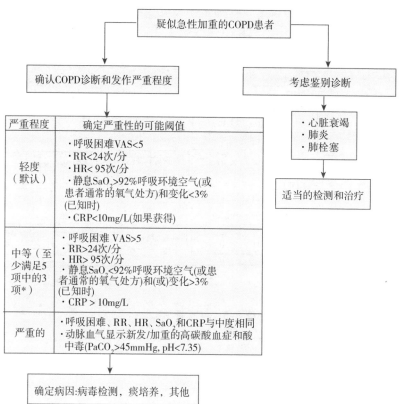

图 6-2　COPD 严重程度评估流程

（三）ABE 评估工具

合并初始 COPD 评估：从 ABCD 到 ABE，见图 6-3。

一旦通过肺活量测定确认 COPD 的诊断，COPD 初步评估指导治疗的目标是确定：①气流限制的严重程度（GOLD 肺活量分级）；②当前症状的性质和程度；③既往中度和重度恶化史（对未来恶化风险的最佳估计）；④多病的存在和类型。

新增血嗜酸性粒细胞计数为初始评估项之一：在沿用 COPDABE 初始评估框架的基础上，GOLD 2024 新增血嗜酸性粒细胞（EOS）计数作为初始评估指标之一，与气流阻塞程度、症状性

质和程度、既往中重度急性加重史及共患病共同列入 COPD 初始
评估体系。

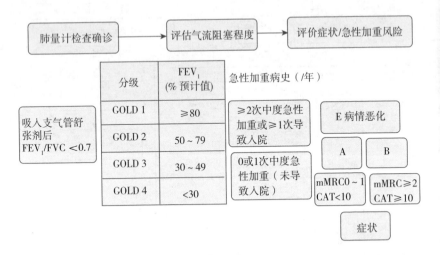

图 6-3　ABE 评估工具

三、急诊治疗要点

（一）COPD 的非药物治疗

1. 戒烟　是核心关键。

2. 免疫接种　确保根据疫苗接种常设委员会（STIKO）（特别
是 COVID-19、肺炎球菌、流感、百日咳）的建议进行充分的免疫
接种。

（1）流感：每年秋季接种世界卫生组织推荐使用的目前的抗
原组合的灭活四价疫苗。

（2）肺炎球菌：用 23 价多糖疫苗（PPSV23）免疫；如有必要，
每至少 6 年重复接种 PPSV23 疫苗。

（3）百日咳：成人在下一次接种 Td 疫苗时，应接受 Tdap 联
合疫苗。

（4）COVID-19：根据当前 STIKO 建议，基本免疫应该有三个抗原接触（接种或感染，但至少 2 剂疫苗），在高危患者，如 COPD，应该进一步加强疫苗接种——通常间隔 ≥ 12 个月后最后抗原接触，最好在秋季。

3. 体育锻炼。

4. 长期氧疗

（1）如果 SpO_2 ≤ 92%，评估是否需要长期氧疗（LTOT）。

（2）LTOT 适用于反复静息低氧血症 PO_2 ≤ 55mmHg 或 PO_2 56 ～ 60mmHg 伴肺红细胞增多症；高碳酸血症。

（3）低氧血症（如 6 分钟步行试验）。

（4）目前吸烟不是绝对禁忌，但应鼓励患者戒烟，并应指出潜在的危险，如烧伤和爆炸风险。

5. 无创通气适合患者

（1）慢性日间高碳酸血症 $PaCO_2$ ≥ 50mmHg。

（2）和（或）夜间高碳酸血症 $PaCO_2$ ≥ 55mmHg。

（3）和（或）轻度日间高碳酸血症 $PaCO_2$ 46 ～ 50mmHg 和经皮 PCO_2 上升 ≥ 10mmHg 在睡眠期间。

（4）在需要通气的急性呼吸性酸中毒后，如果在急性通气停止后至少 14 天，高碳酸血症（$PaCO_2$ > 53mmHg）仍然存在。

6. 有创机械通气的适应证

（1）危及生命的低氧血症（PaO_2 < 50mmHg 或 PaO_2 /FiO_2 < 200mmHg）。

（2）$PaCO_2$ 进行性升高伴严重酸中毒（pH ≤ 7.20）。

（3）严重的神志障碍（如昏睡、昏迷、谵妄）。

（4）严重的呼吸窘迫综合征。

（5）血流动力学不稳定。

（6）气道分泌物多且引流障碍，气道保护功能丧失。

（7）无创治疗失败的严重呼吸衰竭患者。

（8）肺容积减少。

7. 肺移植　移植可用于选定的终末期 COPD 患者和预期寿命有限的患者。

（1）非手术治疗方案已被使用。

（2）患者已戒烟＞ 12 个月。

（3）患者表现出足够的生理和心理康复潜力。

（4）活动性恶性疾病和其他严重的器官功能障碍已被排除。

（5）不给予口服糖皮质激素的高剂量长期治疗。

（6）患者年龄不超过 65 岁左右。

（二）COPD 的药物治疗

1. COPD 急性加重（AECOPD）的药物治疗　见图 6-4。

AECOPD 定义为 14 天内以呼吸困难和（或）咳嗽和痰液加重为特征的事件。AECOPD 常与气道感染、污染或其他肺部损伤引起的局部和全身炎症增加有关。

血液中嗜酸性粒细胞≥ 300/μl 的患者可能升级为长效 β_2 受体激动剂（LABA）+ 长效抗胆碱能药物（LAMA）+ICS。对于应用药物 LABA+LAMA 持续加重的患者，如果他们的血液中有嗜酸性粒细胞≥ 100/μl，则建议升级到 LABA+LAMA+ICS。尽管已采用 LABA+LAMA+ICS 治疗但患者持续恶化或那些有嗜酸性粒细胞计数＜ 100/μl 者，添加罗氟司特（特别是在慢性支气管炎患者和 FEV_1 ＜ 50% 预测值）或大环内酯（特别是在患者不是当前吸烟者）。

嗜酸性粒细胞作为一种有用的临床生物标志物，正如在之前的 GOLD 报告中一样，考虑是否开始 ICS 治疗的主要因素是基于患者以前的病情加重史，以及血液中的嗜酸性粒细胞（图 6-5）。添加 ICS 对血液嗜酸性粒细胞计数＜ 100/μl 几乎没有影响，而血液嗜酸性粒细胞≥ 300/μl 识别患者治疗获益的可能性很大［嗜酸性粒细胞 100 ～ 300/μl=（0.10 ～ 0.30）× 10^9/L］。

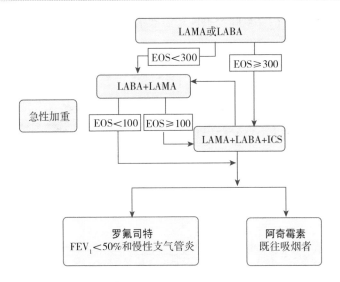

图 6-4　ECOPD 的药物治疗

2. COPD 的初始药物治疗　见图 6-5。

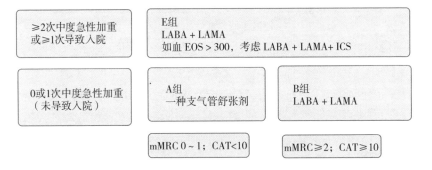

图 6-5　COPD 的初始药物治疗

强烈支持使用：COPD 加重住院史；每年 COPD 中度加重 ≥ 2 次；血嗜酸性粒细胞 ≥ 300/μl；哮喘病史或合并哮喘。

倾向于使用：每年 1 例 COPD 中度加重；血液嗜酸性粒细胞 100 ～ < 300/μl。

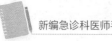

反对使用：反复肺炎事件；血液嗜酸性粒细胞＜ 100/μl；分枝杆菌感染史。

3. COPD 的其他治疗　见表 6-1。

表 6-1　减少 COPD 发作频率的干预措施

干预级别	措施
支气管扩张剂	LABA
	LAMA
	LABA+LAMA
含糖皮质激素类方案	LABA+ICS
	LABA+LAMA+ICS
抗炎药（非类固醇）	罗氟司特
抗感染药物	疫苗
	长效大环内酯类药物
黏液调整剂	N- 乙酰半胱氨酸
	羧甲司坦
	厄多司坦
其他措施	戒烟
	康复
	肺减容
	维生素 D
	防护措施（如戴口罩、尽量减少社会接触、勤洗手）

药物治疗：最常用于 COPD 加重的 3 种药物是支气管扩张剂、皮质类固醇和抗生素。

4. 抗生素　AECOPD 抗菌治疗的临床指征：①同时具备呼吸困难加重、痰量增加和脓性痰这 3 个主要症状（Anthonisen Ⅰ型）；②具备脓性痰和另 1 个主要症状（Anthonisen Ⅱ型）；③需要有创或无创机械通气治疗（表 6-2）。

表 6-2　COPD 患者的抗生素应用

不同人群	口服抗菌药	口服替代药	静脉抗菌药物
轻度 COPD，无并发症	通常不需要。如需要：阿莫西林、多西环素	阿莫西林克拉维酸钾；第一、二代头孢菌素，大环内酯类，左氧氟沙星；莫西沙星	
中、重度 COPD，无铜绿假单胞菌感染危险因素	阿莫西林克拉维酸钾	第二、三代头孢菌素；左氧氟沙星；莫西沙星	阿莫西林克拉维酸钾、头孢曲松、头孢噻肟、左氧氟沙星、莫西沙星
中、重度 COPD，伴有铜绿假单胞菌感染危险因素	环丙沙星	左氧氟沙星	抗假单胞菌 β- 内酰胺类（头孢他啶、头孢吡肟、β- 内酰胺类/β- 内酰胺酶抑制剂、碳青霉烯类）± 氨基糖苷类或环丙沙星、左氧氟沙星

5. 辅助治疗　根据患者的临床情况，应考虑适当的液体平衡，临床有需要时使用利尿药、抗凝剂，共病的治疗和营养方面。在因疑似加重住院的 COPD 患者中，高达 5.9% 被发现有肺栓塞。COPD 住院患者发生深静脉血栓形成和肺栓塞的风险增加，应采取血栓栓塞的预防措施。在任何时候，医疗保健提供者都应强调强

制执行戒烟的必要性。

6.COPD 和共病　关键观点：COPD 经常与其他疾病（共病）共存，这些疾病可能对病程有重大影响。

（1）一般来说，共病的存在不应改变 COPD 的治疗，无论是否存在 COPD，共病都应按照常规标准进行治疗。同时应注意确保治疗的简单性，并尽量减少多药治疗。

（2）心血管疾病是 COPD 常见和重要的共病。

（3）肺癌常见于 COPD 患者，是导致死亡的主要原因。①建议吸烟的 COPD 患者进行低剂量 CT 扫描（LDCT）筛查肺癌；②不推荐不吸烟的 COPD 患者进行 LDCT 筛查。

（4）胃食管反流（GER）与病情恶化的风险增加和较差的健康状况相关。

四、急诊 COPD 诊治流程

急诊 COPD 诊治流程见图 6-6。

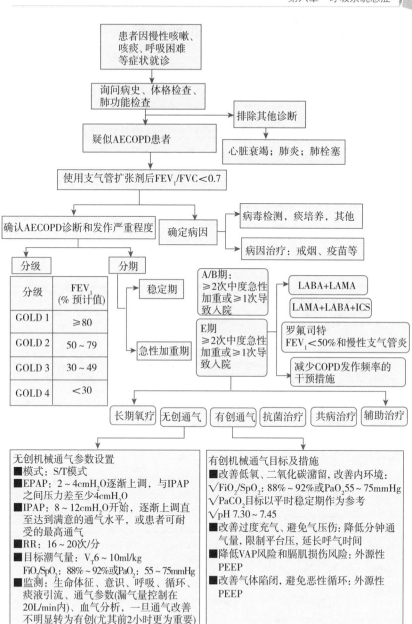

图 6-6　急诊 COPD 诊治流程

【附】支气管舒张剂与有创机械通气

一、支气管舒张剂

支气管舒张剂是 COPD 的基础一线治疗药物，与口服药物相比，吸入制剂的疗效和安全性更优，因此目前首选吸入治疗。

1. 吸入性糖皮质激素（ICS）是哮喘患者治疗的基石，但是 ICS 单药治疗并不能改善 COPD 患者的肺功能，反而会增加肺炎风险，因此在 COPD 患者中 ICS 主要用于联合治疗。

2. 目前常用的吸入药物包括短效 β_2 受体激动剂（SABA）、长效 β_2 受体激动剂（LABA）、短效胆碱受体拮抗剂（SAMA）、长效胆碱受体拮抗剂（LAMA）、双联药物（LABA/LAMA、ICS/LABA），以及近几年上市的三联药物（ICS/LABA/LAMA）。β_2 受体激动剂见表 6-3，抗胆碱能药物见表 6-4。

表 6-3　β_2 受体激动剂

药物名称	作用机制 / 药理作用	用法用量
特布他林	特布他林是一种肾上腺素能受体激动剂，可选择性激动 β_2 受体而舒张支气管平滑肌，抑制内源性致癌物质的释放及内源性介质引起的水肿，提高支气管黏膜纤毛廓清能力	皮下注射、静脉滴注 / 注射剂。用于预防和缓解支气管哮喘、与支气管和肺气肿有关的可逆性支气管痉挛，成人剂量为 0.5 ～ 0.75mg/d，分 2 ～ 3 次给药。硫酸特布他林注射液 0.25mg 加入生理盐水 100ml 中，以 0.0025mg/min 的速度缓慢静脉滴注。或遵医嘱
布地奈德 / 福莫特罗	本品为布地奈德和福莫特罗的复方制剂，布地奈德为不含卤素的肾上腺皮质激素类药物，福莫特罗为 β_2 受体激动剂	粉吸入剂（320/9μg）/ 吸入。用于需要联合应用吸入皮质激素和长效 β_2 受体激动剂的哮喘患者的常规治疗，成人剂量为每次 1 吸，每天 2 次；有些患者可能需要使用量达到每次 2 吸，每天 2 次。青少年（12 ～ 17 岁）剂量为每次 1 吸，每日 2 次

表 6-4   抗胆碱能药物

药物名称	作用机制 / 药理作用	用法用量
异丙托溴铵	本品为对支气管平滑肌有较高选择性的强效抗胆碱药；气雾吸入后 5 分钟起效，30 ~ 60 分钟作用达峰值，维持 4 ~ 6 小时	气雾剂（20μg/ 撳）吸入。用于治疗轻到中度支气管哮喘，成人和 6 岁以上儿童剂量为：预防和长期治疗每次 1 ~ 2 撳，每日数次；平均每日剂量每次 1 ~ 2 撳，每天 3 ~ 4 次。总的剂量不得超过每天 12 撳
噻托溴铵	本品是第一种长效季铵类抗胆碱能支气管扩张剂，M1 和 M3 受体阻断剂	粉雾剂 / 吸入。用于 COPD 的维持治疗，成人剂量为每次 18μg，每天 1 次
格隆溴铵		气雾剂（7.2μg/ 撳）经口吸入。用于治疗 COPD，每次 2 吸，每天 2 次

二、有创机械通气

有创机械通气的适应证原则：帮助而不是替代。

1. 早期可选择控制通气。

2. 尽早使用辅助通气。

3. 呼吸频率。

（1）低呼吸频率，延长呼气时间，减低分钟通气量。

（2）呼吸频率（RR）：一般设置 10 ~ 15 次 / 分。

（3）保证吸呼比＜ 1 ： 3。

（4）保证呼气末流速归零，防止 DPH。

4. 吸气流速

（1）原则：高流速，延长呼气时间。

（2）流速：40 ~ 60L/min。观察压力波形，如果吸气流速不足（流速饥饿）可增加或使用减速波。

（3）保证峰压＜ 40。

（4）吸呼比＜ 1 ∶ 3。

（5）进行呼吸力学测量时使用方波。

5. 呼气末正压通气（PEEP）

（1）主要作用：降低触发功。

（2）设定为内源性 PEEP 的 70% ～ 80%。

（3）调节 PEEP，观察气道峰压（P_{peak}）和平台压（P_{plat}）的变化。

（4）一般设置 5 ～ 8cmH₂O，较为安全。

（5）根据气道峰压和平台压调节 PEEP。

比如我们尝试设定 PEEP 后观察 P_{peak} 和 P_{plat} 变化，滴定合适的 PEEP（表 6-5）。

表 6-5　PEEP 的调节

PEEP 0cmH₂O	P_{peak} 36cmH₂O	P_{plat} 15cmH₂O
PEEP 2cmH₂O	P_{peak} 36cmH₂O	P_{plat} 15cmH₂O
PEEP 4cmH₂O	P_{peak} 36cmH₂O	P_{plat} 15cmH₂O
PEEP 5cmH₂O	P_{peak} 36cmH₂O	P_{plat} 15cmH₂O
PEEP 6cmH₂O	P_{peak} 38cmH₂O	P_{plat} 17cmH₂O

6. 吸气压力

（1）原则：满足通气要求的最低压力。

（2）压力一般为容控时的平台压力，一般不超过 35cmH₂O 或者压力容积环的 UIP。

（3）气道峰压包含了气道阻力，不能反映肺泡压力。不必过分强调，一般不超过 50cmH₂O。

（4）适当给予平台时间，有助于气体分布。

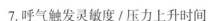

7.呼气触发灵敏度／压力上升时间

（1）呼气触发灵敏度：①观察波形，适度上调；②观察潮气量，防止出现吸气时间过短，影响潮气量；③一般调整至40%左右或AUTO。

（2）压力上升时间：①可改变患者初始吸气流速；②若患者呼吸窘迫，可适当减少。

8. FiO_2

（1）原则：满足氧代谢需求的最低浓度。

（2）一般维持氧分压在60～70mmHg，或者氧饱和度90%～95%。

（3）过高的吸入氧浓度容易使 $PaCO_2$ 升高。

（4）吸入氧浓度多保持在30%以下，少部分在40%以上。

第二节　急性呼吸窘迫综合征

一、疾病概述

急性呼吸窘迫综合征（acute respiratory distress syndrome，ARDS）是一种危及生命的非心源性肺水肿，可由多种肺内因素（肺炎、误吸等）或肺外因素（脓毒症、急性胰腺炎、外伤等）所诱发，导致严重低氧血症、肺顺应性降低、动静脉分流增多和生理死腔增加进而发展成急性呼吸衰竭。

二、诊断和鉴别诊断要点

（一）病因

引起ARDS的因素或危险因素很多（表6-6），包括肺内因素（直接因素）和肺外因素（间接因素）。

表 6-6　引起 ARDS 的常见因素

病因	常见因素
肺内因素	肺炎，误吸，胃内容物吸入，肺挫伤，吸入性肺损伤，肺血管炎，溺水，脂肪栓塞，肺移植或肺动脉取栓术后再灌注肺水肿等
肺外因素	创伤，胰腺炎，严重烧伤，非心源性休克，药物过量，多次输血（24 小时内大于 15U）或输血相关急性肺损伤，神经源性肺水肿，羊水栓塞，骨髓抑制术后，非肺源性败血症及脓毒血症等

（二）发病机制及病理生理

1. 发病机制　ARDS 的发病机制尚未完全阐明，但 ARDS 本质是多种炎症细胞（巨噬细胞、中性粒细胞、血管内皮细胞、血小板）及其释放的炎症介质和细胞因子间接介导的肺脏炎症反应，是全身炎症反应综合征（SIRS）的肺部表现。

2. 病理生理　ARDS 病理过程可分为渗出期、增生期和纤维化期三个阶段。

（三）临床表现

1. 症状　ARDS 大多数于原发病起病后 72 小时内发生，几乎不超过 7 天，最早出现的症状是呼吸增快，并呈进行性加重的呼吸困难（表现为呼吸深快、费力、胸廓紧束、严重憋气，即呼吸窘迫，不能用通常吸氧疗法改善，亦不能用其他原发心肺疾病解释）、发绀，常伴有烦躁、焦虑、出汗等。

2. 体征　早期体征无异常，或仅在双肺闻及少许细湿啰音，后期可闻及水泡音，可有管状呼吸音。

（四）辅助检查

1. 血清学检查　动脉血气分析临床上以 PaO_2（mmHg）/FiO_2（吸

入氧浓度 =21+4× 氧流量）最为常用，PaO_2/FiO_2 正常值为 400 ～ 500mmHg，$\leqslant$ 300mmHg 是诊断 ARDS 的必要条件。新的 ARDS 柏林规定在监测动脉血气分析时患者应用的呼气末正压通气（PEEP）/ 持续气道内正压通气（CPAP）不低于 $5cmH_2O$。

2. 影像学检查　胸部 X 线或 CT 可见浸润影。

3. 其他检查　如床旁呼吸功能监测、肺部及心脏超声和 Swan-Ganz 导管检查，通过置入 Swan-Ganz 导管可测定肺动脉楔压（PAWP）。PAWP 一般＜ 12mmHg，若＞ 18mmHg 则支持左心衰竭的诊断。

（五）诊断

1. ARDS 诊断标准　根据 ARDS 柏林定义，满足如下 4 项条件方可诊断 ARDS，见表 6-7。

表 6-7　ARDS 诊断标准

	ARDS		
	轻度	中度	重度
起病时间	明确诱因下 1 周内出现的急性或进展性呼吸困难		
低氧血症	200mmHg＜ $PaO_2/$ FiO_2 $\leqslant$ 300mmHg 且 CPAP 或 PEEP $\geqslant$ $5cmH_2O$	100mmHg＜ $PaO_2/$ FiO_2 $\leqslant$ 200mmHg 且 CPAP 或 PEEP $\geqslant$ $5cmH_2O$	PaO_2/FiO_2 $\leqslant$ 100mmHg 且 CPAP 或 PEEP $\geqslant$ $5cmH_2O$
肺水肿	呼吸衰竭不能完全用心力衰竭和液体负荷过重解释		
X 线检查	双肺浸润影	双肺浸润影	至少累及 3 个肺野的浸润影
其他生理学紊乱	无	无	校正每分钟通气量＞ 10L/min 或静息时呼吸系统顺应性＜ $40ml/cmH_2O$

注：上述氧合指数中 PaO_2 的监测都是在机械通气参数 PEEP/CPAP 不低于 $5cmH_2O$ 的条件下测得；所在地海拔超过 1000m 时，需要对 PaO_2/FiO_2 进行校正，校正后的 PaO_2/FiO_2=（PaO_2/FiO_2）×（所在地大气压值 /760）。

2. ARDS 类型   最新发布的定义拓宽了 ARDS 的诊断范围，
将 ARDS 分为三个特定类型，具体如下。

（1）插管 ARDS：与柏林定义基本一致。

（2）非插管 ARDS：指接受高频振荡通气（HFOV）≥ 30L/
min 或无创正压通气 / 持续气道正压通气（NIV/CPAP）时呼气末正
压通气（PEEP）至少 5cmH$_2$O 且满足 ARDS 低氧血症标准者。

（3）资源有限环境下的 ARDS：指在资源有限情况下，SpO$_2$/
FiO$_2$ ≤ 315mmHg 同时 SpO$_2$ ≤ 97% 即可诊断 ARDS，不需要 PEEP
和最低氧流量作为诊断的必要条件。

3. 低氧血症严重程度分级   见表 6-8。

表 6-8   低氧血症严重程度分级

低氧血症	SpO$_2$/FiO$_2$	SpO$_2$
轻度	235mmHg ＜ SpO$_2$/FiO$_2$ ≤ 315mmHg	≤ 97%
中度	148mmHg ＜ SpO$_2$/FiO$_2$ ≤ 235mmHg	≤ 97%
重度	SpO$_2$/FiO$_2$ ≤ 148mmHg	≤ 97%

（六）鉴别诊断

上述 ARDS 的诊断标准是非特异的，建立诊断时必须排除心
源性肺水肿、大面积肺不张、大量胸腔积液、弥漫性肺泡出血等，通
常能通过详细询问病史、体检和胸部 X 线、心脏超声及血液检查等
作出鉴别。心源性肺水肿患者卧位时呼吸困难加重，咳粉红色泡沫样
痰，肺湿啰音多在肺底部，对强心、利尿等治疗效果较好。鉴别困难
时，可通过超声心动图检测心室功能等作出判断并指导治疗。

三、急诊治疗要点

治疗原则与一般急性呼吸衰竭相同。主要治疗措施包括积极

治疗原发病、氧疗、机械通气及调节液体平衡等。

（一）原发病的治疗

治疗 ARDS 的首要原则和基础，应是积极寻找原发病并予以彻底治疗。感染是 ARDS 的常见原因，也是 ARDS 的首位高危因素，应及早给予经验性抗生素治疗，再根据治疗反应和药敏试验调整；如 ARDS 为严重创伤引起，应排除禁忌后予手术干预。此外，应避免直接和间接诱发肺损伤的因素，如避免大量输血和输液，避免机械通气时气道峰压过高等，均有助于控制 ARDS 病情进展。

（二）纠正缺氧

采取有效措施尽快提高 PaO_2。一般需要高浓度给氧，使 $PaO_2 \geqslant 60mmHg$ 或 $SaO_2 \geqslant 90\%$。轻症者可使用面罩给氧，但多数需要使用机械通气。

（三）机械通气

尽管 ARDS 机械通气的指征尚无统一标准，多数学者认为一旦诊断为 ARDS，应尽早进行机械通气。轻度 ARDS 患者可试用经鼻高流量给氧（HFNO）或无创正压通气（NIPPV），无效或病情加重时尽快气管插管行有创机械通气，对于中度 ARDS 中 $PaO_2 / FiO_2 > 150mmHg$ 的患者也可尝试行无创机械通气，但大部分重度 ARDS 需要行插管，而无法从无创正压通气中获益。机械通气的目的是维持充分的通气和氧合，以支持脏器功能。ARDS 机械通气的关键在于：复张萎陷的肺泡并使其维持开放状态，以增加肺容积和改善氧合，同时避免肺泡过度扩张和反复开闭所造成的损伤。目前，ARDS 的机械通气推荐采用肺保护性通气策略，主要措施包括合适水平的 PEEP（$< 30cmH_2O$）和小潮气量（6ml/kg）。

1. PEEP 的调节　适当水平的 PEEP 可使萎陷的小气道和肺泡再开放，防止肺泡随呼吸周期反复开闭，使呼气末肺容量增加，并可减轻肺损伤和肺泡水肿，从而改善肺泡弥散功能和通气/血流比例，减少肺内分流，达到改善氧合和肺顺应性的目的。但 PEEP

可增加胸内正压，减少回心血量，并有加重肺损伤的潜在危险。因此在应用 PEEP 时应注意：①对血容量不足的患者，应补充足够的血容量以代偿回心血量的不足；同时不能过量，以免加重肺水肿。②从低水平开始，先用 5cmH$_2$O，逐渐增加至合适的水平，争取维持 PaO$_2$ > 60mmHg 而 FiO$_2$ < 0.6。一般 PEEP 水平为 8 ~ 18cmH$_2$O。

2. 小潮气量　ARDS 机械通气采用小潮气量，即 6 ~ 8ml/kg，旨在将吸气平台压控制在 30 ~ 35cmH$_2$O 以下，防止肺泡过度扩张。为保证小潮气量，可允许一定程度的 CO$_2$ 潴留和呼吸性酸中毒（pH 7.25 ~ 7.30），即允许性高碳酸血症。合并代谢性酸中毒时需要适当补碱。

3. 通气模式　对 ARDS 患者机械通气时如何选择通气模式尚无统一标准。压力控制通气可以保证气道吸气压不超过预设水平，避免呼吸机相关性肺损伤，因而较容量控制通气更常用。其他可选的通气模式包括双相气道正压通气、压力释放通气等。

4. 其他呼吸支持　行机械通气后氧合继续不改善，在循环稳定的基础上，可尝试行肺复张。对于中重度 ARDS 患者（PaO$_2$/FiO$_2$ < 150mmHg）建议行俯卧位通气，每天持续 12 小时以上，注意需要间隔固定时间移动患者体位，避免压疮。对于俯卧位通气仍无法改善低氧的 ARDS 患者，可考虑进行体外膜氧合（ECMO）治疗，通常采用的模式是 V–V ECMO。ECMO 可看成是机械通气治疗的延伸，其治疗效果目前仍有争议。目前 V–V ECMO 治疗 ARDS 的指征：

（1）重度 ARDS，诱因可逆，机械通气时间在 7 天以内。

（2）PaO$_2$/FiO$_2$ < 50mmHg 维持 3 小时以上；或 PaO$_2$/FiO$_2$ < 80mmHg 维持 6 小时以上；或 pH < 7.25，呼吸频率设置在 35 次/分时，PaCO$_2$ ≥ 60mmHg 维持 6 小时以上。

（四）液体容量管理

为减轻肺水肿，应合理限制液体入量，以可允许的较低循环容量来维持有效循环，保持肺处于相对"干"的状态。在血压稳定和保证脏器组织灌注前提下，液体出入量宜轻度负平衡，可使用利尿药促进水肿的消退。关于补液性质尚存在争议，由于毛细血管通透性增加，胶体物质可渗至肺间质，所以在 ARDS 早期，除非有低蛋白血症，不宜输注过多胶体液。有低血压和重要脏器（如肾）低灌注的患者应首先保证充足的血容量，可考虑在适当补液后加用血管活性药物来保证重要器官灌注并保持氧运输正常化。

（五）营养支持与监护

ARDS 时机体处于高代谢状态，应补充足够的营养。静脉营养可引起感染和血栓形成等并发症，应提倡全胃肠营养，不仅可避免静脉营养的不足，而且能够保护胃肠黏膜，防止肠道菌群移位。动态监测呼吸、循环、水电解质、酸碱平衡及其他重要脏器的功能，以便及时调整治疗方案。

（六）其他治疗

1. 神经肌肉阻滞剂　重症 ARDS 患者采用肺保护性机械通气时，单纯使用镇静药不足以保证人机同步。不建议在所有 ARDS 患者中均使用神经肌肉阻滞剂，仅在中重度 ARDS 患者早期使用镇静药物仍有躁动与人机对抗时，48 小时内早期使用神经肌肉阻滞剂肌松药物（顺阿曲库铵）可提高患者生存率，减少呼吸机使用天数，且不会增加 ICU 获得性肌肉麻痹风险，但其广泛应用于临床之前还需要更多研究加以验证。

2. 糖皮质激素　在 ARDS 早期和晚期均有许多研究试图用糖皮质激素减轻肺内肺炎反应，建议中重度的 ARDS 患者或氧合无法维持，或合并休克时，在诊断后的 24 小时内加用糖皮质激素治疗（1～2mg/kg 泼尼松当量），用药时间 1 周以内或根据临床需要决定糖皮质激素的剂量和用药时间，用药持续时间超过 7 天需要采取剂量递减。目前证据不支持用大剂量糖皮质激素治疗 ARDS 患者。大剂量氨溴索也可减少 IL-6 和 TNF-α 释放，具有明显的抗炎作用。

3.肺表面活性物质及抑制剂治疗 吸入一氧化碳（NO）和依前列醇可短期改善氧合，但不能提高 ARDS 患者存活率，也不能缩短机械通气时间。针对 ARDS 患者，在常规治疗的基础上，建议轻中度（ARDS）患者在诊断后的 24 小时内加用 4.8mg/（kg·d）的中性粒细胞弹性蛋白酶抑制剂（目前主要是西维来司他钠）治疗，疗程不超过 14 天。

4.抗凝 建议低出血风险（HAS-BLED 评分 0 ～ 2 分）的患者接受肝素预防性抗凝治疗，皮下注射低分子肝素的剂量为 2500 ～ 5000U/d。肌酐清除率小于 30ml/min 者不建议使用低分子肝素。高危患者可予下肢加压绷带。ARDS 为深静脉血栓（DVT）及肺栓塞的高危因素。

5.血液净化 可改善心肺功能，减少肺水肿，降低肺渗透性和炎症反应，降低促炎细胞因子的血浆浓度。联合血液净化和 ECMO 治疗 ARDS 被证实在动物实验中有效，但是还缺乏临床研究的数据支持。

6.其他药物及中药 人角质细胞生长因子 2（KGF-2）和骨髓间充质干细胞（BM-MSC）也有改善肺损伤的作用。传统中药血必净注射液能够减轻 ARDS 患者的炎症反应和改善预后，在国家抗击新冠指南中得到推荐。姜黄素也已被国际同行认可，有一定治疗肺损伤的作用。

7.拔管后通气 与传统氧疗或无创正压通气相比，建议使用经鼻高流量给氧（HFNO），并根据患者的临床情况及时调整。

（七）预后

文献系统综述提示 ARDS 的病死率为 26% ～ 44%。预后与原发病和疾病严重程度明显相关，感染中毒症或免疫力功能低下患者并发条件致病菌引起肺炎病人预后极差。ARDS 单纯死于呼吸衰竭者仅占 16%，49% 的患者死于 MODS。另外老年患者（年龄超过60岁）预后不佳。有效的治疗策略和措施是降低病死率、改善预后的关键因素。ARDS存活者大部分肺能完全恢复，部分遗留肺纤维化。

四、诊治流程

ARDS诊治流程见图6-7。

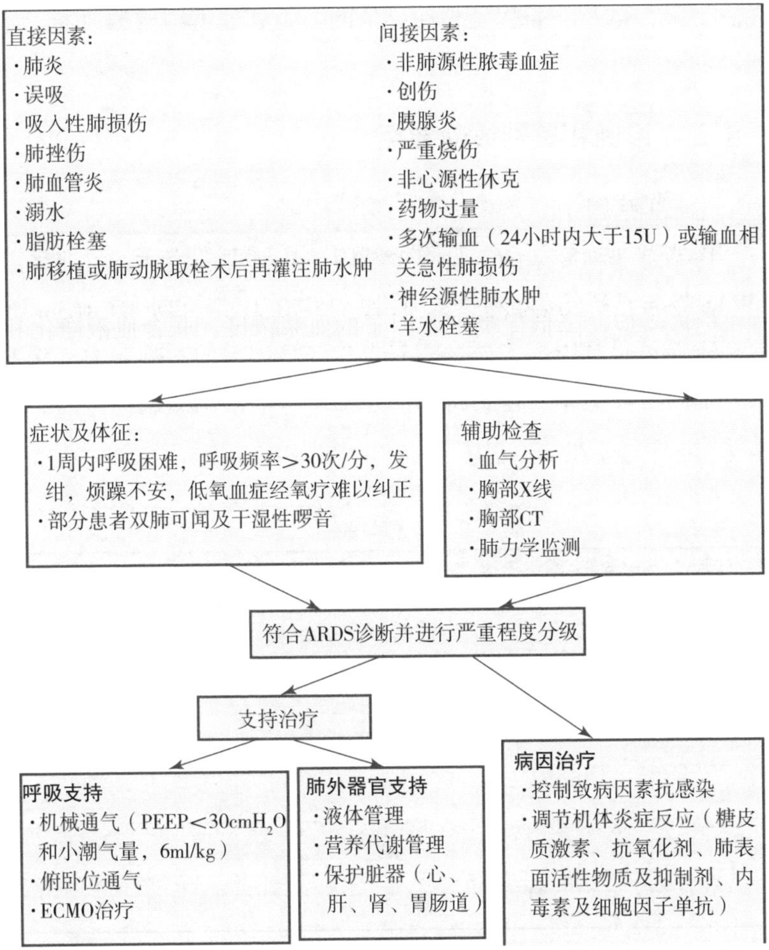

图 6-7　ARDS 诊治流程

第三节 支气管哮喘

一、疾病概述

支气管哮喘（bronchial asthma）简称哮喘，是一种以慢性气道炎症和气道高反应性为特征的异质性疾病。其主要特征包括气道慢性炎症，气道对多种刺激因素呈现的高反应性，多变的可逆性气流受限，以及随病程延长而导致的一系列气道结构的改变，即气道重构。

二、诊断和鉴别诊断要点

（一）病因

哮喘是一种复杂的、具有多基因遗传倾向的疾病，目前采用GWAS鉴定了多个哮喘易感基因，如 YLK40、IL6R、PDE4D、IL33 等。具有哮喘易感基因的人群发病与否受环境因素的影响较大，深入研究基因 – 环境相互作用将有助于揭示哮喘发病的遗传机制。常见哮喘危险因素见表 6-9。

表 6-9　常见哮喘危险因素

急性上呼吸道感染	病毒、细菌等
室内变应原	尘螨、家养宠物、蟑螂等
室外变应原	花粉、草粉等
职业性变应原	油漆、活性染料等
食物	鱼、虾、蛋类、牛奶等
药物	阿司匹林、抗生素等
非变应原性因素	大气污染、吸烟、运动、肥胖等

（二）发病机制及病理

1. 发病机制 哮喘的发病机制尚未完全阐明，目前可概括为气道免疫 - 炎症机制、神经调节机制及其相互作用。

2. 病理 气道慢性炎症作为哮喘的基本特征，若哮喘长期反复发作，可见支气管平滑肌肥大 / 增生、气道上皮细胞黏液化生、上皮下胶原沉积和纤维化、血管增生及基底膜增厚等气道重构的表现。

（三）临床表现

1. 症状 典型症状为发作性伴有哮鸣音的呼气性呼吸困难，可伴有气促、胸闷或咳嗽，症状可在数分钟内发作，并持续数小时至数天，常在夜间及凌晨发作或加重，多数患者可自行缓解或经治疗后缓解。

哮喘具体临床表现形式及严重程度在不同时间表现为多变性。有些患者尤其是青少年，其哮喘症状在运动时出现，称为运动性哮喘。对以咳嗽为唯一症状的不典型哮喘，称之为咳嗽变异性哮喘（CVA）；对以胸闷为唯一症状的不典型哮喘，称之为胸闷变异性哮喘（CTVA）。临床上还存在没有喘息症状的不典型哮喘，患者可表现为发作性咳嗽、胸闷或其他症状。

2. 体征 发作时典型的体征为双肺可闻及广泛的哮鸣音，呼气音延长。但非常严重的哮喘发作，哮鸣音反而减弱，甚至完全消失，表现为"沉默肺"，是病情危重的表现。非发作期体检可无异常发现，故未闻及哮鸣音，不能排除哮喘。

（四）辅助检查

1. 实验室检查

（1）痰嗜酸性粒细胞计数。

（2）特异性变应原检测。

（3）动脉血气分析。

2. 肺功能检测

（1）通气功能检测：哮喘发作时呈阻塞性通气功能障碍表现，用力肺活量（FVC）正常或下降，第一秒用力呼气容积（FEV_1）、1 秒率（$FEV_1/FVC\%$）及最大呼气流量（PEF）均下降；残气量及残气量与肺总量比值增加。其中以 $FEV_1/FVC\% < 70\%$ 或 FEV_1 低于正常预计值的 80% 为判断气流受限的最重要指标。

（2）支气管激发试验（BPT）：用于测定气道反应性，适用于非哮喘发作期、FEV_1 在正常预计值 70% 以上患者的检查。通常以使 FEV_1 下降 20% 所需吸入乙酰甲胆碱或组胺累积剂量（PD20-FEV_1）或浓度（PC20-FEV_1）来表示，如 FEV_1 下降 ≥ 20%，判断结果为阳性，提示存在气道高反应性。

（3）支气管舒张试验（BDT）：用于测定气道的可逆性改变。当吸入支气管舒张剂（沙丁胺醇 / 特布他林）20 分钟后重复测定肺功能，FEV_1 较用药前增加 ≥ 12%，且其绝对值增加 ≥ 200ml，判断结果为阳性，提示存在可逆性的气道阻塞。

（4）呼吸流量峰值（PEF）及其变异率测定：PEF 平均每日昼夜变异率（连续 7 天，每日 PEF 昼夜变异率之和 /7）> 10%，或 PEF 周变异率 {（2 周内最高 PEF 值 − 最低 PEF 值）/[（2 周内最高 PEF 值 + 最低 PEF 值）× 1/2]× 100%}＞ 20%，提示存在气道可逆性的改变。

（5）呼出气一氧化氮（FeNO）检测。

3. 胸部 X 线 /CT 检查　　哮喘发作时胸部 X 线可见两肺透亮度增加，呈过度通气状态，缓解期多无明显异常。胸部 CT 在部分患者可见支气管壁增厚、黏液阻塞。

（五）诊断

1. 诊断标准　支气管哮喘诊断标准见表 6-10。

表 6-10 　支气管哮喘诊断标准

	典型症状及体征	可变气流受限客观检查
诊断	a.反复发作喘息、气急、胸闷或咳嗽，夜间及晨间多发，常与接触变应原因素有关	a.支气管舒张试验阳性
	b.发作时双肺可闻及散在或弥漫性哮鸣音，呼气相延长	b.支气管激发试验阳性
	c.上述症状和体征可经治疗缓解或自行缓解	c.平均每日 PEF 昼夜变异率＞10% 或 PEF 周变异率＞20%

符合上述症状和体征，同时具备气流受限客观检查中的任一条，排除其他原因

咳嗽变异性哮喘：指咳嗽作为唯一或主要症状，无喘息、气急等典型哮喘症状，同时具备可变气流受限客观检查中的任一条，除外其他疾病所引起的咳嗽。

2. 哮喘的分期及控制水平分级　哮喘可分为急性发作期、慢性持续期和临床缓解期。急性发作期病情严重程度分级见表 6-11，慢性持续期控制水平分级见表 6-12。

表 6-11 　哮喘急性发作期病情严重程度分级

严重程度	症状
轻度	步行或上楼时气短，可有焦虑，呼吸频率轻度增加，闻及散在哮鸣音，肺通气功能和血气检查正常
中度	稍事活动感气短，讲话常有中断，时有焦虑，呼吸频率增加，可有三凹征，闻及响亮、弥漫的哮鸣音，心率增快，可出现奇脉，使用支气管舒张剂后 PEF 占预计值的 60% ～ 80%，SaO_2 91% ～ 95%

续表

严重程度	症状
重度	休息时感气短，端坐呼吸，只能发单字表达，常有焦虑和烦躁，大汗淋漓，呼吸频率＞30 次 / 分，常有三凹征，闻及响亮、弥漫的哮鸣音，心率增快，常＞120 次 / 分，奇脉，使用支气管舒张剂后 PEF 占预计值＜60% 或绝对值＜100L/min 或作用时间＜2 小时，PaO_2＜60mmHg，$PaCO_2$＞45mmHg，SaO_2≤90%，pH 可降低
危重	患者不能讲话，嗜睡或意识模糊，胸腹矛盾运动，哮鸣音减弱甚至消失，脉率变慢或不规则，严重低氧血症和高二氧化碳血症，pH 降低

表 6-12　哮喘慢性持续期控制水平分级

A 哮喘症状控制			哮喘症状控制水平		
			良好控制	部分控制	未控制
过去 4 周，患者存在			无	存在 1 ～ 2 项	存在 3 ～ 4 项
日间哮喘症状＞2 次 / 周	是□	否□			
夜间因哮喘憋醒	是□	否□			
使用缓解药次数＞2 次 / 周	是□	否□			
哮喘引起的活动受限	是□	否□			
B 未来风险评估（急性发作风险，病情不稳定，肺功能迅速下降，药物不良反应）					
与未来不良事件风险增加的相关因素包括：临床控制不佳；过去一年频繁急性发作；曾因严重哮喘而住院治疗；FEV_1 低；烟草暴露；高剂量药物治疗					

（六）鉴别诊断

1. 左心衰竭引起的呼吸困难　患者多有高血压、冠状动脉粥样硬化性心脏病、风湿性心脏病等病史和体征，突发气急，端

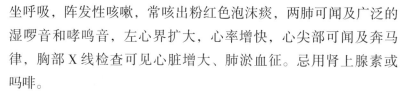

坐呼吸，阵发性咳嗽，常咳出粉红色泡沫痰，两肺可闻及广泛的湿啰音和哮鸣音，左心界扩大，心率增快，心尖部可闻及奔马律，胸部 X 线检查可见心脏增大、肺淤血征。忌用肾上腺素或吗啡。

2. 慢性阻塞性肺疾病（COPD） 多见于中老年人，有长期吸烟或接触有害气体的病史或慢性咳嗽史，喘息长年存在，有加重期。体检双肺呼吸音明显下降，可有肺气肿体征，两肺或可闻及湿性啰音。如患者同时具有哮喘和 COPD 的特征，可以诊断哮喘合并 COPD 或 COPD 合并哮喘。

3. 上气道阻塞 中央型支气管肺癌、气管支气管结核、复发性多软骨炎等气道疾病或异物吸入，导致支气管狭窄或伴发感染时，可出现喘鸣或类似哮喘样呼吸困难，肺部可闻及哮鸣音。但根据病史、吸气性呼吸困难、痰细胞学或细菌学、CT 检查、支气管镜检查可鉴别。

4. 变态反应性支气管肺曲菌病（ABPA） 常以反复哮喘发作为特征，可咳出棕褐色黏稠痰块或咳出树枝状支气管管型。痰嗜酸性粒细胞数增加，痰镜检或培养可查及曲菌。胸部 X 线呈游走性或固定性浸润病灶，CT 可显示近端支气管呈囊状或柱状扩张。曲菌抗原皮肤试验呈双相反应，曲菌抗原特异性沉淀抗体（IgG）测定阳性，血清总 IgE 显著升高。

（七）并发症

严重发作时可并发气胸、纵隔气肿、肺不张；长期反复发作或感染可致慢性并发症，如 COPD、支气管扩张、间质性肺炎和肺源性心脏病。

三、急诊治疗要点

目前哮喘不能根治，其治疗的目标是长期控制症状、预防未来风险的发生，即在使用最小有效剂量药物治疗的基础上或不用药物，能使患者与正常人一样生活、学习和工作。

（一）确定并减少危险因素接触

部分患者能找到引起哮喘发作的变应原或其他非特异刺激因素，使其脱离并长期避免接触这些危险因素是防治哮喘最有效的方法。

（二）药物治疗

1. 药物分类和作用特点　哮喘治疗药物分为控制性药物和缓解性药物（表6-13）。前者指需要长期使用的药物，主要用于治疗气道慢性炎症而使哮喘维持临床控制，亦称抗炎药。后者指按需使用的药物，通过迅速解除支气管痉挛从而缓解哮喘症状，亦称解痉平喘药。

表6-13　哮喘治疗药物分类

缓解性药物	控制性药物
短效 β_2 受体激动剂（SABA）	吸入性糖皮质激素（ICS）
短效胆碱受体拮抗剂（SAMA）	白三烯调节剂
短效茶碱	长效 β_2 受体激动剂（LABA，不单独使用）
全身用糖皮质激素	缓释茶碱
	色甘酸钠
	抗 IgE 抗体
	抗 IL-5 抗体
	联合药物（如 ICS/LABA）

（1）糖皮质激素：简称激素，是目前控制哮喘最有效的药物。激素通过作用于气道炎症形成过程中的诸多环节，有效抑制气道炎症。分为吸入、口服和静脉三种制剂。

①吸入：ICS 由于其局部抗炎作用强、全身不良反应少，是哮喘长期治疗的首选药物。常用药物有倍氯米松、布地奈德、氟替卡松、环索奈德、莫米松等。长期吸入较大剂量 ICS（＞1000μg/d）者应注意预防全身性不良反应。可用于轻、中度哮喘急性发作的治疗。

②口服：常用泼尼松和泼尼松龙。用于吸入激素无效或需要短期加强治疗的患者。起始 30～60mg/d，后逐渐减量至≤10mg/d，然后停用或改用吸入剂。不主张长期口服激素维持哮喘控制的治疗。

③静脉：重度或严重哮喘发作时应及早静脉给予激素。可选择琥珀酸氢化可的松，常用量 100～400mg/d，或甲泼尼龙，常用量 80～160mg/d。症状缓解后逐渐减量，然后改口服和吸入剂维持。地塞米松因半衰期较长、不良反应较多，宜慎用。

（2）β_2 受体激动剂：主要通过激动气道的 β_2 受体，舒张支气管、缓解哮喘症状。分为 SABA（维持 4～6 小时）和 LABA（维持 10～12 小时），其中 LABA 又可分为快速起效（数分钟起效）和缓慢起效（30 分钟起效）两种。

①SABA：为治疗哮喘急性发作的首选药物。吸入、口服和静脉三种制剂，首选吸入给药。常用药物有沙丁胺醇和特布他林。SABA 应按需间歇使用，不宜长期、单一使用。不良反应有心悸、骨骼肌震颤、低钾血症等。

②LABA：与 ICS 联合是目前最常用的哮喘控制性药物。常用 LABA 有沙美特罗和福莫特罗。福莫特罗属快速起效的 LABA，也可按需用于哮喘急性发作的治疗。目前常用 ICS 加 LABA 的联合制剂有：氟替卡松/沙美特罗吸入干粉剂，布地奈德/福莫特罗吸入干粉剂。LABA 不能单独用于哮喘的治疗。

（3）白三烯调节剂：通过调节白三烯的生物活性而发挥抗炎作用，同时可以舒张支气管平滑肌，是目前除 ICS 外唯一可单独应用的哮喘控制性药物，可作为轻度哮喘 ICS 的替代治疗药物和中、重度哮喘的联合治疗用药，尤适用于阿司匹林哮喘、运动性哮喘和伴有过敏性鼻炎哮喘患者的治疗。常用药物有孟鲁司特（10mg，每天 1 次）和扎鲁司特（20mg，每天 2 次）。

（4）茶碱类药物：通过抑制磷酸二酯酶，提高平滑肌细胞内的 cAMP 浓度，起到舒张支气管和气道抗炎作用，是目前治疗哮喘的有效药物之一。

①口服：用于轻至中度哮喘急性发作及哮喘的维持治疗。常用药物有氨茶碱和缓释茶碱。常用剂量每日 6～10mg/kg 的口服缓释茶碱尤适用于夜间哮喘症状的控制。小剂量缓释茶碱与 ICS 联合是目前常用的哮喘控制性药物之一。

②静脉：氨茶碱首剂负荷剂量为 4～6mg/kg，注射速度 ≤ 0.25mg/（kg·min），维持剂量为 0.6～0.8mg/（kg·h）。最大用量 < 1.0g/d（包括口服和静脉给药）。静脉给药主要用于重症和危重症哮喘。主要不良反应包括恶心、呕吐、心律失常、血压下降及多尿，偶可兴奋呼吸中枢，严重者可引起抽搐乃至死亡。安全有效血药浓度为 6～15mg/L。

（5）抗胆碱药：通过阻断节后迷走神经通路，降低迷走神经张力而起到舒张支气管、减少黏液分泌的作用。分为 SAMA（维持 4～6 小时）和长效抗胆碱药（LAMA，维持 24 小时）。常用的 SAMA（异丙托溴铵）有 MDI 和雾化溶液两种剂型，用于哮喘急性发作的治疗。常用的 LAMA（噻托溴铵），有干粉吸入剂和喷雾剂，用于哮喘合并 COPS 患者的长期治疗。

（6）抗 IgE 抗体：是一种人源化重组鼠抗人 IgE 单克隆抗体，具有阻断游离 IgE 与 IgE 效应细胞表面受体结合的作用。该药的临床远期疗效与安全性有待进一步观察。

（7）抗 IL-5 治疗：IL-5 是促进嗜酸性粒细胞增多、在肺内聚集和活化的重要细胞因子。对于高嗜酸性粒细胞血症的哮喘患者治疗效果好。

2. 急性发作期的治疗　其目标是尽快缓解气道痉挛，纠正低氧血症，恢复肺功能，预防进一步恶化或再次发作，防治并发症。对所有急性发作的患者都要制订个体化的长期治疗方案。治疗用药见表 6-14。

表 6-14　急性发作期治疗用药

严重程度	药物	用法
轻度	SABA，效果不佳加用 SAMA	1 ～ 2 喷 /20 分钟，后调整至 1 ～ 2 喷 /3 ～ 4 小时
中度	SABA，联合 SAMA 及激素	第 1 小时持续雾化吸入
重度	SABA，联合 SAMA、激素及茶碱，必要时机械通气	持续雾化吸入，尽早静脉激素

注：给予机械通气治疗指征主要包括：呼吸肌疲劳、$PaCO_2 \geqslant 45mmHg$，意识改变（需要进行有创机械通气）。

3. 慢性持续期的治疗　应在评估和监测患者哮喘控制水平的基础上，定期根据长期治疗分级方案作出调整，以维持患者的控制水平。长期治疗方案见表 6-15。

当达到哮喘控制之后并能够维持至少 3 个月以上，且肺功能恢复并维持平稳状态，可考虑降级治疗。建议减量方案如下：①单独使用中至高剂量 ICS 的患者，将剂量减少 50%；②单独使用低剂量 ICS 的患者可改为每日 1 次用药；③联合吸入 ICS/LABA 的患者，先将 ICS 剂量减少 50%，继续使用联合治疗。当达到低剂量联合治疗时，可选择改为每天 1 次联合用药或停用 LABA，单用 ICS 治疗。若患者使用最低剂量控制药物达到哮喘控制 1 年，并且哮喘症状不再发作，可考虑停用药物治疗。以上方案为基本原则，必须个体化，以最小量、最简单的联合、不良反应最少、达到最佳哮喘控制为原则。

表 6-15　哮喘长期治疗方案

治疗方案	第 1 级	第 2 级	第 3 级	第 4 级	第 5 级
推荐选择控制性药物	不需要使用药物	低剂量 ICS	低剂量 ICS 加 LABA	中 / 高剂量 ICS 加 LABA	加其他治疗，如口服糖皮质激素
其他选择控制性药物	低剂量 ICS	白三烯受体拮抗剂	中 / 高剂量 ICS	中 / 高剂量 ICS 加 LABA 加 LAMA	加 LAMA
		低剂量茶碱	低剂量 ICS 加白三烯受体拮抗剂	高剂量 ICS 加白三烯受体拮抗剂	加 IgE 单克隆抗体
			低剂量 ICS 加茶碱	高剂量 ICS 加茶碱	加 IL-5 单克隆抗体
缓解性药物	按需使用 SABA	按需使用 SABA	按需使用 SABA 或低剂量布地奈德 / 福莫特罗或倍氯米松 / 福莫特罗		

注：推荐选用的治疗方案，但也要考虑患者的实际状况，如经济收入和当地的医疗资源等。低剂量 ICS 指每日吸入布地奈德（或等效其他 ICS）200 ～ 400μg，中等剂量＞ 400 ～ 800μg，高剂量＞ 800 ～ 1600μg。

4. 免疫疗法　分为特异性和非特异性两种。特异性免疫治疗又称为脱敏疗法或减敏疗法。适用于变应原明确，且在严格的环境控制和药物治疗后仍控制不良的哮喘患者。一般需要治疗 1 ～ 2 年，若治疗反应良好，可坚持 3 ～ 5 年。非特异性免疫治疗，如注射卡介苗及其衍生物、转移因子、疫苗等，有一定辅助的疗效。

咳嗽变异性哮喘和胸闷变异性哮喘的治疗原则与典型哮喘治疗相同。大多数患者可选择吸入低剂量 ICS 联合长效 β_2 受体激动剂或白三烯调节剂、缓释茶碱，必要时可短期口服小剂量激素治疗。疗程则可以短于典型哮喘。

重症哮喘，是指在过去 1 年中 > 50% 时间需要给予高剂量 ICS 联合 LABA 和（或）LTRA/ 缓释茶碱，或全身激素治疗，才能维持哮喘控制，或即使在上述治疗下仍不能控制的哮喘。治疗包括：①首先排除患者治疗依从性不佳，并排除诱发加重或使哮喘难以控制的因素；②给予高剂量 ICS 联合 / 不联合口服激素，加用白三烯调节剂、抗 IgE 抗体联合治疗；③其他可选择的治疗包括免疫抑制剂、支气管热成形术等。

（三）哮喘的管理及预后

哮喘患者的教育与管理是提高疗效，减少复发，提高生活质量的重要措施。为每位初诊哮喘患者制订长期防治计划，防止复发、保持长期稳定的方案。

通过长期规范化治疗，儿童哮喘临床控制率可达 95%，成人可达 80%。轻症患者容易控制；病情重，气道反应性增高明显，出现气道重构，或伴有其他过敏性疾病者则不易控制。若长期反复发作，可并发肺源性心脏病。

四、哮喘急性发作诊治流程

哮喘急性发作诊治流程见图 6-8。

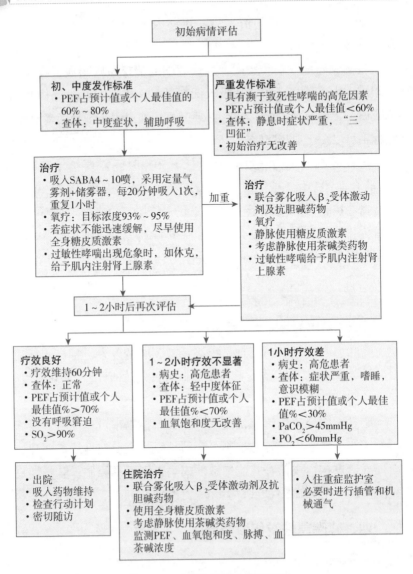

图 6-8　哮喘急性发作诊治流程

第四节　重症肺炎

一、疾病概述

（一）概念

重症肺炎（severe pneumonia，SP）是由肺组织（细支气管、肺泡、间质）炎症发展到一定疾病阶段，恶化加重形成，引起器官功能障碍甚至危及生命。社区获得性肺炎（CAP）、医院获得性肺炎（HAP）、健康护理（医疗）相关性肺炎（HCAP）、呼吸机相关性肺炎（VAP）、免疫低下宿主相关肺炎（ICHP）均可引起重症肺炎。重症肺炎病死率高达30%～50%。

（二）发病机制

足够数量的具有致病力的病原菌侵入肺部，引起炎症介质，损害肺部上皮细胞及间质结构，造成功能损害，引起呼吸困难、低氧血症、呼吸衰竭，严重者出现全身炎症反应综合征（SIRS）/代偿性抗炎症反应综合征（CARS），甚至多器官功能障碍综合征（MODS）。

二、诊断与鉴别诊断要点

（一）临床表现

寒战，高热，但亦有体温不升者，可伴头痛，全身肌肉酸痛，疲乏，口鼻周围出现疱疹，多有咳嗽，可为干咳、伴黏痰或脓性痰，可有咯血、咳嗽，吸气时胸痛，双肺闻及干、湿性啰音，合并胸膜炎者可闻及胸膜摩擦音；重症患者气促、进行性呼吸困难、呼吸窘迫，可见"三凹征"，口唇发绀，并发神经系统症状（嗜睡、昏睡、烦躁）及循环衰竭（脉细数、血压下降、休克，四肢皮肤湿冷）；若为流感病毒引起则可合并肺炎、脑炎、心肌炎、急性心肌梗死等并发症。

（二）辅助检查

1. 血液相关检查

（1）血、尿、便常规：血常规白细胞计数 > （10～30）× 10^9/L，或 < 4×10^9/L，中性粒细胞多 80% 以上，并有中毒颗粒、核左移注意白细胞、中性粒细胞、淋巴细胞百分比，了解感染严重程度；血小板计数进行性下降多提示预后不良。尿、便常规排除有无泌尿系感染、尿液浓缩程度及是否合并消化道出血。

（2）动脉血气分析：第一时间并连续多次监测动脉血气分析。重点关注 pH、PaO_2、$PaCO_2$、BE、HCO_3^-。了解缺氧、二氧化碳潴留情况，指导机械通气患者呼吸机参数调整。

（3）生化检测：监测乳酸、肝肾功能、血糖、电解质、白蛋白等指标。其中乳酸 ≥ 4mmol/L 多提示预后不良，而乳酸持续增高较单次测定值更能反映预后，建议连续监测。重症患者合并肝肾功能损伤、低钠血症、低磷血症要警惕军团菌肺炎。

（4）凝血功能：作为重症肺炎患者的常规检测和监测指标。

（5）C 反应蛋白（CRP）：反映机体的急性炎症状态，敏感性高但特异性低。CRP > 10mg/L 提示急性炎症反应。

（6）白介素 6（IL-6）：可反映脓毒血症预后及抗生素治疗效果；> 250pg/ml 时提示可能为脓毒症，> 1000pg/ml 提示预后不良。

（7）降钙素原（PCT）：与感染的严重程度和预后密切相关，可作为重度感染的早期预测指标。PCT 对临床抗菌药物治疗指导意义如下：① PCT < 0.25μg/L 时，可不使用抗菌药物进行治疗；② 0.25μg/L ≤ PCT < 0.5μg/L 时，考虑可能存在局部感染，建议查找感染源并复查，可以使用抗菌药物治疗；③ PCT > 0.5μg/L 时，强烈考虑存在细菌感染和全身炎症反应，必须严格遵循抗菌药物的使用方法及原则进行治疗；④ PCT 2～10μg/L 提示脓毒症发生可能，需要每日复查并评估目前脓毒症治疗方案；⑤ PCT ≥ 10μg/

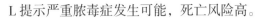

L 提示严重脓毒症发生可能，死亡风险高。

2. 病原学检查　进行痰涂片及培养、血培养、胸腔积液培养、肺泡灌洗、非典型病原体筛查、呼吸道病毒筛查、嗜肺军团菌 1 型尿抗原及肺炎链球菌尿抗原等，必要时送检宏基因检测明确病原体。

（1）呼吸道病毒核酸检测：甲、乙型流感病毒，禽流感病毒，鼻病毒，副流感病毒，冠状病毒，腺病毒及呼吸道合胞病毒等呼吸道病毒。

（2）病原体抗体检测：军团菌、肺炎支原体、肺炎衣原体、沙眼衣原体、结核分枝杆菌。

（3）常见真菌检测：G 试验（除隐球菌和接合菌以外的侵袭性真菌）、血液或支气管肺泡灌洗液（隐球菌）、GM 试验（侵袭性曲霉）。

3. 影像学检查

（1）胸部 X 线：早期表现为肺纹理增多或某一个肺段有淡薄、均匀阴影，实变期肺内可见大片均匀致密阴影，重症患者进展迅速，呈大片状阴影；常为多叶或双侧改变，阴影吸收消散较慢；肺部阴影与症状、体征可不一致。卡氏肺孢子虫病影像学表现主要涉及肺泡和肺间质改变。流感病毒性肺炎 X 线见磨玻璃样、线状、网状等间质阴影，累及双肺。

（2）胸部 CT：主要表现为肺多叶多段高密度病灶，在病灶内有时可见空气支气管征象，于肺段病灶周围可见斑片状及腺泡样结节病灶，病灶沿支气管分支分布。新型冠状病毒性肺炎患者大多 CT 影像变化快，典型表现为：肺内磨玻璃影、可见混在密度影，血管影增粗，可见铺路石征，重症者双肺弥漫性病变，多伴条索影及空气支气管征。肺炎支原体肺炎病变多为边缘模糊、密度较低的云雾样片状浸润影，从肺门向外周肺野放射，肺实质受累时也可呈大片实变影，部分病例表现为段性分布或双肺弥漫分布的网状及结节状间质浸润影。军团菌肺炎相对特异性的影像学表现是磨玻璃影中混杂着边缘相对清晰的实变影，且实变范围主要集中于肺门周围而非周边区域。

（三）诊断

1. 肺炎　具备下述前 4 项中任何 1 项加上第 5 项，并除外肺结核、肺部肿瘤、非感染性肺间质性疾病、肺水肿、肺不张、肺栓塞、肺嗜酸性粒细胞浸润症、肺血管炎等即可诊断。包括：①新近出现的咳嗽、咯痰或原有呼吸道症状加重，出现脓性痰，伴或不伴胸痛；②发热；③肺实变体征和（或）湿性啰音；④外周血白细胞计数 $> 10 \times 10^9/L$ 或 $< 4 \times 10^9/L$，伴或不伴核左移；⑤胸部影像学检查显示新出现片状、斑片状浸润性阴影或间质性改变，伴或不伴胸腔积液。

2. 社区获得性肺炎（CAP）　是指在医院外罹患的感染性肺炎，包括具有明确潜伏期的病原体感染而在入院后平均潜伏期内发病的肺炎，其重症者称为重症社区获得性肺炎（SCAP）。

3. 医院获得性肺炎（HAP）　是指患者入院时不存在，也不处于感染潜伏期内，而于入院 48 小时后在医院发生的肺炎，其重症者称为重症医院获得性肺炎（SHAP）。

4. 特殊类型肺炎

（1）新型冠状病毒肺炎：新型冠状病毒感染，肺部符合新型冠状病毒肺炎的新发影像学异常。①重型：符合下列任何一条。a. 出现气促，呼吸频率 ≥ 30 次 / 分；b. 静息状态下，吸空气时指氧饱和度 ≤ 93%；c. 氧合指数 ≤ 300mmHg；d. 临床症状进行性加重，肺部影像学显示 24 ～ 48 小时内病灶明显进展 > 50% 者。②危重型：符合以下情况之一者。a. 出现呼吸衰竭，且需要机械通气；b. 出现休克；c. 合并其他器官功能衰竭需要 ICU 监护治疗。

（2）肺炎支原体肺炎（MPP）：符合 MPP 临床和影像学表现，结合以下任何一项或两项，即可诊断。①单份血清肺炎支原体（MP）抗体滴度 ≥ 1 ∶ 160（颗粒凝集法）；病程中双份血清 MP 抗体滴度上升 4 倍及以上。MP–IgM 抗体一般在感染后 4～5 天出现。② MP–DNA 或 RNA 阳性。

儿童患者重症和危重症的早期预警指标：①治疗后 72 小时持续高热不退；②存在感染中毒症状；③病情和影像学进展迅速，多肺叶浸润；④ CRP、LDH、D- 二聚体、ALT 明显升高，出现的时间越早，病情越重；⑤治疗后低氧血症和呼吸困难难以缓解或进展；⑥存在基础疾病，包括哮喘和原发性免疫缺陷病等疾病；⑦大环内酯类抗菌药物治疗延迟。

（3）流感病毒性肺炎：由甲型流感病毒、乙型流感病毒、副流感病毒等侵犯下呼吸道而引起肺炎，少数病例进展快，迅速进展为间质性肺病，短期出现 ARDS。典型的流感症状、流感病毒检测阳性且合并肺炎，可诊断为流感病毒性肺炎。下呼吸道标本如支气管肺泡灌洗液和肺活检组织标本流感病毒检测阳性，是确诊流感病毒性肺炎的金标准。

（4）军团菌肺炎：根据《中国成人社区获得性肺炎诊断和治疗指南（2016 年版）》，当成人 CAP 患者出现伴相对缓脉的发热、急性发作性头痛、非药物引发的意识障碍或嗜睡、非药物引起的腹泻、休克、急性肝肾功能损伤、低钠血症、低磷血症、对 β- 内酰胺类抗菌药物无应答时，要考虑到军团菌肺炎的可能。军团菌培养阳性是诊断军团菌感染的金标准，但阳性率低，采用支气管肺泡灌洗（BALF）和肺活检标本可提高阳性率；肺军团菌 1 型尿抗原检测可用于早期快速诊断，结果不受先期抗感染治疗影响。

5. 重症肺炎　《中国 2015 年成人 CAP 指南》采用新的简化诊断标准：符合下列 1 项主要标准或 ≥ 3 项次要标准者可诊断为重症肺炎，需要密切观察、积极救治，并建议收住 ICU 治疗。

（1）主要标准：①气管插管需要机械通气；②感染性休克积极液体复苏后仍需要血管活性药物。

（2）次要标准：①呼吸频率 > 30 次 / 分；② PaO_2/FiO_2 <

250mmHg；③多肺叶浸润；④意识障碍和（或）定向障碍；⑤血尿素氮≥ 7mmol/L；⑥低血压需要积极的液体复苏。

（3）美国 IDSA/ATS 制定的次要标准额外加了 3 条：①白细胞减少症（白细胞计数＜ 4×10^9/L）；②血小板减少症（血小板计数＜ 100×10^9/L）；③体温降低（中心体温＜ 36℃）。

（四）鉴别诊断

1. 肺结核 临床表现可与急性干酪性肺炎、大叶性肺炎临床表现、X 线片相似，但肺结核病程一般较长，对一般抗生素治疗无效，痰找结核分枝杆菌、结核 T-spot 检测、PPD 试验均有助于诊断，且试验性抗结核治疗有效。

2. 非感染性呼吸系统急症 吸入性肺损伤、非感染性原因引起的 ARDS、急性放射性肺炎患者发病初期常无明显感染临床表现，结合病程及影像学表现可区分。

三、急诊治疗要点

抗菌药物选择的原则：重症肺炎患者先予以经验性初始抗菌药物治疗，在抗菌药物治疗前留取病原学检测标本。根据临床和流行病学基础，抗菌药物方案应尽量覆盖可能的致病菌。在重症肺炎致病菌未能明确时，推荐广谱抗菌药物治疗。对治疗效果不佳患者更换抗生素前进行药敏试验。

1. 经验性治疗方案

（1）SCAP 及 SHAP 常见病原菌。① SCAP：如肺炎链球菌、流感嗜血杆菌、金黄色葡萄球菌、军团菌、G¯ 杆菌。对于免疫缺陷患者及特殊流行病学史 / 旅行史的患者需要注意病毒、真菌及特殊致病菌感染。② HCAP、HAP、迟发型 VAP：多为多重耐药菌株，如铜绿假单胞菌、不动杆菌、肠杆菌属（肺炎克雷伯菌、大肠埃希菌）及金黄色葡萄球菌。

（2）不同人群常见病原体。①青壮年、无基础疾病患者：肺炎链球菌、金黄色葡萄球菌、流感病毒、腺病毒、军团菌；②老年人（年龄＞65岁）或有基础疾病患者：肺炎链球菌、军团菌、肺炎克雷伯菌等肠杆菌科菌、金黄色葡萄球菌、厌氧菌、流感病毒、RSV病毒；③有结构性肺病患者：铜绿假单胞菌、肺炎链球菌、军团菌、肺炎克雷伯菌等肠杆菌、金黄色葡萄球菌、厌氧菌、流感病毒、RSV病毒。

（3）经验性抗生素选择

①一般抗病原体选择：a. 初始性可给予β- 内酰胺类联合阿奇霉素或氟喹诺酮类治疗；对有铜绿假单胞菌危险因素的患者可予β-内酰胺＋阿奇霉素或β- 内酰胺＋氟喹诺酮治疗。b. 疑有吸入因素时应优先选择氨苄西林/舒巴坦钠、阿莫西林/克拉维酸等有抗厌氧菌活性的药物，或联合应用甲硝唑、克林霉素等。c. 老年有基础疾病有肠杆菌科菌感染可能，可选择哌拉西林/他唑巴坦、头孢哌酮/舒巴坦或厄他培南等碳青霉烯类。d. 一般于热退和主要呼吸道症状明显改善后3～5天停药，不能把肺部阴影完全吸收作为停用抗菌药物的指征。对于普通细菌性感染，如肺炎链球菌，用药至患者热退后72小时即可；对于金黄色葡萄球菌、铜绿假单胞菌、克雷伯菌属或厌氧菌等容易导致肺组织坏死的致病菌所致的感染，建议抗菌药物疗程＞2周；对于非典型病原体治疗反应较慢者疗程可延长至10～14天。

②新型冠状病毒肺炎药物：a. 奈玛特韦/利托那韦片：适用人群为发病5天以内的轻型和普通型且伴有进展为重型高风险因素的成人和青少年。用法：300mg奈玛特韦与100mg利托那韦口服，每天2次，连续5天（肾功能不全患者用法：eGFR 30～59ml/min：奈玛特韦150mg+利托那韦100mg口服，bid，连续5天；eGFR＜30ml/min：不推荐使用）。b. 阿兹夫定片：适用人群为普通型成年患者，用法：5mg口服，每天1次，至多不超过14天。建议在病程相对早、核酸阳性的患者中使用。c. 莫诺拉维胶囊：

适用于发病 5 天以内的轻、中型且伴有进展为重型高风险因素的成年患者。用法：800mg，每 12 小时口服 1 次，连用 5 天。

③肺炎支原体肺炎（MPP）药物：大环内酯类抗生素（首选）、氟喹诺酮类药物、多西环素及米诺环素等四环素类抗生素是治疗肺炎支原体的常用药物，疗程通常需要 10～14 天，部分难治性病例的疗程可延长至 3 周左右，但不宜将肺部阴影完全吸收作为停用抗菌药物的指征。药物用法见表 6-16。

表 6-16　肺炎支原体肺炎药物用法

药物名称	用法用量
多西环素	首剂 200mg 口服后，100mg 口服，每天 2 次
米诺环素	100mg 口服，每天 2 次
左氧氟沙星	500mg 静脉滴注 / 口服，每天 1 次
莫西沙星	400mg 静脉滴注 / 口服，每天 1 次

注：氟喹诺酮类避免用于 18 岁以下的未成人；四环素类药物不宜用于 8 岁以下患儿。对于大环内酯类抗生素治疗 72 小时仍无明显改善的成人肺炎支原体肺炎患者，应考虑大环内酯类抗生素耐药菌株感染的可能，若无明确禁忌证，可换用呼吸喹诺酮类药物或四环素类抗生素。

＜ 8 岁患者优选阿奇霉素。

8～18 岁患者则可优选四环素类。

青年无基础疾病患者感染支原体首选多西环素或米诺环素，不耐受的可以用呼吸喹诺酮类。

④流感病毒性肺炎药物：主要为抗病毒药物治疗，经治疗病情仍十分严重时或病毒持续复制者可考虑延长疗程。用法见表 6-17。

a. 神经氨酸酶抑制剂：奥司他韦、扎那米韦和帕拉米韦，于发病 48 小时内使用，＞ 48 小时重症患者仍可获益。磷酸奥司他韦颗粒在我国推荐可用于＜ 1 岁儿童的流感治疗；扎那米韦用于

＞7岁儿童的治疗；帕拉米韦用于各年龄段人群。

表 6–17　流感病毒性肺炎药物用法

分类	药物名称	使用人群	用法用量
神经氨酸酶抑制剂	奥司他韦	成人及 ≥ 1 岁的儿童	肾功能正常的成人给药方式为口服，每次 75mg，每天 2 次，疗程为 5 天；肾功能不全者需要根据肾功能调整剂量
	扎那米韦	7 岁以上人群	吸入剂，每次 10mg（两吸），每天 2 次，疗程 5 天
	帕拉米韦	成人和儿童	单次静脉滴注 300 ～ 600mg/d，疗程至少 5 天。需要根据肾功能调整用药剂量
RNA 聚合酶抑制剂	玛巴洛沙韦	成人及年龄 ≥ 12 岁青少年	单剂次口服，体重 40 ～ 80kg 的患者使用剂量为 40mg；体重 ≥ 80kg 的患者使用剂量为 80mg
	法维拉韦	成人	空腹口服，成人疗程为 5 天。第 1 天每次 1600mg，每天 2 次；从第 2 天到第 5 天，每次 600mg，每天 2 次
血细胞凝集素（HA）抑制剂	阿比多尔	成人	每次 200mg，口服，每天 3 次

b. RNA 聚合酶抑制剂（NAI）：玛巴洛沙韦、法维拉韦。

c. 血细胞凝集素（HA）抑制剂：阿比多尔。

d. M2 离子通道阻滞剂：金刚烷胺、金刚乙胺。由于甲型流感病毒株中对所有 M2 抑制剂具有广泛耐药性，已不建议将该类药物用于防治流感。

⑤军团菌肺炎药物：喹诺酮类、大环内酯类、多西环素、利福平和复方磺胺甲噁唑等。用法见表 6–18。

重症患者、单药治疗失败、免疫抑制患者，静脉应用氟喹诺酮类抗生素为首选，联合利福平或大环内酯类药物治疗，但利福平的疗程一般应＜5天。单一疗法仍然是军团菌病的标准疗法。

表 6-18　军团菌肺炎药物用法

	分类	药品	用法用量
首选	大环内酯类	阿奇霉素	500mg，静脉滴注/口服，每天1次
		红霉素	0.5g，静脉滴注，每6小时1次
	喹诺酮类	左氧氟沙星	750mg，静脉滴注/口服，每天1次
		吉米沙星	0.32g，口服，每天1次
		莫西沙星	400mg，静脉滴注/口服，每天1次
次选	四环素类	多西环素	首日200mg，静脉滴注/口服，每天1次；后每天100～200mg，每天1次
		米诺环素	首次剂量200mg，口服，每天1次；后100mg，每日2次
	大环内酯类	克拉霉素	每次500mg，口服，每天2次
	磺胺类	复方新诺明	每次磺胺甲噁唑0.8g，甲氧苄啶160mg，每12小时1次
其他部位感染（如心内膜炎）	联合用药		喹诺酮类(同上述肺炎)+利福平每次300mg，口服，每天2次，连用4～6周，通常需要瓣膜置换术

中、重度军团菌肺炎患者建议使用左氧氟沙星或阿奇霉素 7～10 天，免疫功能低下宿主则建议延长至 21 天，直至患者临床稳定且无发热 48 小时以上可考虑停止治疗。

（4）雾化抗菌药物：对重症肺炎的治疗价值有待进一步研究。能够雾化的抗菌药物有多黏菌素类、氨基糖苷类、万古霉素类等。当静脉给予抗菌药物无效或需要严格控制液体摄入的危重患者及多重耐药（MDR）菌感染的 VAP 患者，可以考虑联合雾化吸入抗

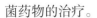

菌药物的治疗。

（5）经治疗后达临床稳定状态可以认定为初始治疗有效，临床稳定标准：体温≤ 37. 2℃，心率≤ 100 次 / 分，呼吸频率≤ 24 次 / 分，收缩压≥ 90mmHg，血氧饱和度≥ 90%（或 PaO_2 ≥ 60mmHg）。

2. 免疫支持治疗

（1）糖皮质激素：感染性休克的 CAP 患者可遵循感染性休克的处理原则，适量短程使用小剂量糖皮质激素。对于不合并感染性休克的重症肺炎患者，不常规建议推荐使用糖皮质激素。军团菌肺炎不常规推荐激素治疗，合并免疫缺陷或呼吸衰竭、肾衰竭的危重症并发症患者可使用。

①对于新型冠状病毒肺炎重型 / 危重型患者推荐使用甲泼尼龙 40mg/d 或地塞米松 5mg/d，短期使用（不超过 10 天）。

②对急性起病、发展迅速且病情严重的暴发性、难治性肺炎支原体肺炎患者，急性期有明显咳嗽、喘息，胸部 X 线显示肺部有明显炎性反应及肺不张者，可予吸入性糖皮质激素。常规应用：甲泼尼龙 1 ～ 2mg/（kg·d），部分重症可达 4 ～ 6mg/（kg·d）；一旦体温正常、临床症状好转、CRP 明显下降，可逐渐减停，总疗程一般不超过 14 天。

③持续高热> 7 天、CRP > 110mg/L，白细胞分类中性粒细胞> 78%、血清 LDH > 478U/L、血清铁蛋白> 328g/L 及肺 CT 提示整叶致密影，可能预示常规剂量糖皮质激素治疗效果不佳，应考虑加大激素剂量或采用其他治疗。

（2）丙种球蛋白：MPP 患者合并中枢神经系统表现、重症皮肤黏膜损害、血液系统表现等严重肺外并发症，混合腺病毒感染的重症 MPP 或存在超强免疫炎症反应，肺内损伤严重等推荐使用。建议每次 1g/（kg·d），疗程 1 ～ 2 天。

（3）其他免疫抑制药物：对于新型冠状病毒肺炎，托珠单抗可用于以下患者，即对于重型、危重型且实验室检查 IL-6 水平明显升高者可试用。首次 4 ～ 8mg/kg，推荐剂量 400mg，用生理盐水稀释至 100ml，静脉滴注时间 > 1 小时；累计用药不超过 2 次，单次最大剂量不超过 800mg。注意过敏反应，有结核及活动性感染禁用。还有干扰素 -γ（INF-γ）、胸腺肽、粒细胞 - 巨噬细胞集落刺激因子（GM-CSF）等治疗。

3. 循环支持　充分液体复苏后，合理使用血管活性药物，密切监测血压、心率、尿量、血乳酸、碱剩余变化，必要时进行血流动力学监测。

4. 呼吸支持　机械通气指征（《机械通气临床应用指南2006》）：经积极治疗后病情恶化；意识障碍；呼吸形式严重异常，如呼吸频率 > 35 ～ 40 次 / 分或 < 6 ～ 8 次 / 分，或呼吸节律异常，或自主呼吸微弱或消失；血气分析提示严重通气和（或）氧合障碍，PaO_2 < 50mmHg，尤其是充分氧疗后仍 < 50mmHg，$PaCO_2$ 进行性升高，pH 动态下降。

①氧合指数 < 300mmHg 立即予以吸氧，鼻导管或面罩吸氧维持 SO_2 在 94% ～ 98%，但对于有 CO_2 潴留患者，予以鼻导管吸氧使 SO_2 在 90% 上下即可。吸氧后 1 ～ 2 小时有呼吸窘迫、低氧血症无改善者予以经鼻高流量给氧（HFNC）或无创机械通气（NIV）。

②氧合指数 < 200mmHg 予以 NIV 或 HFNC，1 ～ 2 小时病情不能改善及氧合指数 < 150mmHg 应转为有创机械通气。

③ ECMO：重症肺炎合并 ARDS 且常规机械通气不能改善，可以使用 ECMO。

④体位引流：卧床患者应给予定时的翻身拍背，避免呛咳、误吸；合并 ARDS 者实施俯卧位通气（每日 > 12 小时）。

⑤支气管镜治疗：怀疑有黏液栓堵塞者尽早进行，以减少并发症和后遗症的发生。

5. 一般支持治疗

（1）早期肠内营养，接受肠内营养后 3 ～ 5 天仍不能达到

50%目标量时建议开始补充肠外营养。同时注意患者水、电解质平衡。

（2）抗凝治疗：长期卧床、有血栓高危风险者予以肝素抗凝治疗，常用低分子肝素 2500 ～ 5000U/d。

四、诊治流程

重症肺炎治疗见图 6-9。

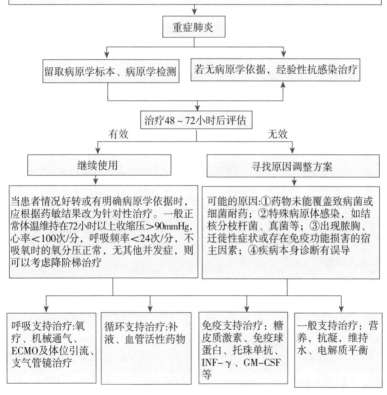

符合下列1项主要标准或≥3项次要标准者可诊断为重症肺炎，需要密切观察、积极救治，并建议收住ICU治疗。主要标准：①气管插管需要机械通气；②感染性休克积极液体复苏后仍需要血管活性药物。次要标准：①呼吸频率>30次/分；②PaO₂/FiO₂ <250mmHg；③多肺叶浸润；④意识障碍和(或)定向障碍；⑤血尿素氮≥7mmol/L；⑥低血压需要积极的液体复苏

重症肺炎

留取病原学标本、病原学检测　　　若无病原学依据，经验性抗感染治疗

治疗48～72小时后评估

有效　　　无效

继续使用　　　寻找原因调整方案

当患者情况好转或有明确病原学依据时，应根据药敏结果改为针对性治疗。一般正常体温维持在72小时以上收缩压>90mmHg，心率<100次/分，呼吸频率<24次/分，不吸氧时的氧分压正常，无其他并发症，则可以考虑降阶梯治疗

可能的原因:①药物未能覆盖致病菌或细菌耐药；②特殊病原体感染，如结核分枝杆菌、真菌等；③出现脓胸、迁徙性症状或存在免疫功能损害的宿主因素；④疾病本身诊断有误导

呼吸支持治疗:氧疗、机械通气、ECMO及体位引流、支气管镜治疗

循环支持治疗:补液、血管活性药物

免疫支持治疗：糖皮质激素、免疫球蛋白、托珠单抗、INF-γ、GM-CSF等

一般支持治疗：营养，抗凝，维持水、电解质平衡

图 6-9　重症肺炎诊治流程

第五节　肺栓塞

一、疾病概述

（一）概念

肺栓塞（pulmonary embolism，PE）是指内源或外源性栓子进入肺循环，导致肺动脉血流阻塞引起肺循环障碍的临床和病理生理综合征，包括肺血栓栓塞症、脂肪栓塞综合征、羊水栓塞、空气栓塞、肿瘤栓塞和细菌栓塞等，而肺血栓栓塞症（PTE）为肺栓塞主要原因，下肢静脉来源占 79.1%。

（二）发病机制

肺栓塞的主要病因（Virchow 三要素）：任何可以导致静脉血栓的血流淤滞、血管内皮细胞损伤和血液高凝状态。肺栓塞中栓子来源于下肢深静脉，也可能来源于右心、上下腔静脉、盆腔静脉、肾静脉，其中 80% ～ 90% 栓子来源于下肢或骨盆深静脉。栓子堵塞肺动脉主干或分支，使肺循环血流不畅、中断，肺通气血流比例失调、肺血管阻力增加，引起低氧血症及肺动脉高压，部分患者出现咯血、右心衰竭、休克等临床表现，严重危及生命。

二、诊断和鉴别诊断要点

（一）临床表现

1. 症状

（1）可表现为不明原因呼吸困难，活动后为主，此为最主要、最常见症状。

（2）胸痛：可为胸膜炎性胸痛或心绞痛样。

（3）晕厥：发生率 11% ～ 20%，提示预后不良，部分患者可能发生猝死。

（4）咯血：多为小咯血。

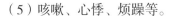

（5）咳嗽、心悸、烦躁等。

20%的患者可表现为"肺梗死三联征"：胸痛、咯血、呼吸困难。

2. 体征

（1）呼吸系统：呼吸频率增加＞20次/分，最常见；发绀，其他呼吸系统体征有肺部听诊湿啰音及哮鸣音，胸腔积液阳性等。

（2）循环系统：心率加快＞90次/分，可出现窦性心动过速、心房颤动等心律失常，可出现肝大、肝颈静脉反流征和下肢水肿等右心衰竭的体征。

（3）原发病体征：下肢静脉血栓者可见下肢肿胀、周径增大。

（二）辅助检查

1. 动脉血气分析　为筛查性指标，特点为低氧血症、低碳酸血症、肺泡－动脉血氧分压差 P（A-a）O_2 增大及呼吸性碱中毒。

2. D-二聚体　对急性肺血栓栓塞症（APTE）诊断的敏感度达92%～100%，但其特异度较低，仅为40%～43%。血栓纤维蛋白溶解使其血中浓度升高。血浆 D-二聚体若低于500μg/L 可排除；若高度可疑 APTE 即使阴性也不能排除。

3. 心电图　无特异性，窦性心动过速最常见，部分患者可表现为房性心律失常。最典型者可表现为 $S_I Q_{III} T_{III}$（I 导联 S 波加深、＞1.5mm；III 导联有 Q 波和 T 波倒置）。

4. 超声心动图　适用于急诊，快捷、方便。直接征象能看到肺动脉近端或右心腔血栓，结合患者临床表现符合 PTE，可明确诊断；间接征象多是右心负荷过重的表现，如右心室壁局部运动幅度降低、右心室和（或）右心房扩大、三尖瓣反流速度增快、肺动脉干增宽等。

5. 胸部 X 线

（1）肺动脉阻塞征：区域性肺血管纹理纤细、稀疏，肺野透亮度增加。

（2）如果引起肺动脉高压及右心扩大，可见相应 X 线表现。

（3）继发的局部肺野呈楔形浸润阴影，尖端指向肺门；肺不张、患侧膈肌抬高；少量胸腔积液；胸膜增厚粘连等。

6. 肺 CT 血管成像（CTA） 主要确诊手段之一，但对亚段及以远端肺动脉内血栓的敏感性较差。直接征象为肺动脉内低密度充盈缺损，部分或完全包围在不透光的血流之内（轨道征），或者呈完全充盈缺损，远端血管不显影；间接征象包括肺野楔形条带状的高密度区或盘状肺不张，中心肺动脉扩张及远端血管分布减少或消失等。

7. 放射性核素肺通气/灌注扫描 典型征象是肺段灌注扫描缺损与通气显像正常不匹配，尤其在诊断亚段以下 PTE 中具有特殊意义，且不受肺动脉直径的影响，但不适用于肾功能不全、造影剂过敏、妊娠妇女。

8. 磁共振肺动脉造影（MRPA） 在单次屏气下（20 秒内）完成 MRPA 扫描，直接显示肺动脉内栓子及肺栓塞的低灌注区，可同时评价右心功能，但不推荐作为独立排除肺栓塞的检查手段。

9. 肺动脉造影 是诊断 PTE 的"金标准"。直接征象有肺动脉内造影剂充盈缺损，伴或不伴轨道征的血流阻断；间接征象有肺动脉造影剂流动缓慢，局部低灌注，静脉回流延迟。

10. 下肢深静脉检查 下肢静脉超声操作简便易行。除常规下肢静脉超声外，对怀疑肺栓塞者进一步行加压静脉超声成像（CUS）检查，即通过探头压迫观察等技术诊断下肢深静脉血栓（DVT），静脉不能被压陷或静脉腔内无血流信号为 DVT 的特定征象，CUS 诊断近端血栓的敏感性为 90%，特异性为 95%。

（三）临床诊断评价评分表

见表 6-19。

表6-19 临床诊断评价评分表

临床情况	分值
DVT 症状或体征	3
PE 较其他诊断可能性大	3
心率 > 100 次 / 分	1.5
4 周内制动或接受外科手术	1.5
既往有 DVT 或 PE 病史	1.5
咯血	1
6 个月内接受抗肿瘤治疗或肿瘤转移	1

注: > 4 分为高度可疑、≤ 4 分为低度可疑。

（四）鉴别诊断

1. 呼吸系统疾病(肺部感染、胸膜炎等) 患者均可能存在气短、气喘、咳嗽、咯血、胸痛、胸腔积液等症状，结合患者病史及实验室检查无法鉴别者，肺血管 CTA 可快速鉴别。

2. 循环系统疾病（急性心肌梗死、心绞痛、主动脉夹层、急性心力衰竭） 部分肺栓塞患者胸痛明显，且胸痛性质无法与循环系统疾病相鉴别，且心肌梗死、主动脉夹层患者血 D- 二聚体升高，急性心力衰竭肺水肿患者亦可有 PO_2 下降，此时建议及时行肺血管 CTA 以鉴别。

3. 神经系统疾病（癫痫发作、脑血管病） 肺栓塞面积较大时患者可能突发晕厥、抽搐等情况，结合脑电图、脑 CT 及 MRI 可除外癫痫、脑血管疾病。

三、急诊治疗要点

（一）一般治疗

1. 对高度疑诊或者确诊的 APTE 患者，应密切监测生命体征及心电图、动脉血气分析、凝血系列，并根据表 6-20 进行急性危险分层。

表 6-20　APTE 危险度分层

APTE 死亡风险	休克或低血压	右心室功能不全	心肌损伤	推荐治疗
高危（＞15%）	+	+	+	溶栓或肺动脉血栓摘除术
中危（3%～15%）	－	+	+	住院加强治疗
	－	+	+	
	－	－	+	
低危（＜3%）	－	－	－	早期出院或门诊治疗

2. 胸痛、烦躁者给予吗啡；缺氧者给予吸氧治疗；心力衰竭者纠正心力衰竭治疗。

3. 对合并下肢静脉血栓的患者应绝对卧床至抗凝治疗达到一定强度（INR 2.0～3.0），保持大便通畅，避免用力，预防下肢血栓性静脉炎和并发感染。

（二）抗凝治疗

1. 普通肝素　首先给予负荷剂量 2000～5000U 或按 80U/kg 静脉注射，继之以 18U/（kg·h）持续静脉滴注。最初 24 小时内需要每 4 小时测定 APTT，并根据该测定值调整普通肝素的剂量（表 6-21），使 APTT 尽快达到并维持于正常值的 1.5～2.5 倍。治疗达到稳定水平后，改为每日测定 APTT。由于应用普通肝素可能会引起血小板减少症（HIT），在使用普通肝素的第 3～5 天必须复查血小板计数。若较长时间使用普通肝素，则在第 7～10 天和 14 天复查。若血小板计数下降＞50% 或血小板计数＜100×10^9/L 应立即停药，一般停药后 10 天内血小板计数开始上升。

表6-21　根据APTT调整普通肝素剂量的方法

APTT	普通肝素调整剂量	下次APTT测定的间隔时间（小时）
＜35秒（＜1.2倍正常对照值）	静脉注射80U/kg，然后静脉滴注剂量增加4U/（kg·h）	4～6
35～45秒（1.2～1.5倍正常对照值）	静脉注射40U/kg，然后静脉滴注剂量增加2U/（kg·h）	6
46～70秒（1.2～2.3倍正常对照值）	无须调整剂量	6
71～90秒（2.3～3.0倍正常对照值）	静脉滴注剂量减少2U/（kg·h）	6
＞90秒（＞3倍正常对照值）	停药1小时，然后静脉滴注剂量减少3U/（kg·h）	6

2. 低分子肝素　按照体重给药，一般无须常规监测。用量：每次100U/kg或每次1mg/kg，皮下注射，每日1～2次（表6-22）。有高度出血危险、严重肾功能不全者，应首选普通肝素而不是低分子肝素和新型的抗凝药物。

表6-22　低分子肝素类型及用量

药物	VTE预防			VTE治疗	
	中危剂量	高危剂量	用法	使用方法	注意事项
依诺肝素	20mg	40mg	qd	100μg/kg，q12h 或1mg/kg，q12h	单日剂量不大于180mg
那曲肝素	2850U	38U/kg	qd	86U/kg，q12h	单日剂量不大于17 100U
达肝素	2500U	5000U	qd	100U/kg，q12h 或200U/kg，qd	单日剂量不大于18 000U

3. 华法林 初始通常与静脉抗凝（普通肝素或低分子肝素）联合使用。我国常用起始剂量为 2.5 ～ 3mg，48 小时后停止低分子肝素；国外对于 < 60 岁人群推荐起始剂量 10mg，老年人和住院患者 5mg/d，直到 INR 达 2.0 ～ 3.0 并持续 2 天后停用静脉抗凝（2019 ESC/ERS 指南）。华法林抗凝治疗需持续 3 ～ 6 个月。

4. 磺达肝癸钠 中度肾功能不全（Scr 20 ～ 50ml/min）患者剂量减半，Scr < 20ml/min 者禁用。

预防剂量：2.5mg/d；

治疗剂量：体重 < 50kg：5mg，qd。

体重 50 ～ 100kg：7.5mg，qd。

体重 > 100kg：10mg，qd。

5. 其他新型口服抗凝药 需要根据肝肾能功调整用药剂量。常见药物及剂量：达比加群酯（eGFR > 30ml/min 时使用，110 ～ 150mg，口服，每天 2 次）、利伐沙班（10 ～ 20mg，口服，每天 1 次）、阿哌沙班（2.5 ～ 5mg，口服，每天 2 次）、艾多沙班（30 ～ 60mg，口服，每天 1 次）。

（三）溶栓治疗

溶栓治疗为一线治疗方案。对休克或低血压患者，只要无溶栓绝对禁忌证，均应给予静脉溶栓治疗。急性肺栓塞患者起病 48 小时内开始溶栓，有症状的急性 PE 患者 6 ～ 14 天内溶栓仍有一定作用。

1. 溶栓禁忌证

（1）绝对禁忌证：①出血性卒中；②6 个月内缺血性卒中；③中枢神经系统损伤或肿瘤；④近 3 周内重大外伤、手术或头部损伤；⑤1 个月内消化道出血；⑥已知的出血高风险患者。

（2）相对禁忌证：①6 月内 TIA 发作；②口服抗凝药应用；③妊娠或分娩后 1 周；④不能压迫止血部位的血管穿刺；⑤近期曾心肺复苏；⑥难以控制的高血压（收缩压 > 180mmHg）；⑦严重肝功能不全；⑧感染性心内膜炎；⑨活动性溃疡。

2. 溶栓药物

（1）rt-PA：50 ～ 100mg 持续静滴 2 小时，体重 < 65kg 的患者总剂量不超过 1.5mg/kg。

（2）尿激酶：负荷量 4400U/kg，静脉注射 10 分钟，随后以 4400U/（kg·h）持续静脉滴注 12 ～ 24 小时；或者可考虑 2 小时溶栓方案，即 2 万 U/kg（2 小时）。

（3）链激酶：负荷量 25 万 U 静脉注射 30 分钟，继之 10 万 U 静脉滴注 12 ～ 24 小时；或快速给药，即 150 万 U 持续静脉滴注 2 小时。

3. 溶栓后治疗　首先，溶栓后治疗每 2 ～ 4 小时监测 APTT，当其水平低于基线值 2 倍（或 < 80 秒）时开始规范化肝素治疗：普通肝素治疗先予 2000 ～ 5000U 或按 80U/kg 静脉注射，继以 18U/（kg·h）维持，根据 APTT 调整肝素剂量，APTT 达 1.5 ～ 2.5 倍；然后切换成低分子肝素或磺达肝癸钠抗凝。若溶栓前已接受低分子肝素或磺达肝癸钠，则普通肝素输注应推迟至最近一次低分子肝素注射后 12 小时（每天 2 次给药），或最近一次低分子肝素或磺达肝癸钠注射后 24 小时（每天 1 次给药）。继之，在使用普通肝素或低分子肝素后，可给予口服抗凝药，常用为华法林，华法林与肝素并用直到 INR 达 2.0 ～ 3.0 停用肝素。

（四）肺动脉血栓摘除

适用于如下患者：

1. 急性大面积 PE。

2. 血流动力学不稳定，尤伴循环衰竭或休克。

3. 肺动脉主干、主要分支完全堵塞，且有溶栓治疗禁忌证或溶栓等内科治疗无效者。

4. 训练有素的介入梯队。

（五）经皮导管介入

经皮导管去除肺动脉及主要分支的血栓，适用于溶栓绝对禁忌证患者。对无溶栓禁忌证患者，可同时经导管溶栓或在器械捣栓基础上药物溶栓。

四、管理策略与诊治流程

1. 肺栓塞早期死亡风险分层　见表 6-23。

表 6-23　肺栓塞早期死亡风险分层

早期死亡风险		风险指标			
		血流动力学不稳定	肺栓塞严重性和 / 共同临床指标 PESI Ⅲ～Ⅳ或 sPESI ≥ 1	右心室功能不全（TTE 或 CTPA）	心肌肌钙水平升高
高危		+	（ + ）	+	（ + ）
中危	中高危	-	+	+	
	中低危	-	+	一个（或没有）阳性	
低危		-	-	-	选择评估：如果评估阴性

2. 肺栓塞严重指数（PESI）及其简化版本（sPESI）评分表　见表 6-24。

表 6-24　PESI 及 sPESI 评分表

指标	原始版	简化版
年龄	以年龄为分数	1（年龄 > 80 岁）
男性·	+10	-
肿瘤	+30	1
慢性心力衰竭	+10	1
慢性肺部疾病	+10	
脉搏 ≥ 110 次 / 分	+20	1
收缩压 < 100mmHg	+30	1
呼吸频率 > 30 次 / 分	+20	-

续表

指标	原始版	简化版
体温 < 36℃	+20	—
精神状态改变	+60	—
动脉血氧饱和度 < 90%	+20	1
总分		

注: PESI 分级法, ≤ 65 分为 I 级, 66 ~ 85 分为 II 级, 86 ~ 105 分为 III 级, 106 ~ 125 分为 IV 级, > 125 分为 V 级。

sPESI 分级法, < 1 分, 低危, 相当于 PESI 分级 I ~ II 级; > 1 分, 中危, 相当于 PESI 分级 III ~ IV 级。

3. 基于风险评估的急性肺栓塞管理策略 见图 6-10。

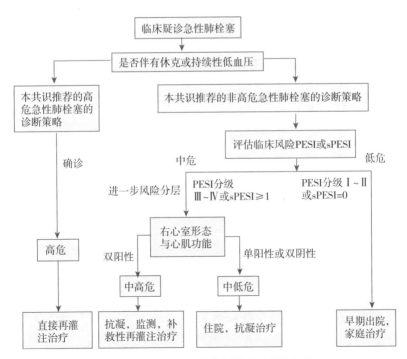

图 6-10 基于风险评估的急性肺栓塞管理策略

4. 基于肺栓塞救治团队的肺栓塞诊治流程 见图 6-11。

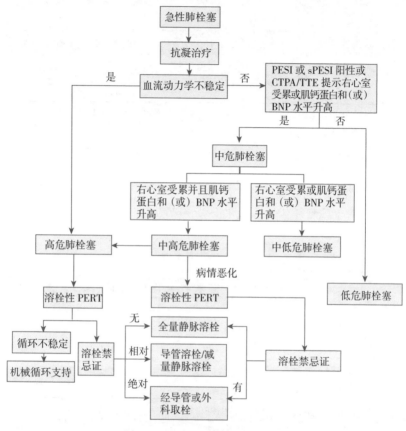

图 6-11　基于肺栓塞救治团队的肺栓塞诊治流程

第七章

循环系统急症

第一节　主动脉夹层

一、疾病概述

主动脉夹层（aortic dissection，AD）是由于各种原因导致的主动脉内膜撕裂，血液流入动脉壁间，主动脉壁分层、分离，血管腔被游离的内膜片分隔为真腔和假腔。主动脉内膜上的血流入口即为原发破口，在主动脉远端可有继发破口，使真假腔之间血流相通。假腔内可以是持续的血流灌注，也可因为血液淤滞导致血栓化。主动脉示意图见图 7-1。

二、诊断和鉴别诊断要点

主动脉夹层是一种隐性疾病，且发病率会随着时间的推移逐渐增加。统计资料显示，诊断胸主动脉夹层（TAD）后 3 年病死率为 30%。

（一）分型

1. DeBakey 分型　1965 年，DeBakey 等首次根据 AD 的破口位置和夹层累及范围将其分为 3 种类型。

（1）Ⅰ型：原发破口位于升主动脉或主动脉弓，夹层累及范围自升主动脉至腹主动脉。

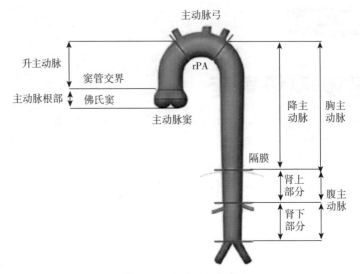

图 7-1　主动脉示意图

（2）Ⅱ型：原发破口位于升主动脉，夹层局限于升主动脉，少数可累及主动脉弓。

（3）Ⅲ型：原发破口位于左锁骨下动脉以远，夹层累及范围局限于胸降主动脉为Ⅲa型，夹层向远端累及腹主动脉为Ⅲb型。

2. Stanford 分型　1970 年，Daily 等根据夹层累及的范围提出了更简便的 Stanford 分型，即将 AD 分为 A 型和 B 型。

（1）凡是夹层累及升主动脉的为 Stanford A 型，相当于 DeBakey Ⅰ 型和Ⅱ型。

（2）夹层累及左锁骨下动脉以远的胸降主动脉及其远端者为 Stanford B 型，相当于 DeBakey Ⅲ 型。

目前，上述两种分型在国际上应用最广泛。近年来，随着腔内治疗的发展，国内外学者提出了新的"非 A 非 B"型夹层概念，即原发破口在弓部或 B 型夹层向近端累及弓部的 AD，这是对 Stanford 分型的重要补充。主动脉夹层分型示意图见图 7-2。

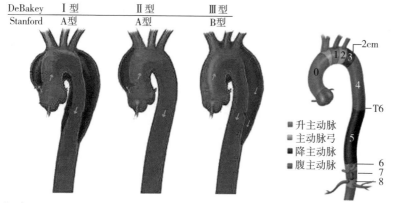

图 7-2　主动脉夹层分型示意图，A 型撕裂口位于 0 区，B 型撕裂口位于 ＞ 1 的区域，非 A 非 B 型撕裂口为 0 ～ 2 中间的位置，A 型主动脉壁内血肿（IMH）可能的入口经常在降主动脉。

（二）分期

根据病程长短可将 AD 分为超急性期（＜ 24 小时）、急性期（2 ～ 7 天）、亚急性期（8 ～ 30 天）和慢性期（＞ 30 天）。

（三）病因和危险因素

目前，公认的 TBAD 病因和危险因素包括以下几点。

1. 高血压　增加主动脉壁应力和剪切应力。

2. 动脉粥样硬化　常见于高血压、高脂血症、吸烟的老年患者，主动脉管壁发生退行性变，结构紊乱，表面存在溃疡。

3. 基因突变导致的主动脉疾病　主要是遗传性结缔组织病导致的主动脉壁结构异常，最常见的是马方（Marfan）综合征、勒斯 - 迪茨（Loeys-Dietz）综合征和埃勒斯 - 当洛（Ehlers-Danlos）综合征。

4. 主动脉局部感染或外伤　主动脉周围组织感染、主动脉瓣膜置换术感染引起的心内膜炎、车祸及坠落等外伤、介入治疗或心脏及大动脉手术等引起的医源性损伤，均可造成主动脉的损伤，增加主动脉夹层发生风险。

5. 解剖变异 例如二叶式主动脉瓣，邻近动脉导管的主动脉缩窄（AD 患者中约 2% 合并主动脉缩窄），Kommerell 憩室（迷走锁骨下动脉起始段瘤样扩张）。

6. 妊娠 在 40 岁前发病的女性患者中，有 50% 发生于孕期或产后，合并马方综合征或主动脉根部扩张者发病风险更高。

（四）临床表现

1. 疼痛：为本病突出而有特征性的症状，约 96% 的患者有突发、急起、剧烈而持续且不能耐受的疼痛。疼痛性质呈撕裂样、搏动性、刀割样等。疼痛部位主要为胸背部，有时疼痛部位会发生移动。疼痛部位有时可提示撕裂口的部位：如仅前胸痛，90% 以上在升主动脉；如为背、腹或下肢痛，强烈提示降主动脉夹层。

2. 血压变化：多数由于疼痛致血压升高。约 1/3 患者发病后出现休克表现，有苍白、大汗、皮肤湿冷、气促、脉速、脉弱或消失、血压下降等，见于夹层破裂出血、心脏压塞或急性重度主动脉瓣关闭不全等。

3. 由于夹层血肿的扩展可压迫邻近组织或波及主动脉大分支，从而出现不同的症状与体征，致使临床表现错综复杂，应引起高度重视。

（1）心血管系统：最常见的是以下 3 个方面。①主动脉瓣关闭不全和心力衰竭：由于升主动脉夹层使瓣环扩大，主动脉瓣移位而出现急性主动脉瓣关闭不全。②心肌梗死：当少数近端夹层的内膜破裂下垂物遮盖冠状窦口可致急性心肌梗死；多数影响右冠窦，因此多见下壁心肌梗死。③心脏压塞。

（2）中枢神经系统：近端夹层影响无名或左颈总动脉血供引起昏迷、偏瘫等。远端夹层可因累及脊髓动脉而致肢体运动功能受损发生截瘫等。

（3）夹层压迫喉返神经可引起声音嘶哑。

（4）呼吸系统：夹层破入胸腔，引起胸腔积液，破入气管、支气管可导致大量咯血。

（5）消化系统：夹层扩展到腹腔动脉或肠系膜动脉可致肠缺血，出现腹痛腹泻、消化道出血和急腹症。夹层破入食管可引起大呕血。

（6）泌尿系统：夹层扩展到肾动脉可引起急性腰痛、血尿、急性肾衰竭或肾性高血压。

（7）周围动脉：夹层扩展至髂动脉可导致股动脉灌注减少而出现下肢缺血疼痛，严重者以致坏死。

主动脉夹层主要临床表现见表7-1。

表7-1　主动脉夹层主要临床表现

	A型	B型
胸部疼痛	80%	70%
背部疼痛	40%	70%
突发疼痛	85%	85%
转移性疼痛	＜15%	20%
主动脉瓣关闭不全	40%～75%	N/A
心脏压塞	＜20%	N/A
心肌缺血或梗死	10%～15%	10%
心力衰竭	＜10%	＜5%
胸腔积液	15%	20%
晕厥	15%	＜5%
主要神经功能缺损（昏迷或卒中）	＜10%	＜5%
脊髓损伤	＜1%	NR
肠系膜缺血	＜5%	NR
急性肾衰竭	＜20%	10%
下肢缺血	＜10%	＜10%

（五）体征

1. 肢体血压异常　TBAD若累及肢体血管，可出现四肢血压差别较大（双上肢血压或上下肢血压有差别），最常见夹层累及左锁骨下动脉导致双上肢血压差大，易被误诊为低血压。对于TBAD患者，需常规检测四肢血压，以明确有无肢体缺血。若四肢血压均低，则需排除有无AD破裂出血或心脏压塞可能。

2. 胸部体征　TBAD大量渗出或破裂出血导致胸腔积液，多位于左侧胸腔，可出现气管向健侧移位，呼吸困难，胸部叩诊呈浊音或实音，呼吸音减弱。

3. 腹部体征　TBAD导致腹腔器官缺血时，可出现腹膜炎体征，表现为腹部广泛压痛、反跳痛及肌紧张，腹腔穿刺可见血性液体。

4. 心脏体征　AD所致急性主动脉瓣反流，听诊可有主动脉瓣区舒张期杂音。若出现心脏压塞，可有动脉血压持续下降，静脉压升高，心音遥远，心率增快，脉搏细弱。

5. 神经系统体征　脑供血障碍时，可有神志淡漠、嗜睡、昏迷或偏瘫；脊髓缺血时，可有截瘫、大小便失禁等。

（六）辅助检查

1. 实验室检查　D-二聚体可作为急性AD诊断的排除指标。须注意，D-二聚体阴性也不能排除穿透性溃疡和壁间血肿的可能性。目前临床尚无针对TBAD的特异性生物标志物。

2. 影像学检查　TBAD的影像学检查目的主要是为了综合评估整个主动脉，并且进行术前规划。

（1）超声心动图：经胸超声心动图（transthoracic echocardiography，TTE）具有较好的便携性和普及性。此外，TTE受限于患者的胸壁形态、肋间隙宽度、肥胖、肺气肿及机械通气等，而经食管超声心动图（transesophageal echocardiography，TEE）可克服这些问题，明显提高诊断的准确率。但是，作为一种侵入性检查，

TEE 对急性 AD 患者具有一定的风险，不建议在非全身麻醉状态下实施该检查。

（2）CTA：目前，CTA 是可疑 AD 患者的首选影像学检查方法，具有普及性广、快速采集、敏感度和特异度高、空间分辨率高、多种后处理方式等优势。

（3）MRI：对于碘过敏、甲状腺功能亢进、肾功能不全、妊娠期妇女（妊娠早期3个月）或其他 CTA 相对或绝对禁忌证的患者，MRI 是首选的替代检查手段。

（4）血管造影：曾被认为是 AD 诊断的"金标准"。但实际上，血管造影在显示内膜片、内膜破口、真假两腔方面并不优于 CTA。由于是一种侵入性有创操作，血管造影已不再作为 AD 的常规诊断检查手段。

（5）血管腔内超声：对 AD 诊断的敏感度和特异度优于 TEE。但作为一项侵入性检查，血管腔内超声主要用于术中指引。

（七）诊断

对于急性胸痛的患者，2010 年 AHA 指南提出了疑似 AD 的高危易感因素、疼痛表现和体征（表 7-2）。

表 7-2　疑似 AD 的高危因素、疼痛表现和体征

高危因素	典型疼痛表现	体征
马方综合征或其他结缔组织病	剧烈的胸、背或腹痛	动脉搏动消失或无脉
主动脉疾病家族史	急性发作	四肢血压差异大
主动脉瓣疾病史	剧烈疼痛，难以忍受	局灶性神经功能缺失
胸主动脉瘤病史	撕裂样或刀割样锐痛	新发主动脉瓣舒张期杂音
主动脉干预或心脏手术史		低血压或休克

对于存在表 7-2 中高危因素、症状和体征的初诊患者，应考虑 AD 可能并安排合理的检查以明确诊断，具体的诊断流程如图 7-3 所示。须注意，该诊断流程仅适用于 AD，须与其他初始表现为胸腹痛的疾病相鉴别。

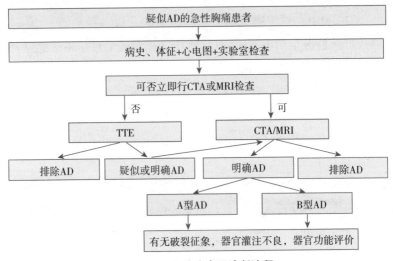

图 7-3　主动脉夹层诊断流程

（八）鉴别诊断

1. 急性冠脉综合征　心肌酶谱动态变化及心电图改变。

2. 急性肺栓塞　要注意询问患者是否有手术后、产后长期卧床史或骨折病史，完善 D- 二聚体、肺动脉 CTA 明确诊断。

3. 气胸　胸部 CT 及 X 线即可鉴别。

4. 其他疾病　除外其他有类似症状的消化性溃疡、急性胰腺炎、急性胆囊炎等急腹症。

三、急诊治疗要点

一旦明确诊断后，不论何种类型的 AD 均应立即给予药物治疗，其目的是镇静、镇痛，降低心率和血压，防止夹层进一步扩展或破裂。

1. 予患者吸氧、心电监护，建立静脉通路。

2. 一般治疗：监测生命体征、镇静、镇痛，必要时可适当肌内注射或静脉应用阿片类药物（吗啡、哌替啶）来降低交感神经兴奋导致的心率和血压的上升。

根据疼痛程度及体重，可选用阿片类药物（哌替啶或吗啡），一般哌替啶 100mg 或吗啡 5 ～ 10mg 静脉注射，必要时可予以每 6 ～ 8 小时 1 次。

（1）酒石酸布托啡诺注射液（1ml：1mg）：静脉注射、肌内注射，每 3 ～ 4 小时重复给药 1 次，单次剂量不超过 4mg（4 支）。

（2）喷他佐辛注射液（1ml：30mg）：皮下、肌内注射或静脉给药，一日最大剂量不超过 240mg（8 支）。

（3）地佐辛注射液（1ml：5mg）：肌内注射、静脉注射，一日最大剂量不超过 120mg（24 支）。

3. 降低心肌收缩力及收缩速度：心率控制的目标在 60 ～ 80 次 / 分。在心率未得以控制前，单纯使用血管扩张剂可引起反射性儿茶酚胺释放，增加左室收缩力，导致主动脉壁剪切应力升高，引起夹层恶化。

4. 控制心率：静脉应用 β 受体阻滞剂（如普萘洛尔、艾司洛尔、拉贝洛尔），心率控制的目标在 60 ～ 80 次 / 分。以对抗血管扩张剂反射性地引起心率增加的作用。若患者有 β 受体阻滞剂的禁忌证，则用维拉帕米或地尔硫䓬替代。

艾司洛尔注射液（200mg：2ml）：0.9%NS 40ml+ 艾司洛尔 1g/5 支 10ml，浓度 20mg/ml，泵入剂量为 180 ～ 720mg/（kg·h）（60kg 体重，泵速为 9 ～ 36ml/h）。

5. 降压治疗：根据入院时的血压情况，选用不同的降压方案，但应保证能够维持最低的有效终末器官灌注，尿量应保持在

＞ 30ml/h。静脉用 β 受体阻滞剂（如美托洛尔、艾司洛尔等）或 α 受体阻滞剂（如乌拉地尔等）是最基础的药物治疗。对于降压效果不佳者，可联用一种或多种降压药，如钙离子通道阻滞剂（尼卡地平、地尔硫䓬等）。血压控制的目标是将收缩压降至 100 ～ 130mmHg、平均动脉压维持在 60 ～ 70mmHg 为宜。

乌拉地尔注射液（5ml：25mg）：静脉注射 25mg 后监测血压，后持续静脉滴注或输液泵，0.9%NS/5%GS 100ml+ 乌拉地尔 100mg/4 支 20ml，浓度为 1mg/ml，维持速度为 9ml/h，依血压调整。

盐酸尼卡地平 0.9%NS/5%GS 100ml 浓度为 0.1g/ml，维持剂量 2mg/h。

6. 如果出现低血压，通过静脉补液保持有效的循环量；运用血管加压药保持平均动脉压（70mmHg）；并排除心脏压塞、夹层破裂、严重主动脉瓣反流等并发症。

7. 及时请普外血管组会诊，是否可行介入或外科手术治疗。

8. 介入治疗：适用于以下情况。

（1）DeBakey Ⅱ型夹层。

（2）腹腔干动脉、肠系膜上动脉和至少一侧肾动脉由真腔供血。

（3）导丝能从下面进入真腔。

（4）股动脉和髂动脉不能过于狭窄、硬化和扭曲。

9. 外科手术：主动脉夹层伴有严重的主动脉瓣关闭不全、主动脉主要分支阻塞、血肿临近破裂等时，需要行急诊手术治疗；累及升主动脉的夹层即使无合并症，手术的效果优于药物治疗。手术内容包括切除内膜破口，关闭假腔，置换人工血管，主动脉瓣修复（或带瓣人造血管置换）及冠脉搭桥。

第二节　心脏压塞

一、疾病概述

（一）定义

1. 心脏压塞　即心包填塞，也称心包压塞。正常心包内液体量：15～50ml。心脏压塞：短时间内心包腔内液体的积聚、大量积液或各种原因致心包腔内压力增高，限制心脏的舒张期充盈，导致每搏输出量降低，左心输出量减少、血压降低，反应性心率加快、全身血管阻力升高。

2. 心包积液　各种病因导致心包腔内液体增加超过正常（＞50ml）导致心包脏、壁层分离，同时伴有壁层心包运动的减低。心包液量：100～150ml，对血液循环无明显影响，血流动力学可无明显变化。

（二）对血液循环的影响

1. 心包积液速度　快速积液，积液量相对较少（100～250ml）也可引起心脏压塞。

2. 心包积液量　积液增加速度缓慢，积液大于1000ml可不发生心脏压塞。

二、诊断和鉴别诊断要点

（一）病因

1. 恶性肿瘤：最常见为肺癌、黑素瘤、乳腺癌、淋巴瘤、白血病。

2. 心包积血：术后（如心脏手术、房颤消融、起搏器置入、经皮冠状动脉穿孔冠状动脉介入治疗）。

3. 创伤。

4. 主动脉夹层。

5. 心肌游离壁破裂（最常继发于心肌梗死）。

6. 治疗上的抗凝加上另一原因的积液（如尿毒症）。

7. 特发性心包炎。

8. 尿毒症。

9. 自身免疫性疾病（如红斑狼疮、类风湿关节炎、混合性结缔组织疾病）。

10. 放射性心包炎。

11. 甲状腺功能减退。

12. 感染（如细菌、肺结核、EBV，CMV，HIV）。

（二）临床表现

1. 症状

（1）少量心包积液或慢性心包积液：无心脏压塞的患者可以没有任何症状，包括大量心包积液但心包腔内压力无显著升高者。

（2）急性积聚的大量心包积液：产生呼吸困难，胸部压迫感；缓慢积聚的大量心包积液产生咳嗽、吞咽困难、呃逆、声音嘶哑等症状。

（3）心脏压塞：严重的气急、心悸、面色苍白或发绀、肢冷、前倾端坐呼吸、濒死感、意识丧失等。

2. 体征

（1）触诊：心尖搏动弱。

（2）叩诊：心浊音界向两侧扩大。

（3）听诊：大量心包积液时左肺底 Ewart 征（在肩胛下角可出现浊音和支气管呼吸音）、心浊音界扩大、心音遥远低钝。

（4）收缩压降低，舒张压变化不大，脉压变小；心脏压塞严重时可出现奇脉（吸气时脉搏减弱，血流动力学改变较严重，留置有创动脉以持续监测反常奇脉）。

（5）大量时出现颈静脉怒张、肝大及下肢水肿。

有学者指出，所有出现低血压、颈静脉怒张和心音遥远的休克（Beck 三联征）及吸气时动脉压下降（＞10mmHg）、心率增快都要考虑到心脏压塞的可能。

（三）辅助检查

1. 实验室检查　取决于原发病,感染性者常有白细胞计数增加、红细胞沉降率增快等炎症反应。

2. X 线检查　可见心影向两侧增大呈烧瓶状,心脏搏动减弱或消失；肺部无明显充血而心影显著增大是诊断心包积液的有力证据,可与心力衰竭相鉴别。心影向两侧增大如烧瓶心, 见图 7-4。

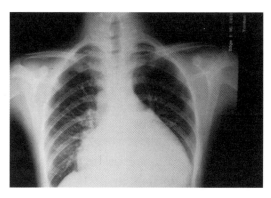

图 7-4　心影向两侧增大如烧瓶心

3. 心电图　可见肢体导联 QRS 低电压,大量渗液时可见 P 波、QRS 波、T 波交替,常伴窦性心动过速（图 7-5）。

4. 超声心动图　提示心包积液。床旁超声心动图检查是诊断心脏压塞最有效、最敏感的方法。心脏压塞时的特征为舒张早期右心室游离壁塌陷及舒张末期右心房塌陷；吸气时右心室内径增大, 左心室内径减小, 室间隔左移。超声心动图还可用于引导心包穿刺引流。心包积液的半定量分析见表 7-3。大量心包积液引起的心脏压塞心脏彩超图像见图 7-6。

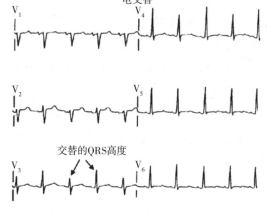

图 7-5　胸前导联电交替（心脏压塞大量心包积液的高度特异性表现）；室壁向前摆动时 QRS 电压高；室壁向后摆动时 QRS 电压低（"心脏摇摆综合征"）

表 7-3　心包积液的半定量分析

心包积液	估计液量（ml）	心包腔无回声区宽（mm）
少量	50 ～ 100	3 ～ 5
中量	100 ～ 500	5 ～ 10
大量	500 ～ 1000	10 ～ 20
极大量	> 1000	> 20

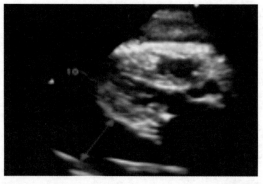

图 7-6　大量心包积液引起的心脏压塞心脏彩超图像

5. 下腔静脉扩张（IVC）　下腔静脉扩张对压塞非常敏感，约 95% 的患者会出现这种情况。因此，正常或小的下腔静脉是排除诊断心脏压塞的有力依据。然而，在低压心脏压塞的情况下（低血容量和轻度心脏压塞的混合），下腔静脉的大小可能很小或正常。

下腔静脉扩张并不是心脏压塞所特有的，因为这在许多其他情况下（如容量过负荷、右心室功能不全、正压机械通气）也很常见。

6.CT 检查　胸部 CT 对心包积液非常敏感，在腹部包含心尖的 CT 中也可发现。CT 不应用于评估心脏压塞（而应使用超声心动图）。然而，当进行 CT 检查以评估其他病理时，可能会发现积液。

CT 可显示后腔积液或血块的存在，而经胸超声心动图无法显示（如心胸手术后）。但在大多数情况下，经食管超声心动图可能是评估术后局部积液的诊断试验的选择。

（四）鉴别诊断

缩窄性心包炎、充血性心力衰竭、晚期肝病伴肝硬化。

三、急诊治疗要点

1. 心包穿刺术

（1）步骤：①解除心脏压塞。②对穿刺液行实验室检查，如常规、生化、病原学（细菌、真菌等）、细胞学相关检查。③穿刺后注入抗生素或化疗药物。

剑突下心包穿刺术见图 7-7。

心包穿刺术的常规步骤及注意事项见表 7-4。

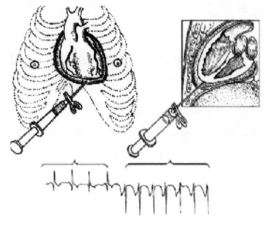

图 7-7　剑突下心包穿刺术

（2）相对禁忌证：①未纠正的凝血功能异常；② INR ＞ 1.5 的持续抗凝治疗；③血小板计数减少，＜ $50 \times 10^9/L$；④后心包积液；⑤局限性心包积液；⑥炎性反应性渗出。

（3）心包穿刺液性质分类：见表 7-5。

2. **心包切开引流**

（1）适应证：化脓性心包炎。

（2）步骤：一般选择患者剑突下方实施引流术。经过局部麻醉后，术者沿剑突左侧做 5 ～ 6cm 的纵切口，依次切开腹直肌前鞘、腹直肌、腹直肌后鞘，在肋缘下，膈肌附着处上方，分离出腹直肌与胸横肌之间的平面，显露心包的下缘。这个径路是迅速进入心包腔和引流心包的最佳途径。心包切开引流也是治疗急性心脏压塞的一种比较好的方法。

3. **静脉补液**　适当补液，目的在于有效扩容，维持适当的心室充盈压，可以在心包腔减压的同时，快速注入 250 ～ 500ml 生理盐水。尽量维持心室充盈压，增加中心静脉压与回心血量，防止心脏出现进一步的塌陷。

表 7-4　心包穿刺术的常规步骤及注意事项

常规步骤	注意事项
1. 一般取半卧位，选好穿刺点。常用的部位：①心尖部，即左侧第五肋间，心浊音界内侧 1～2cm；②剑突下与左肋缘相交的夹角处	1. 心包穿刺术应由有经验医师操作或指导，并应在心电监护下进行
2. 消毒局部皮肤，覆盖消毒洞巾，在穿刺点自皮肤至心包壁层做局部麻醉	2. 术前须进行心脏超声检查，确定液平段大小与穿刺部位，选液平段最大、距体表最近点作为穿刺部位，或在超声显像指导下进行穿刺抽液更为准确、安全
3. 将连于穿刺针的橡胶皮管夹闭，穿刺针在选定且局部麻醉后的部位进针（负压夹闭）	3. 如抽出凝固鲜血应立即停止抽吸，并严密观察有无心脏压塞出现
4. 缓慢负压下进针，见到液体从针管流出时，提示穿刺针已进入心包腔，固定针体	4. 操作应轻柔，进针切忌强力快速，进入心包后应随时细察针尖感觉。如有搏动感，提示针尖已触及心脏或已刺入心肌，应立即退针。抽液或冲洗时动作应轻缓
5. 进入心包腔后，放开钳夹处，缓慢抽液；当针管吸满后，取下针管前，应先用止血钳夹闭橡皮管，以防空气进入。记录抽液量，留标本送检	5. 抽液速度宜缓慢，首次抽液量以 100ml 左右为宜，以后每次抽液 300～500ml，避免抽液过多导致心脏急性扩张
6. 抽液完毕，拔出针头或套管，覆盖消毒纱布，压迫数分钟，并以胶布固定，必要时可留置导管	
7. 术后观察患者心率、心律、体温、呼吸、血压等，注意有无呼吸困难、意识丧失、胸闷、气急、急性肺水肿的发生。酌情应用抗生素，以免发生感染	

4. 小结　心脏压塞是一种威胁患者生命的临床急重症，治疗过程中禁止使用利尿药或其他降低前负荷的药物。

血流动力学不稳定、即将恶化或心脏骤停的患者需要紧急行心包穿刺术。

紧急手术适应证包括导致心包积血的 A 型主动脉夹层、急性心肌梗死后心室游离壁破裂、严重胸部外伤和经皮出血无法控制时的医源性心包积血。

表7-5 心包穿刺液性质分类

	特发性	结核性	化脓性	肿瘤性	心脏损伤后综合征
病史	上呼吸道感染史，起病急，常反复发作	伴原发结核表现	伴原发感染病灶，或败血症表现	转移性肿瘤多见	有手术、心肌梗死等心脏损伤史，可反复发作
发热	持续发热	常无	高热	常无	常有
心包摩擦音	明显，出现早	有	常有	少有	少有
胸痛	常剧烈	常无	常有	常无	常有
白细胞计数	正常或增高	正常或轻度增高	明显增高	正常或轻度增高	正常或轻度增高
血培养	阴性	阴性	阳性	阴性	阴性
心包积液量	较少	常大量	较多	大量	一般中量
性质	草黄色或血性	多为血性	脓性	多为血性	常为浆液性
细胞分类	淋巴细胞较多	淋巴细胞较多	中性粒细胞较多	淋巴细胞较多	淋巴细胞较多
细菌	无	有时找到结核分枝杆菌	化脓性细菌	无	无
治疗	非甾体抗炎药	抗结核药	抗生素及心包切开	原发病治疗心包穿刺	糖皮质激素

第三节 急性心力衰竭

一、疾病概述

（一）概念

急性心力衰竭（acute heart failure，AHF）简称急性心衰，是指心衰的症状、体征迅速发生或者恶化。急性心衰实质是由于各种原因导致左和（或）右心的收缩和（或）舒张功能损害并急剧恶化，表现为肺循环和（或）体循环淤血（或称充血）、组织器官灌注不足，伴随神经体液应急反应、多脏器功能衰竭的一组临床综合征。急性心衰既可以是首次发生，也可以是慢性心力衰竭的急性失代偿，以后者更为常见。

（二）流行病学

急性心衰已成为年龄 > 65 岁患者住院的主要原因，其中15% ~ 20% 为新发心衰，大部分为原有慢性心衰的急性加重，即急性失代偿性心衰。美国每年有超过 100 万例患者因急性心衰入院治疗，每年新诊断的心衰病例约 55 万。急性心衰有较高的死亡率和再住院率，其住院病死率达 4% ~ 10%，急性心衰出院后 1 年病死率达 25% ~ 30%，出院后 1 年再入院率超过 45%。

表 7-6 急性心衰常见诱因

急性冠脉综合征（acute coronary syndrome，ACS）
心律失常（快速型如心房颤动、室性心动过速等；缓慢型如三度房室传导阻滞、窦性停搏等）
高血压危象
感染（如肺炎、病毒性心肌炎、感染性心内膜炎、脓毒症）
液体管理不良（过多或过快输注液体）/ 利尿药物依从性差
电解质紊乱

续表

药物（非甾体抗炎药、糖皮质激素、负性肌力药物、具有心脏毒性的化疗药物）
急性中毒（酒精、毒品、化学毒物等）
慢性阻塞性肺疾病急性加重
肺栓塞
外科手术或围术期并发症
应激性心肌病，交感神经紧张增高
代谢性 / 激素水平变化（甲状腺功能障碍、糖尿病酮症酸中毒、肾上腺功能障碍、妊娠、围产期、严重贫血等）
肾衰竭
急性机械性损伤：ACS 并发心脏破裂（游离壁破裂、室间隔穿孔、腱索断裂或乳头肌急性功能不全）、胸部外伤、心脏介入、急性原发性或继发于感染性心内膜炎的瓣膜关闭不全、主动脉夹层

（三）发病机制

各种因素导致左心收缩、舒张功能障碍或者左心室前后负荷压力增加，使心输出量在短时间内突然下降，同时可激活交感神经以维持全身动脉压，导致肺静脉和肺毛细血管压力突然增高，大量浆液由毛细血管渗出至肺间质和肺泡内，可发生急性肺水肿。左心输出量严重下降可导致心源性休克、心脏骤停、晕厥，甚至死亡。急性右心衰竭可继发于急性左心衰竭，也可因急性肺栓塞、急性右室心肌梗死、三尖瓣反流、慢性肺病急性加重导致。由于肺静脉压增加、氧合降低、交感神经兴奋，诱发肺血管阻力增加，右心室后负荷增加，右心室心排血量在短时间内急剧下降，出现肺循环灌注不足和体循环淤血。

二、诊断和鉴别诊断要点

急性心衰的诊断需要结合心血管基础疾病、诱因、临床表现（症状、体征），然后完善相关检查，其中利钠肽检测具有相对重要的排除特异性。诊断流程推荐见图 7-8。

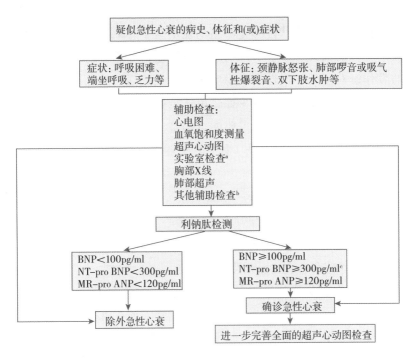

图 7-8　急性心衰的诊断流程

注：BNP，B 型利钠肽；NT-pro BNP，N 末端 B 型利钠肽原；MR-pro ANP，中间片段心房利钠肽原；a，实验室检查主要包肌钙蛋白、肝功能、肾功能、电解质、促甲状腺激素、D-二聚体、降钙素原、动脉血气分析和乳酸等；b，其他辅助检查还包括冠状动脉造影等；c，诊断急性心衰时 NT-pro BNP 的数值：年龄＜ 55 岁者，NT-pro BNP ＞ 450pg/ml；年龄 55 ～ 75 岁者，NT-pro BNP ＞ 900pg/ml；年龄＞ 75 岁者，NT-pro BNP ＞ 1800pg/ml。

（一）病因

急性心衰常发生在某些心脏疾病（如冠心病、心肌病、先天性心脏病等）的基础上，并可能由某些因素诱发。急性心衰的基础心脏疾病多种多样，包括心源性和非心源性，心源性如冠心病、高血压、心肌病、瓣膜性心脏病等。而诱因常促使有基础心脏病的患者病情急性加重，因此迅速识别、纠正、治疗各种急性心衰的诱因对纠正心衰极为重要甚至是首要的（表7-6）。心脏基础状况不佳者（如无症状性的左心室功能不全），某些轻微疾病（如控制不佳的高血压、心房颤动或心肌缺血）可能会诱发急性心衰的发作；对于处于慢性心衰稳定期或心衰代偿期的患者，停药、饮食不当、应用某些药物（如非甾体抗炎药）、感染、活动略过量都可能会诱发失代偿。需要注意的是，既往心脏功能正常患者也可能因严重心脏结构损害（如急性重症心肌炎或急性心肌梗死）导致急性心衰。

（二）临床表现

1. 症状　《2021年欧洲心脏病协会心力衰竭管理指南》提出，将急性心衰的临床表现分为四大类：急性失代偿性心衰、急性肺水肿、孤立性右心衰、心源性休克。

（1）急性失代偿性心衰：是急性心衰最常见的形式，占急性心衰的50%～70%。急性失代偿性心衰常出现在既往有心衰病史和心脏功能不全的患者中，此类型起病缓慢，主要改变是体液蓄积造成体循环、肺循环淤血，部分患者合并低灌注状态。呼吸困难最常见，90%的急性心衰患者存在呼吸困难症状。急性心衰典型的呼吸困难发生在静息或轻微活动时，与肺循环淤血相关，在卧位回心血量增加时加重。患者可出现端坐呼吸、烦躁不安，有恐惧感，还可出现咳嗽并咯血痰或粉红色泡沫痰、发绀等症状。低灌注表现：乏力；精神状态改变；眩晕、晕厥先兆、晕厥。

（2）急性肺水肿：与肺淤血相关，其临床表现包括呼吸衰竭、端坐呼吸、呼吸频率过速（＞25次/分）。

（3）孤立性右心衰：右心衰竭时因右心室、右心房压力升高导致体循环淤血，表现为双下肢水肿、腹胀、纳差等症状。右心衰也可影响左心室充盈，并最终导致全心搏出量减少。

（4）心源性休克：心源性休克是由于心脏功能不全造成心排血量下降、组织低灌注，造成多器官功能衰竭甚至危及生命、导致死亡的综合征。心源性休克表现为低灌注体征，如四肢湿冷、少尿、精神异常、眩晕、低脉压差，以及伴多发器官组织功能障碍的生化指标表现如肌酐升高、代谢性酸中毒、高乳酸血症。

2. 体征

（1）颈静脉压：是体循环静脉压的标志之一，多数情况下颈静脉压反映了右心房压。查体发现颈静脉怒张或肝颈回流征阳性提示颈静脉压增高，是急性右心衰患者最常见的体征之一。

（2）心脏查体：心前区的视诊、触诊、听诊可以提供心功能不全的重要线索。11%～34%的急性心衰患者可闻及第三心音；心音低通常提示心肌收缩力下降；二尖瓣或主动脉瓣反流或者主动脉瓣狭窄的杂音可以帮助寻找急性心衰的病因。

（3）肺部啰音：肺部啰音或吸气性爆裂音是最常见的体征，有66%～87%的急性心衰患者出现，心竭时的肺部啰音以双肺下部湿性啰音为特征性表现；严重急性左心衰患者双肺部可闻及显著哮鸣音，此时需要与支气管哮喘鉴别。

（4）四肢冷：急性心衰早期外周动脉尚可及搏动，但脉压差低、血压低，提示外周灌注不足、心脏指数下降、血管收缩；病情严重者血压可大幅下降，呈现心源性休克等严重灌注不良表现，四肢冰冷，脉细弱或未能触及，甚至出现皮肤花斑。

（5）水肿：65%的急性心衰患者出现外周水肿，临床可见的外周水肿意味着至少4L细胞外液体的蓄积。低输出量心衰或心源性休克的患者则不常见外周水肿。腹水也是由中心静脉压升高造成，为右心衰体循环容量负荷过重的体征。

（6）肝脏增大及肝颈回流征阳性：肝脏增大可因中心静脉压升高而出现在急性右心衰患者中，同时伴肝颈回流征阳性。

（三）辅助检查

1. 胸部 X 线　肺静脉淤血、胸腔积液、肺间质或者肺泡水肿、心脏扩大是急性心衰最常见的表现。但并不是所有的急性心衰患者的胸部 X 线检查都异常，也有 20% 的急性心衰患者几乎未能发现异常。

临床意义：是急性心衰诊断的重要辅助检查；也可以帮助辨别某些造成或加重患者症状的非心脏疾病，如肺部感染。

2. 心电图　急性心衰患者的心电图罕有完全正常的（高阴性预测值），但其心电图改变常常并没有特异性表现。

临床意义：心电图在识别心衰的病因和诱因方面有重要作用，比如心房颤动伴快心室率、急性心肌缺血等。

3. 超声心动图　可以评价心脏收缩期和舒张期功能、节段性室壁运动异常、瓣膜功能，估测充盈压、心脏搏出量及心包疾病。超声心动图在急性心衰患者中的应用价值非常高。心源性休克特别是伴急性心脏结构或功能异常（机械并发症、急性瓣膜反流、主动脉夹层）的患者，血流动力学不稳定时应紧急行超声心动图检查进行评估。心脏功能未知的急性心衰患者应及早（推荐 48 小时内）进行超声心动图检查。

4. 实验室检查

（1）利钠肽：急性心衰患者的 BNP 和 NT-pro BNP 异常增高。利钠肽敏感性较高，低于正常值（BNP ＜ 100pg/ml，NT-pro BNP ＜ 300pg/ml）则急性心衰的可能性低，在急诊室呼吸困难的鉴别诊断中起重要作用。需要注意的是，利钠肽升高并不能作为急性心衰的确定诊断。除了心衰，利钠肽升高的原因众多，如肾功能不全、炎性反应等。

（2）其他：肌钙蛋白、尿素氮、肌酐、电解质、肝功能、甲状腺功能、血糖、血常规、血气分析。可疑肺栓塞患者应完善 D-二聚体检查；针对可疑合并感染的患者，应考虑检测降钙素原。

5. 可选检查

（1）侵入性血液动力学监测

临床意义：诊断急性心衰时，不推荐常规行肺动脉导管侵入性血流动力学监测。但部分血流动力学不稳定且病情恶化原因不明的患者可考虑行侵入性血流动力学监测。

（2）冠脉造影

临床意义：急性心肌梗死合并急性心衰患者评估急诊冠脉动脉造影指征，必要时行急诊冠脉造影。

（四）临床分型与分级

1. 分型

（1）根据肺/体循环淤血（干湿）和组织器官低灌注（暖冷）的临床表现分型（表7-7）。

表 7-7　干湿冷暖分型

分型	组织低灌注	肺/体循环淤血
暖而干型	-	-
暖而湿型	-	+
冷而干型	+	-
冷而湿型	+	+

（2）根据左心室射血分数（LVEF）分型（表7-8）。

表 7-8　据左心室射血分数分型

左心室射血分数	分型
50%	保留 HFpEF
< 40%	降低 HFrEF
40% ~ 49%	轻度降低 HFmrEF

2. Killip 分级　急性心肌梗死出现急性心衰可应用 Killip 分级，其与患者的近期病死率相关（表 7-9）。

表 7-9　Killip 分级

分级	表现	近期病死率（%）
Ⅰ级	无明显心功能损害，肺部无啰音	6
Ⅱ级	轻、中度心衰，肺部啰音、S3 奔马律，X 线示肺淤血	17
Ⅲ级	重度心衰，肺啰音超过两肺野的 50%，X 线示肺水肿	38
Ⅳ级	心源性休克，伴或不伴肺水肿	81

（五）鉴别诊断

1. 支气管哮喘　多见于青少年，无心脏病史及心脏体征，常在春、秋季发作，有过敏史，听诊肺部为哮鸣音。胸部 X 线无肺淤血或肺水肿，甚至可能因原有肺气肿显示肺部透亮度增加，BNP 和 NT-pro BNP 正常。而急性心衰多见于中年以上，有心脏病史及心脏增大等体征，常于劳累时或夜间平卧后发作。肺部听诊可闻及湿性啰音为主，也可同时存在干性啰音。胸部 X 线提示肺淤血、肺水肿；BNP 和 NT-pro BNP 异常增高。

2. 慢性阻塞性肺疾病急性加重　慢性阻塞性肺疾病也可表现为呼吸困难，但有前驱感染病史，病史常有较明确的慢性阻塞性肺疾病，肺部听诊可闻及干啰音，影像学也可以帮助鉴别。大量粉红色泡沫样痰和心尖部舒张期奔马律有助于急性肺水肿的诊断。

3. 肺栓塞　也可表现为呼吸困难。但肺栓塞的患者常有高凝状态病史（如长期卧床、肿瘤），以及下肢或上肢静脉血栓病史，而左心衰没有。肺栓塞查 D- 二聚体显著升高，而急性心衰则不一定升高。肺栓塞的超声心动图常提示肺动脉高压、右心扩大，而急性心衰通常不会出现。

4. 合并心源性休克　应与其他原因引起的休克相鉴别。肺淤血、肺水肿并存是心源性休克的主要特征，如无肺循环和体循环淤血征，则心源性休克的可能性很小。

三、急诊治疗要点

急性心衰治疗原则为减轻心脏前后负荷、改善心脏收缩与舒张功能、积极去除诱因及治疗原发病因。

（一）诊治流程

见图 7-9。

（二）纠正诱因

1. 急性冠脉综合征（ACS）　由 ACS 导致的心衰患者应遵循《ST 段抬高型心肌梗死指南》及《非 ST 段抬高型 ACS 指南》采取及时、有效的治疗。非 ST 段抬高心肌梗死（non-ST segment elevation myocardial infarction，NSTEMI）患者合并急性心衰属于 NSTEMI 危险分层中极高危的患者，应立即行血运重建（＜ 2 小时）。

2. 高血压急症　因血压急剧升高造成的急性心衰通常表现为急性肺水肿。主要治疗目标为迅速降低血压。推荐在最初的数小时内应用血管扩张药联合利尿药降低血压，降低目标为 25% 的原平均血压值，其后应谨慎降压。

3. 快速型或严重缓慢型心律失常　由于严重心律失常诱发急性心衰发生或加重的患者应使用药物、电转复或临时起搏等措施迅速纠正心律失常。快速型心律失常造成患者的血流动力学不稳定应进行紧急电复律，否则心律失常与血流动力学不稳定相互作用会进入恶性循环。由心肌缺血诱发的心律失常，需立即进行冠脉造影，必要时进行血运重建。持续、频发或无休止性心动过速伴心动过速型心肌病，可采用射频或冷冻导管消融术；药物治疗无效的复发性或持续性有症状心律失常，可采用导管消融术治疗。

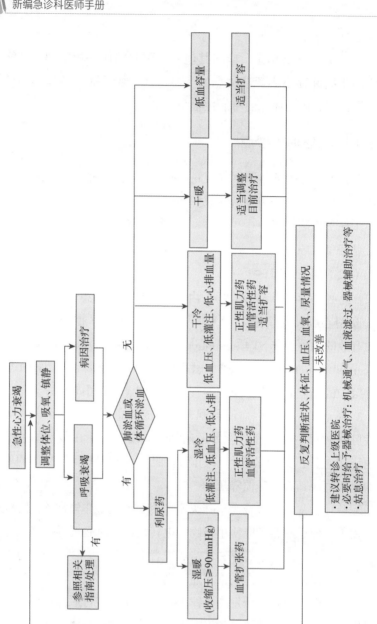

图7-9　急性心力衰竭诊治流程

4. 急性机械原因　造成急性心衰可能是 ACS（游离壁破裂、室间隔缺损、急性二尖瓣反流）、胸部创伤或者心脏介入治疗造成的机械并发症，或继发于心内膜炎、主动脉夹层的瓣膜功能不全。多数患者需要循环辅助支持下行紧急外科或介入治疗。

5. 急性肺栓塞　一旦确定肺栓塞是造成休克或低血压的病因，推荐立即行溶栓、介入或外科取栓治疗。应遵循肺栓塞指南采取相应的治疗。

（三）氧疗及呼吸支持

急性心衰的患者如无低氧血症，无须常规使用氧疗。推荐血氧饱和度（SpO_2）< 90% 或动脉血氧分压（PaO_2）< 60mmHg 的急性心衰患者进行氧疗，以纠正低氧血症。针对 COPD 的患者，高氧状态可能会增加通气灌注不匹配，抑制通气，造成高二氧化碳血症，因此这些患者应避免高浓度氧疗。在患者氧疗期间，医师应监测其酸碱平衡及 SpO_2，依据患者病情随时调整氧疗策略。无创正压通气或连续正压呼吸辅助支持能够改善患者的呼吸衰竭，增加氧合，降低 $PaCO_2$ 和呼吸肌氧耗。呼吸窘迫（呼吸频率 > 25 次 / 分，SpO_2 < 90%）的患者应尽快行无创正压通气治疗，以改善气体交换、减少气管内插管率。无创正压通气过程中应注意监测患者血压。无创正压通气造成胸腔内压力升高，静脉回心血量下降，右心室、左心室前负荷降低，有可能导致心脏输出量和血压降低，因此，低血压和前负荷低的患者需谨慎应用。针对行氧疗和无创通气治疗后仍进行性呼吸衰竭的患者，应给予插管、有创呼吸辅助支持。气管插管指征见表 7-10。

（四）机械循环支持

机械循环支持（MCS）包括主动脉内球囊反搏（IABP）、左心室辅助装置（left ventricular assist device，LVAD）、静脉 - 动脉体外膜肺氧合（veno-arterial extracorporeal membrane oxygention，VA-ECMO）。

表 7-10 气管插管指征

气管插管指征
心脏或呼吸骤停
精神状态持续恶化
正压通气状态仍呼吸衰竭进行性恶化，低氧血症（$PaO_2 < 60mmHg$），高二氧化碳血症（$PaCO_2 > 50mmHg$），酸中毒（$pH < 7.35$）
需要气道保护
血流动力学持续不稳定
正压通气不能耐受且进行性呼吸衰竭

（五）其他辅助治疗

肾脏替代治疗：常采取连续性肾脏替代治疗（CRRT）"超滤"。目前尚无证据支持在急性心衰患者的超滤优于袢利尿药，不推荐常规应用超滤，仅限于对利尿药治疗策略反应欠佳的患者使用。难治性容量过负荷患者启动肾脏替代治疗的指征包括：液体复苏无反应的少尿；重度高钾血症（$K^+ > 6.5mmol/L$）；严重代谢性酸中毒（pH 7.2）；血尿素氮 > 25mmol/L；血肌酐 > 300μmol/L。

（六）药物治疗

1. 利尿药 静脉利尿药是急性心衰治疗的基石，袢利尿药起效迅速，是最常用的利尿药。静脉利尿药可选用呋塞米、托拉塞米或布美他尼，起始剂量相当于患者入院前口服剂量的 1～2 倍。如果没有口服利尿药，则推荐起始静脉注射 20～40mg 呋塞米或 10～20mg 托拉塞米。呋塞米可以每日 2～3 次静脉注射或者连续注射。

袢利尿药静脉注射的每日最大剂量：呋塞米 400～600mg，严重肾功能不全的患者可考虑 1000mg；联合利尿药治疗：袢利尿药基础上加用不同作用点的利尿药，如噻嗪类、美托拉宗、乙酰唑胺。

2. 血管扩张药　静脉常用的血管扩张药包括硝酸酯类、硝普钠、α- 受体阻滞剂（乌拉地尔）、重组人脑利钠肽（rh-BNP），对伴有高血压的急性心衰治疗有效。收缩压 > 110mmHg 的急性心衰患者可安全使用；收缩压 90 ～ 110mmHg 的患者可酌情谨慎使用，临床严密观察；收缩压 < 90mmHg 或有症状性低血压的患者避免使用血管扩张药。

急性心衰静脉内血管扩张药的使用方法及不良反应见表7-11。

表 7-11　急性心衰静脉内血管扩张药的使用方法及不良反应

血管扩张药	剂量	主要不良反应	其他
硝酸甘油	起始 10 ～ 20μg/min，最大至 200μg/min	低血压，头痛	连续使用耐受
硝酸异山梨酯	起始 1mg/h，最大至 10mg/h	低血压，头痛	连续使用耐受
硝普钠	起始 0.3μg/（kg·min），最大至 5μg/（kg·min）	低血压，异氰酸盐中毒	光敏感

（1）硝酸甘油与硝酸异山梨酯：硝酸盐主要作用于外周静脉，适用于 ACS 伴心衰的患者。硝酸甘油静脉给药，一般采用微量泵输注，从 10 ～ 20μg/min 开始，以后每 5 分钟递增 5 ～ 10μg/min，直至心衰的症状缓解或收缩压降至 110mmHg 左右；硝酸异山梨酯静脉滴注剂量 1mg/h，根据症状体征可以增加到不超过 10mg/h。病情稳定后逐步减量至停用。严重心动过缓（< 40 次 / 分）或心动过速（> 120 次 / 分）患者也不宜使用硝酸酯类药物。

（2）硝普钠：能够同时扩张动脉和外周静脉，适用于急性左心衰特别是伴有高血压的患者。常用剂量 3μg/（kg·min），通常以 0.5μg/（kg·min）开始，根据治疗反应以 0.5μg/（kg·min）递增，逐渐调整，直至症状缓解、收缩压由原水平下降 30mmHg 或血压降至 110mmHg 左右为止。通常疗程不超过 72 小时，长期用药可引起氰化物和硫氰酸盐中毒，合并肾功能不全患者尤其谨慎。静脉输注时需避光。

（3）乌拉地尔：可降低心脏负荷和肺动脉压，改善心功能，对心率无明显影响。通常静脉注射 12.5 ～ 25mg，如血压无明显降低可重复注射，然后以 0.4 ～ 2mg/min 静脉滴注维持，并根据血压调整。

（4）重组人脑利钠肽（rh-BNP）：该药可作为血管扩张药单独使用，也可与其他血管扩张药（如硝酸酯类）合用，还可与正性肌力药（如多巴酚丁胺等）合用。给药方法：1.5 ～ 2μg/kg 负荷剂量缓慢静脉注射，继以 0.0075 ～ 0.01μg/（kg·min）持续静脉滴注，最大可调整至 0.015 ～ 0.02μg/（kg·min）；对于血压较低患者，可直接以维持量静脉滴注。

3. 正性肌力药　对于 LVEF 降低与低心排血量的急性心衰患者，如果存在低血压等组织灌注不足或在采取氧疗、利尿和可耐受血管扩张张治疗的情况下仍有肺水肿，静脉给予正性肌力药以缓解症状。使用静脉正性肌力药时需监测血压、心律（率）。

（1）儿茶酚胺类：常用多巴胺和多巴酚丁胺。

多巴胺 5 ～ 10μg/（kg·min）时主要兴奋 β- 受体，可增加心肌收缩力和心排血量。

多巴酚丁胺具有剂量依赖性，常用于严重收缩性心衰的治疗，剂量一般为 2 ～ 20μg/（kg·min）。正在应用 β- 受体阻滞剂的患者不宜应用多巴酚丁胺。

（2）磷酸二酯酶抑制剂：一般应用于利尿药联合血管扩张药无效且外周循环较差的急性心衰患者，可稳定血流动力学状态，改善临床症状及生活质量，其作用机制不受 β- 受体阻滞剂影响。米力农首剂 25 ～ 75μg/kg 静脉注射（> 10 分钟），继以 0.375 ～ 0.75μg/（kg·min）滴注，常见不良反应有低血压和心律失常。肥厚型梗阻性心肌病患者、孕妇与哺乳期妇女禁用该类药物。

（3）钙增敏剂（左西孟旦）：对于缺血性心肌病，尤其是 ACS 伴 HFrEF 患者有一定优势。左西孟旦宜在低心排血量或组织低灌注时尽早使用，负荷量 12μg/kg 静脉注射（＞ 10 分钟），继以 0.1 ～ 0.2μg/（kg·min）滴注，维持用药 24 小时；如血压偏低，可直接静脉滴注维持量 24 小时。使用过程中出现严重心律失常如持续性室性心动过速应停用。

（4）洋地黄类药：是唯一既有正性肌力作用又有负性传导作用的药物，对于 HFrEF，特别是伴心房颤动快速心室率（＞ 110 次/分）的急性心衰患者多是首选。可选用毛花苷 C（西地兰）0.2 ～ 0.4mg 缓慢静脉注射；必要时 2 ～ 4 小时后再给 0.2 ～ 0.4mg，24 小时总量不超过 1.0 ～ 1.2mg。

常见强心药及应用剂量见表 7-12。

表 7-12 常见强心药及应用剂量

药物	泵入剂量
多巴酚丁胺	2 ～ 20μg/（kg·min）（β+）
多巴胺	3 ～ 5μg/（kg·min）；强心（β+） ＞ 5μg/（kg·min）；强心（β+），升压（α+）
米力农	0.375 ～ 0.75μg/（kg·min）
左西孟旦	0.15μg/（kg·min），0.05 ～ 0.2μg/（kg·min）
去甲肾上腺素	0.2 ～ 1.0μg/（kg·min）
肾上腺素	0.05 ～ 0.5μg/（kg·min）

4. 血管升压药物 常用的升压药物有去甲肾上腺素、肾上腺素、多巴胺、多巴酚丁胺，升压药物中去甲肾上腺素更适于严重低血压患者。升压药物治疗在增加重要脏器灌注的同时也增加左心室后负荷，因此对于终末期心衰和心源性休克的患者，可以考虑联合去甲肾上腺素和强心药物治疗。

5. 预防性抗栓 除非有禁忌证，为减少下肢静脉血栓或肺栓塞，推荐应用肝素、低分子肝素或其他抗凝药物抗凝。

6. 阿片类药物 阿片类药物能够缓解急性心衰患者的呼吸困难和焦虑，也可用于无创持续正压通气的患者以改善患者的依从性。其不良反应包括恶心、低血压、心动过缓、呼吸抑制等。有回顾性研究证实吗啡可能增加机械通气风险，延长住院时间，增加 ICU 住院率及死亡率。因此，阿片类药物不应常规用于急性心衰患者。

四、治疗策略

不同临床类型的急性心衰治疗策略见图 7-10。

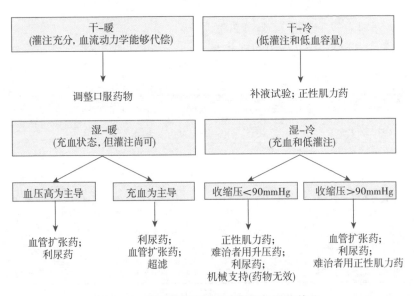

图 7-10 不同临床类型的急性心衰治疗策略

第四节 急性心肌梗死

一、疾病概述

急性心肌梗死是指各种原因导致的冠状动脉急性、持续性闭塞、血供急剧减少或中断而引起心肌细胞缺血、损伤及坏死。

二、诊断和鉴别诊断要点

（一）临床表现

1. 症状　胸骨后或心前区压榨性疼痛（通常超过 10 ～ 20 分钟），可向左上臂、下颌、颈部、背或肩部放射，常伴有恶心、呕吐、大汗和呼吸困难等，部分患者可发生晕厥。含服硝酸甘油不能完全缓解。

2. 体格检查　观察患者的一般状态，有无皮肤湿冷、面色苍白、烦躁不安、颈静脉怒张等；听诊有无肺部啰音、心律不齐、心脏杂音和奔马律。

（二）辅助检查

1. 心电图

（1）分类：ST 段抬高心肌梗死（STEMI）特征性心电图表现为 ST 段弓背向上型抬高伴或不伴病理性 Q 波、R 波减低，常伴对应导联镜像性 ST 段压低。非 ST 段抬高心肌梗死（NSTEMI）特征性的心电图异常包括 ST 段下移、T 波改变。

对症状持续但首份心电图不能明确诊断者或症状发生变化者，需要在 15 ～ 30 分钟内复查心电图。

缺血性 T 波改变见图 7-11。

（2）心电图定位诊断：以病理性 Q 波出现的导联或 ST 段抬高的导联定位。①下壁心肌梗死在 Ⅱ、Ⅲ、aVF；②高侧壁心肌梗死在 Ⅰ、aVL；③前间壁心肌梗死：$V_1 \sim V_3$；④前壁心肌梗死：$V_2 \sim V4$，偶见于 V_5；⑤广泛前壁心肌梗死：Ⅰ、aVL、$V_1 \sim V_5$（V_6）；⑥后壁心肌梗死：$V_7 \sim V_9$；⑦右心室：V_3R、V_4R、V_5R。急性广泛前壁心肌梗死和急性下壁心肌梗死心电图示例见图 7-12 和图 7-13。

2. 血清学检查和影像学检查　心肌损伤标志物、电解质、凝血系列等；超声心动图等影像学检查有助于急性胸痛患者的鉴别诊断和危险分层。

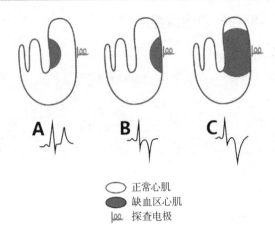

○ 正常心肌
● 缺血区心肌
⊨ 探查电极

图 7-11　缺血性 T 波改变

A. 心内膜下缺血，T 波高耸直立；B. 心外膜下缺血，T 波倒置呈冠状 T 波；C. 穿壁性缺血，T 波倒置加深

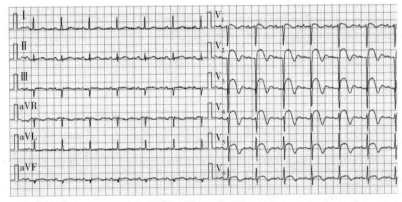

图 7-12　急性广泛前壁心肌梗死

（三）诊断

根据典型的症状、缺血性心电图表现及心肌损伤标志物测定，可做出诊断。

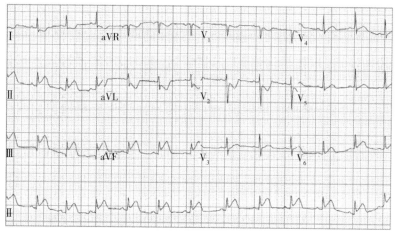

图 7-13　急性下壁心肌梗死

（四）危险分层

有以下临床情况应判断为高危 STEMI：

1. 高龄。

2. 有严重的基础疾病。

3. 重要脏器出血病史。

4. 大面积心肌梗死。

5. 合并严重并发症。

6. 院外心脏骤停。

（五）鉴别诊断

1. 主动脉夹层　患者突发胸、腹部撕裂样剧痛及相应血管受累的临床表现，常伴有呼吸困难、痛苦面容、烦躁不安、大汗淋漓、恶心、呕吐、晕厥；体检可发现高血压或其他血压异常，包括无脉或四肢血压明显差异、脉搏短绌、新发主动脉舒张期杂音、组织器官灌注不足的表现（如低血压或休克，可出现少尿或无尿），但无心肌梗死的心电图变化。超声心动图、CTA、选择性主动脉造影等检查可发现主动脉壁内血管瘤。

2. **急性心包炎**　可酷似 STEMI，患者常有发热，胸膜刺激性疼痛向肩背部放射，前倾体位时胸痛可减轻，部分患者可闻及心包摩擦音。心电图表现为 PR 段压低、ST 段弓背向下抬高，无镜像改变。

3. **急性肺栓塞**　通过血气分析、D- 二聚体、心肌酶学、超声心动图、肺动脉 CT 成像和肺动脉造影进行鉴别。

4. **气胸**　患者突发呼吸困难、胸痛，患侧呼吸音减弱、叩诊清音，可有呼吸系统疾病或胸部外伤的病史。

5. **应激性心肌病**　多酷似广泛前壁急性心肌梗死，然而有明确情绪应激诱因，症状轻，病情重，急诊冠状动脉造影显示梗死相关冠状动脉通畅，但左心室心尖部呈室壁瘤样扩张，且在 1 ～ 2 周内又会恢复，即有"快速可逆性"室壁瘤形成。

6. **其他疾病**　除外其他有类似症状的消化性溃疡、急性胰腺炎、急性胆囊炎等急腹症。

三、抢救流程

10 分钟内抢救流程见图 7-14，20 分钟及后续见图 7-15。

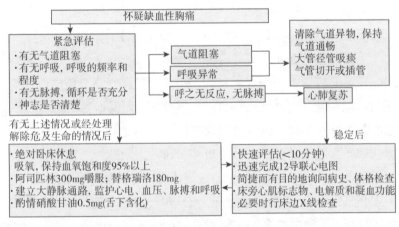

图 7-14　急性心肌梗死抢救流程（10 分钟内）

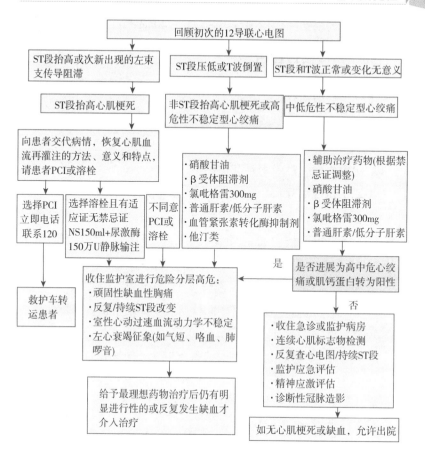

图 7-15　急性心肌梗死抢救流程（20 分钟及后续）

辅助治疗药物：

β 受体阻滞剂：美托洛尔 6.25 ~ 25mg，bid。

氯吡格雷：首剂 300mg，此后 75mg/d。

普通肝素 60U/kg 静脉注射，后继 12U/（kg·d）静脉滴注；低分子肝素 3000 ~ 5000U 皮下注射，bid。

血管紧张素转化酶抑制剂（ACEI）/ 血管紧张素 II 受体阻滞剂（ARB）：卡托普利 6.25 ~ 50mg tid；氯沙坦 50 ~ 100mg，qd；厄贝沙坦 150 ~ 300mg，qd。

他汀类药物：阿托伐他汀钙片 20 ～ 40mg，qd。

四、急诊治疗要点

（一）一般治疗

1. 生命体征监测及复苏：所有急性心肌梗死患者应立即监测心电、血压和血氧饱和度，观察生命体征，及时发现恶性心律失常。

2. 缓解疼痛、呼吸困难和焦虑。

（二）抗栓治疗

1. 抗血小板治疗

（1）阿司匹林：300mg 负荷剂量，继以 100mg/d 长期维持。

（2）P2Y12 受体抑制剂：替格瑞洛 180mg 负荷剂量，有禁忌证时改用氯吡格雷 300mg 负荷剂量。

（3）血小板糖蛋白（GP）Ⅱ b/ Ⅲ a 受体拮抗剂：替罗非班、依替巴肽。

2. 抗凝治疗　应用普通肝素或依诺肝素，两者用法见表7-13。

表 7-13　普通肝素和依诺肝素用法

普通肝素	依诺肝素
静脉推注（70 ～ 100U/kg，最大剂量 4000U），随后 12U/kg 静脉滴注（最大剂量 1000U/h），持续 24 ～ 48 小时。维持活化的部分凝血酶原时间（APTT）为正常水平的 1.5 ～ 2.0 倍（50 ～ 70 秒）	年龄＜ 75 岁的患者，静脉推注 30mg，15 分钟后皮下注射 1mg/kg，继以皮下注射 1 次 /12 小时（前 2 次每次最大剂量不超过 100mg），用药至血运重建治疗 年龄≥ 75 岁的患者，不进行静脉注射，首次皮下注射剂量为 0.75mg/kg（前 2 次每次最大剂量 75mg），其后仅需每 12 小时皮下注射

（三）抗心肌缺血治疗

1. 硝酸酯类药物　STEMI 急性期持续剧烈胸痛、高血压和心力衰竭的患者，如无禁忌证，可静脉使用硝酸酯类药物。硝酸甘油舌下含服 0.3 ~ 0.6mg，继以静脉点滴，开始 5 ~ 10μg/min，每 5 分钟增加 5 ~ 10μg，直至症状缓解或平均压降低 10% 但收缩压不低于 90mmHg。疑诊右心室梗死的 STEMI 患者不应使用硝酸酯类药物。

2. β 受体阻滞剂 如无禁忌证，发病后 24 小时内开始口服 β 受体阻滞剂，如美托洛尔，12.5mg，每天 2 次，逐渐加量。

3. ACEI/ARB 发病 24 小时后，如无禁忌证，所有患者均应给予 ACEI 长期治疗。如患者不能耐受 ACEI，可考虑给予 ARB。

4. 钙通道阻滞剂 对无左心室收缩功能不全或房室阻滞的患者，为缓解心肌缺血、控制心房颤动或扑动的快速心室率，如果 β 受体阻滞剂无效或禁忌使用，则可应用非二氢吡啶类钙拮抗剂。急性心肌梗死后合并难以控制的心绞痛时，在使用 β 受体阻滞剂的基础上可应用地尔硫䓬。

5. 他汀类药物 所有无禁忌证的患者入院后均应尽早开始高强度他汀类药物治疗，且无须考虑胆固醇水平。阿托伐他汀钙 40mg，继以 20mg，每日 1 次维持。

（四）再灌注治疗

1. 溶栓治疗 STEMI 可进行溶栓治疗。

（1）适应证：急性胸痛发病未超过 12 小时，预期首次医学接触（FMC）至导丝通过梗死相关动脉（IRA）时间 > 120 分钟，无溶栓禁忌证；发病 12 ~ 24 小时仍有进行性缺血性胸痛和心电图至少相邻 2 个或 2 个以上导联 ST 段抬高 > 0.1mV，或血流动力学不稳定的患者，若无直接 PCI 条件且无溶栓禁忌证，应考虑溶栓治疗。

随着 STEMI 发病时间的延长，溶栓治疗的临床获益会降低。患者就诊越晚（尤其是发病 3 小时后），越应考虑转运行直接 PCI （而不是溶栓治疗）。

（2）禁忌证

①绝对禁忌证：既往任何时间发生过颅内出血或未知原因卒中；近6个月发生过缺血性卒中；中枢神经系统损伤、肿瘤或动静脉畸形；近1个月内有严重创伤/手术/头部损伤、胃肠道出血；已知原因的出血性疾病（不包括月经来潮）；明确、高度怀疑或不能排除主动脉夹层；24小时内接受非可压迫性穿刺术（如肝脏活检、腰椎穿刺）。

②相对禁忌证：6个月内有短暂性脑缺血发作；口服抗凝药治疗中；妊娠或产后1周；严重未控制的高血压［收缩压＞180mmHg和（或）舒张压＞110mmHg］；晚期肝脏疾病；感染性心内膜炎；活动性消化性溃疡；长时间或有创性复苏。

（3）溶栓药物：见表7-14。

表7-14　常用的溶栓药物

药物种类	用法及用量	特点	临床疗效
阿替普酶	50mg/支，用生理盐水稀释后静脉注射15mg负荷剂量，后续30分钟内以0.75mg/kg静脉滴注（最多50mg），随后60分钟内以0.5mg/kg静脉滴注（最多35mg）	无抗原性及过敏反应，需要负荷剂量，再通率高，脑出血发生率低	用药90分钟的血管开通率为73%～84%，TIMI 3级血流率为54%
瑞替普酶	2次静脉注射，每次1000万U负荷剂量，间隔30分钟	无抗原性及过敏反应，2次静脉注射，使用较方便	用药90分钟的血管开通率为84%，TIMI 3级血流率为60%
尿激酶	150万U溶于100ml生理盐水，30分钟内静脉滴注	无抗原性及过敏反应，无需负荷剂量。不具有纤维蛋白选择性，再通率低	用药90分钟的血管开通率为53%，TIMI 3级血流率为38%

药物种类	用法及用量	特点	临床疗效
重组人尿激酶原	5mg/支，一次用50mg，先将20mg（4支）用10ml生理盐水溶解后，3分钟静脉推注完毕，其余30mg（6支）溶于90ml生理盐水，于30分钟内静脉滴注完毕	无抗原性及过敏反应，需要负荷剂量。再通率高，脑出血发生率低	用药90分钟的血管开通率为78.5%，TIMI 3级血流率为60.8%

（4）评估疗效：临床评估溶栓成功的指标包括60～90分钟内：①抬高的ST段回落≥50%；②胸痛症状缓解或消失；③出现再灌注性心律失常，如加速性室性自主心律、室性心动过速甚至心室颤动、房室传导阻滞、束支阻滞突然改善或消失，或下壁心肌梗死患者出现一过性窦性心动过缓、窦房传导阻滞，伴或不伴低血压；④心肌坏死标志物峰值提前，如cTn峰值提前至发病后12小时内，肌酸激酶同工酶峰值提前至14小时内。

典型的溶栓治疗成功标准是抬高的ST段回落≥50%的基础上，伴有胸痛症状明显缓解和（或）出现再灌注性心律失常。

2. 经皮冠状动脉介入治疗（PCI） 溶栓成功的患者应在溶栓后2～24小时内常规行冠状动脉造影并IRA血运重建治疗；溶栓失败，推荐立即行补救性PCI。

（1）适应证：①发病12小时内的STEMI患者；②院外心脏骤停复苏成功的STEMI患者；③存在提示心肌梗死的进行性心肌缺血症状，但无ST段抬高，出现以下一种情况（血流动力学不稳定或心源性休克；反复或进行性胸痛，保守治疗无效；致命性心律失常或心脏骤停；机械并发症；急性心力衰竭；ST段或T波反复动态改变，尤其是间断性ST段抬高）患者；④STEMI发病超过12小时，但有临床和（或）心电图进行性缺血证据；⑤伴持续性心肌缺血症状、血流动力学不稳定或致命性心律失常。

（2）禁忌证：发病超过 48 小时，无心肌缺血表现、血流动力学和心电稳定的患者不推荐对梗死相关动脉（IRA）行直接 PCI。

（五）相关并发症

1. 心力衰竭

（1）临床表现

①肺淤血：可表现为轻中度肺淤血（Killip 2 级）至明显肺水肿（Killip 3 级）。Killip 心功能分级法见表 7-15。

表 7-15　Killip 心功能分级法

分级	症状与体征
Ⅰ级	无明显的心力衰竭
Ⅱ级	有左心衰竭，肺部啰音＜ 50% 肺野
Ⅲ级	肺部啰音＞ 50% 肺野，可出现急性肺水肿
Ⅳ级	心源性休克，有不同阶段和程度的血流动力学障碍

②低血压：收缩压＜ 90mmHg 或平均动脉压＜ 65mmHg。

③低心排血量：表现为持续低血压和外周灌注不良（包括肾功能不全和尿量减少），心脏超声检查 EF ＜ 50%。

④心源性休克：为容量充足的情况下持续低血压（收缩压＜ 90mmHg）伴有灌注不良表现。

（2）处理：心力衰竭患者应予以持续监测心律、血压和尿量。

①氧疗：肺淤血伴有 SaO_2 ＜ 90% 或氧分压（PaO_2）＜ 60mmHg（8.0kPa）时需要进行氧疗并进行 SaO_2 监测；呼吸窘迫的患者在不伴低血压时可使用无创通气支持；呼吸衰竭且无法耐受无创通气支持时，行有创通气治疗。

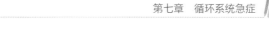

②药物治疗：

a. 利尿药：液体潴留者，可间断静脉使用呋塞米 20～40mg。

b. 血管扩张药：可降低心脏前、后负荷。收缩压 > 90mmHg 者可考虑使用；收缩压 < 90mmHg 或症状性低血压时禁用。该类药物包括硝酸酯类、硝普钠或重组人利钠肽（注意避免低血压和血压下降过度）。硝酸甘油，初始剂量 5～10μg/min，每 5～10 分钟增加 5～10μg/min，最大剂量 200μg/min；硝酸异山梨酯，初始剂量 1mg/h，逐渐增加剂量，最大剂量 5～10mg/h；硝普钠，初始剂量 0.2～0.3μg/（kg·min），每 5～10 分钟增加 5～10μg/（kg·min），最大剂量 5μg/（kg·min），疗程小于 72 小时；重组人利钠肽负荷量 1.5～2μg/kg 静脉缓推或不用负荷量，之后 0.0075～0.01μg/（kg·min）维持，根据血压调整剂量。

c. 在没有低血压、低血容量或肾功能不全时建议早期使用 β-受体阻滞剂（酒石酸美托洛尔 6.25mg，每天 2 次）、血管紧张素受体脑啡肽抑制剂（ARNI）（沙库巴曲缬沙坦 50mg，每天 2 次）或 ACEI（卡托普利 6.25mg 3 次/日或依那普利 2.5mg 2 次/日）或 ARB（坎地沙坦 4mg，每天 1 次或缬沙坦 40mg，每天 1 次）和醛固酮受体拮抗剂（螺内酯，初始剂量 10～20mg，每天 1 次）。同时必须进行病因治疗。

d. 正性肌力药：当机体处于低血容量状态，出现外周组织低灌注时，首先适当扩容。如低灌注仍无法纠正，可给予正性肌力药［优选多巴酚丁胺，剂量：2～20μg/（kg·min）维持］。右心室心肌梗死患者应当避免容量负荷过重，因其可能导致血流动力学恶化。

e. 血管收缩药：用于应用正性肌力药物后仍合并明显低血压状态者，如去甲肾上腺素［0.2～1.0μg/（kg·min）维持］、肾上腺素［0.05～0.5mg/（kg·min）维持］等。

③超滤或血液净化治疗：伴有难治性心力衰竭且对利尿药反应不佳者。

2. 心源性休克

（1）症状

①组织低灌注：神志改变——意识模糊，甚至昏迷；肾灌注减少——少尿或无尿；皮肤血管收缩——皮肤湿冷、发绀和花斑。

②肺淤血和肺水肿：呼吸困难，端坐呼吸，咳粉红色泡沫痰。

（2）体征

①持续性低血压：收缩压 < 90mmHg 或平均动脉压 < 65mmHg；

②心衰表现：脉搏细速、心音低钝、心率增快、颈静脉充盈。

③肺淤血和肺水肿表现：呼吸增快、双肺干湿性啰音。

④器官功能障碍：急性呼吸、肝、肾衰竭，脑功能障碍。

（3）辅助检查和临床检测

①基本监测：神志、脉搏、心率、心律、呼吸频率、血压、体温、血氧饱和度及 24 小时出入量等。

②心电图、心肌损伤标志物、血常规、凝血功能、肝肾功能、电解质、血气分析和乳酸等。

③心脏彩超、床旁胸部 X 线片。

④有创血流动力学监测：有创动脉血压监测、中心静脉压。

（4）治疗

①血管活性药物的应用：a. 尽快应用血管活性药物（常用多巴胺和去甲肾上腺素）维持血流动力学稳定；b. 如果收缩压尚维持于 80 ~ 90mmHg，可考虑先加用正性肌力药，如多巴胺静脉注射 3.0 ~ 5.0mg，以 5 ~ 10μg/（kg·min）维持，随时根据血压及组织灌注指标调整剂量；c. 如果已经出现严重低血压（收缩压 < 80mmHg），需要在提高心排血量的同时，进一步收缩血管提升

血压，可首选去甲肾上腺素静脉注射 0.5～1.0mg，开始以 8～12μg/min 静脉滴注，调整滴速使血压达到理想水平，维持量为 2～4μg/min，或多巴胺联合应用去甲肾上腺素；d. 较大剂量单药无法维持血压时，建议尽快联合应用。

②尽快启动血运重建治疗。

③血流动力学不能迅速稳定的急性心肌梗死合并心源性休克的患者应尽早启动 pMCS 治疗。

尽早进行动脉系统有创血压监测。静脉使用正性肌力药和血管升压药，以维持收缩压＞90mmHg 并提高心排血量、改善重要器官灌注。低心排血量占主要原因的患者初步治疗可使用多巴酚丁胺。对于心源性休克合并严重低血压的患者，去甲肾上腺素可能较多巴胺更加安全有效。

3. 心律失常　包括室性心律失常、室上性心律失常、窦性心动过缓和房室传导阻滞。早期再灌注治疗可减少室性心律失常和心血管死亡风险。

（1）室性心律失常，如图 7-16：

①血流动力学稳定的室性心动过速可行药物治疗。

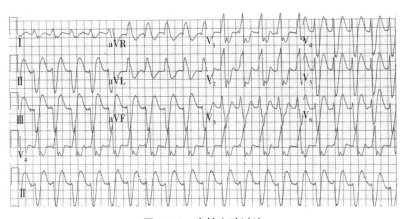

图 7-16　室性心动过速

a. 利多卡因：50～100mg 静脉注射（如无效，5～10 分钟后可重复），最大量不超过 3mg/kg，负荷量后继以 1～4mg/min 维持。

b. 胺碘酮：负荷量 150mg，10 分钟静脉注射，继以 1mg/min 静脉输注。

c. 索他洛尔：静脉起始每次 75mg，每日 1～2 次，最大每次 150mg，每日 1～2 次，每次至少 5 小时静脉滴注。

②多形性室性心动过速、持续性单形性室性心动过速或伴有任何血流动力学不稳定者，应给予同步心脏电复律。

（2）心室颤动，如图 7-17：心室颤动患者应尽快进行非同步电除颤治疗（双相 150～200J）。应用抗心律失常药物［如胺碘酮负荷 0.15g 持续 10 分钟静脉注射，随后 6 小时给药 360mg（1mg/min），剩余 18 小时给药 540mg（0.5mg/min），将滴注速度减至 0.5mg/min，第一个 24 小时之后，维持滴注速度 0.5mg/min（720mg/24h）；利多卡因 1.0～1.5mg/kg（一般 50～100mg）首次负荷量静脉注射 2～3 分钟，必要时每 5 分钟后重复静脉注射 1～2 次，但 1 小时之内总量不得＞300mg］有助于成功电除颤，并有助于防止复发或难治性发作。心室颤动成功转复后，抗心律失常治疗通常可持续 12～24 小时（持续静脉输注）。

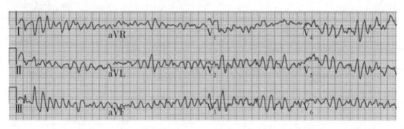

图 7-17　心室颤动

4. 机械并发症　游离壁破裂、室间隔穿孔、乳头肌或腱索断裂、心包炎、心包积液。

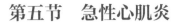

第五节　急性心肌炎

一、疾病概述

心肌炎是各种原因（感染性和非感染性）引起的心肌炎性损伤，进而导致的心脏功能受损，包括心脏收缩、舒张功能减低，心律失常（心脏跳动节律变乱）等。急性心肌炎（acute myocarditis）是指在数日、数周内突然发生的心肌炎症性病变，心衰症状出现时间不超过 3 个月。

二、诊断和鉴别诊断要点

（一）性质

1. 感染性　细菌、真菌、原虫、寄生虫、病毒。

2. 非感染性　过敏性、异体抗原、自身抗原：非感染性淋巴细胞，非感染性巨细胞。

3. 毒理性　药物、重金属、动物毒素、激素、物理因素、维生素缺乏、化学物质。

（二）临床表现

1. 症状　心脏症状出现前数天或 2 周内有呼吸道或肠道感染，可伴有中度发热、咽痛、腹泻、皮疹等症状，继之出现心脏症状。主要症状有疲乏无力、食欲不振、恶心、呕吐、呼吸困难、面色苍白、发热，年长儿可诉心前区不适、心悸、头晕、腹痛、肌痛。

2. 体征　多有心尖部第一心音低钝，可有奔马律，心率过速或过缓，或有心律失常，因合并心包炎可听到心包摩擦音，心界正常或扩大，血压下降，脉压低。

（三）辅助检查

1. 心电图

（1）传导障碍：以 P-R 间期延长最常见，少数呈二度或三度房室传导阻滞，完全性房室传导阻滞通常为暂时性，少数出现左或右束支传导阻滞（图 7-18 至图 7-23）。

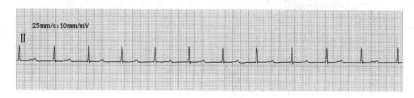

图 7-18　P-R 间期延长

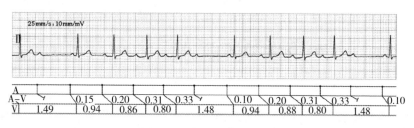

图 7-19　二度 I 型房室传导阻滞

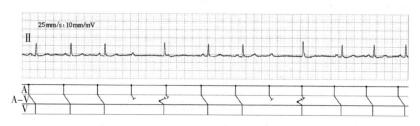

图 7-20　二度 II 型房室传导阻滞

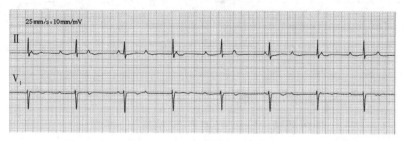

图 7-21　三度房室传导阻滞

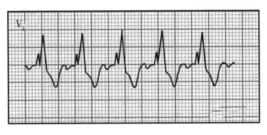

图 7-22　右束支传导阻滞

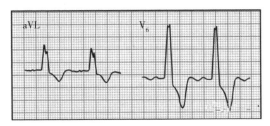

图 7-23　左束支传导阻滞

（2）ST-T 改变：ST 段轻度降低或抬高，特别是 T 波改变，而且 T 波改变随心肌病变而衍生（图 7-24，图 7-25）。

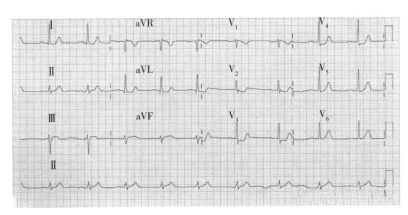

图 7-24　ST 段压低

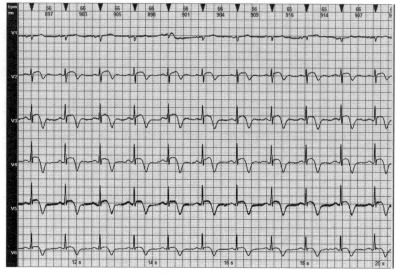

图 7-25　ST 段抬高

（3）Q-T 间期延长：心室除极、复极时间延长（图 7-26）。

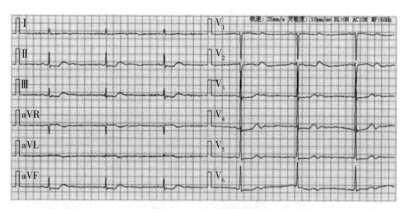

图 7-26　Q-T 间期延长

（4）其他：窦性心动过速，各种房性或室性心律失常等（图 7-27）。

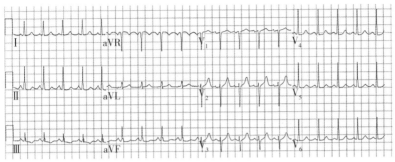

图 7-27　窦性心动过速

2. 实验室检查

（1）血清酶学检查：谷草转氨酶（GOT）、肌酸激酶（CK）、肌酸激酶同工酶（CK-MB）、乳酸脱氢酶在急性期均增高。但无典型的心肌酶谱变化。

（2）肌钙蛋白（cTnI 和 cTnT）：任何原因所致心肌损伤或坏死均可导致肌钙蛋白升高。肌钙蛋白的动态改变无特定规律。

（3）血常规：通常中性粒细胞在早期并不升高，但 2～3 天时会升高，在合并细菌感染时中性粒细胞也会升高。

（4）病毒分离等：来自身体其他部分的病毒分离可支持诊断，PCR 检测出来自心肌组织、心包积液或其他部分体液的病毒感染有助于诊断。

3. 影像学检查

（1）胸部 X 线：可见心影扩大，有心包积液时可呈烧瓶样改变。

（2）超声心动图：最常见的表现是局部室壁运动异常（常累及下壁或下侧壁）、舒张功能障碍伴左心室射血分数正常（LVEF）和左心室收缩功能障碍。也可出现类似肥大性、扩张性或限制性心肌病的特征。

（3）MRI：存在心肌水肿或延迟钆增强符合典型心肌炎标准。心脏 MRI 诊断心肌炎的价值较高，在首次出现临床表现后 2～

3周检查的敏感性最高。心脏 MRI 也可用于 6 ～ 12 个月后的随访评估，来检测疾病发展。

4. 心内膜心肌活检　心肌活检仍是心肌炎诊断的金标准。该创伤性检查有一定的风险，可导致严重的并发症如心脏压塞、心室颤动、室性期前收缩、心肌穿孔、气胸、空气压塞等。

（四）诊断标准

急性心肌炎诊断流程见图 7-28。

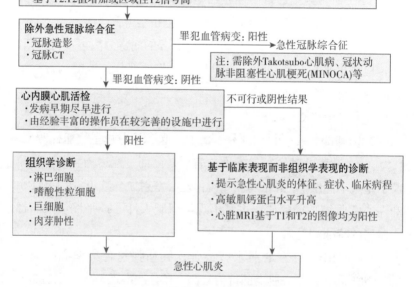

图 7-28　急性心肌炎诊断流程

1. **病史与体征** 在上呼吸道感染、腹泻等病毒感染 3 周内出现心脏表现，如出现不能用一般原因解释的感染后严重乏力（心排血量减低所致）、第一心音明显减弱、舒张期奔马律、心包摩擦音、心脏扩大、充血性心力衰竭或阿 – 斯综合征等。

2. 上述感染 1 ～ 3 周内或同时出现下列心律失常或心电图改变

（1）房室阻滞、窦房阻滞或束支阻滞。

（2）多源、成对室性期前收缩，自主性房性或交界性心动过速，阵发性或非阵发性室性心动过速，心房扑动、心房颤动或心室扑动、心室颤动。

（3）两个以上导联 ST 段呈水平型或下斜型下移 $\geq 0.05mV$，或 ST 段异常抬高或出现异常 Q 波。

3. **心肌炎的实验室依据** 血清肌钙蛋白、肌酸激酶同工酶（CD-MB）明显升高，超声心动图显示心腔扩大或室壁活动异常和（或）放射性核素检查证实左心室收缩或舒张功能减弱。

4. **病原学依据**

（1）急性期，心内膜、心肌、心包或心包穿刺液中检测出病毒、病毒基因片段或病毒蛋白抗原。

（2）病毒抗体检测阳性。

（3）病毒特异性 IgM 阳性，若同时有血中肠道病毒核酸阳性者更支持近期病毒感染。

注：同时具有上述 1、2（三项中的任何一项）、3 中任何两项，急性心肌炎成立；如具有 4 中后两项者在病原学上只能拟诊急性病毒性心肌炎。

（五）严重程度分级

1. **轻型急性心肌炎** 可无症状或仅有一过性心电图 ST-T 的改变，或表现为精神不好、无力、食欲不振，第一心音减弱，或有奔马律，心动过速，心界大都正常，病情较轻，经治疗于数日或

新编急诊科医师手册

数周内痊愈，或呈亚临床经过。

2. 中型急性心肌炎　除以上症状外，多有充血性心力衰竭，起病多较急，表现为面色苍白、呕吐、呼吸困难、干咳。

3. 重型急性心肌炎　又称暴发性心肌炎（AFM），由于心肌在短时间内出现大面积坏死，AFM 患者病情可在急性发病 24 ～ 48 小时内出现血流动力学失衡，主要临床表现为心源性休克、急性重症心衰、恶性心律失常和猝死，同时可能伴有其他症状，如不典型前驱症状（乏力、咳嗽、胃肠道不适等）、发热、胸痛、晕厥、阿 - 斯综合征，急性呼吸、肝和（或）肾衰竭。

（六）全身并发症

1. 心律失常　特别是各种期前收缩，是急性心肌炎最常见的并发症。当然，有些严重的心肌炎，除了期前收缩之外，还会出现阵发性的心动过速、心房纤颤或者心脏的房室传导阻滞。特别是出现二度以上的房室传导阻滞，会影响心脏的功能和射血，需要积极治疗。

2. 心脏扩大，心脏功能衰竭　这种情况主要是见于严重的心肌炎，心脏短时间内明显扩大，导致急性心衰发生。

3. 低血压休克　有些心肌炎患者由于心脏的收缩力明显减弱，心脏的射血减少也会导致低血压休克发生。

（七）鉴别诊断

1. 原发性心内膜弹力纤维增生症　相似之处为心脏扩大，反复出现心力衰竭，可见心源性休克。但本病多发生在 6 个月以下的小婴儿。心内膜弹力纤维大量增生及心肌变性等病变累及整个心脏。心电图及超声心动图检查均显示左心室肥厚为主。临床表现为反复发作的左心衰竭症状，心脏肥大，心音减弱，无杂音或有轻度收缩期杂音。无病毒感染的病史或症状，无病毒性心肌炎的实验室检查改变。

2. 中毒性心肌炎　有严重感染或药物中毒史。常并发于重症

300

肺炎、伤寒、败血症、白喉、猩红热等疾病，常随原发病感染症状好转而逐渐恢复。使用吐根碱、锑剂等可引起心肌炎，随药物的减量或停用而逐渐好转或恢复。

3. 风湿性心脏炎　有反复呼吸道感染史。风湿活动的症候如高热，多发性游走性大关节炎，环形红斑及皮下小结等。有瓣膜病变时出现二尖瓣区收缩期和（或）舒张期杂音。实验室检查可见红细胞沉降率增快，C 反应蛋白阳性，黏蛋白增高及抗溶血性链球菌 "O"，链球菌激酶效价增高与咽拭子培养阳性等链球菌感染的证据。

4. 克山病　相似点为心脏扩大、心律失常，出现心力衰竭或心源性休克。但克山病有地方性，发病常在某一流行地区，有多发季节（如东北地区冬、春季，西南地区夏季为多）及年龄特点（如东北地区青年妇女，西南地区 2 ～ 5 岁儿童）。心电图上以 ST-T 改变，右束支传导阻滞、低电压者为多见；心律失常心律多变、快变，心率明显增快或减慢为特点。X 线检查见心脏扩大较显著，搏动显著减弱，控制心力衰竭后不能回缩至正常。急性期过后多数变为慢性。有时可因心脏中附壁血栓脱落而引起脑栓塞，发生抽搐或偏瘫。

三、急诊治疗要点

（一）一般紧急治疗方法

吸氧，卧床休息，生命体征和有创血流动力学监测，镇静或镇痛，去除病情变化可能原因（如感染、内环境紊乱等）。

（二）血管活性药物

抗休克，升压增加心肌收缩力、维持重要脏器灌注。

1. 推荐　多巴胺 1 ～ 5μg/（kg·min）起始静脉输注，然后逐渐递增，以达到有效疗效；或去甲肾上腺素 8 ～ 12μg/min 起始静脉输注，2 ～ 4μg/min 维持。

2. **注意** 因急性心肌炎心肌损伤严重，血压不要求绝对正常，维持于 80～90/50～60mmHg，达有效灌注即可；短期使用；补液量＜30～50ml/（kg·d）。

（三）抗心衰药物

依据最新心衰指南治疗。

1. **袢利尿药** 作为治疗急性心力衰竭的一线药物，多首选静脉注射或滴注。呋塞米（速尿）一般首剂量为 20～40mg，也可用托拉塞米 10mg。

2. **血管扩张药** 经静脉常用的血管扩张药包括硝酸酯类、硝普钠、α受体阻滞剂（乌拉地尔）。重组人脑利钠肽由于其强的扩血管作用，也归入此类。

（1）硝酸甘油与硝酸异山梨酯：①硝酸甘油静脉给药，一般采用微量泵输注，从 10～20μg/min 开始，以后每 5 分钟递增 5～10μg/min，直至心衰的症状缓解或收缩压降至 110mmHg 左右。②硝酸异山梨酯静脉滴注剂量 1mg/h，根据症状体征可以增加到不超过 10mg/h。病情稳定后逐步减量至停用，突然终止用药可能会出现反跳现象。

（2）硝普钠：适用于急性左心衰特别是伴有高血压的患者。常用剂量 3μg/（kg·min），通常以 0.5μg/（kg·min）开始，根据治疗反应以 0.5μg/（kg·min）递增，逐渐调整，直至症状缓解、收缩压由原水平下降 30mmHg 或血压降至 110mmHg 左右为止。停药应逐渐减量，以免反跳。通常疗程不超过 72 小时。长期用药可引起氰化物和硫氰酸盐中毒，合并肾功能不全患者尤其谨慎。静脉输注时需要避光。

（3）乌拉地尔：可降低心脏负荷和肺动脉压，改善心功能，对心率无明显影响。通常静脉注射 12.5～25mg，如血压无明显降低可重复注射，然后以 0.4～2mg/min 静脉滴注维持，并根据血压调整。

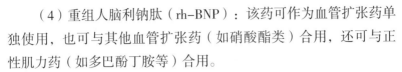

（4）重组人脑利钠肽（rh-BNP）：该药可作为血管扩张药单独使用，也可与其他血管扩张药（如硝酸酯类）合用，还可与正性肌力药（如多巴酚丁胺等）合用。

给药方法：1.5～2μg/kg 负荷剂量缓慢静脉注射，继以 0.0075～0.01μg/（kg·min）持续静脉滴注，最大可调整至 0.015～0.02μg/（kg·min）；对于血压较低患者，可直接以维持量静脉滴注。

3. 正性肌力药　临床上应用的正性肌力药主要包括儿茶酚胺类、磷酸二酯酶抑制剂、钙增敏剂和洋地黄类药。

（1）儿茶酚胺类：常用多巴胺和多巴酚丁胺。多巴酚丁胺的剂量一般在 2～20μg/（kg·min），但药物反应的个体差异较大，老年患者对药物的反应显著下降。常见不良反应有心律失常、心动过速，用药 72 小时后可出现耐受。正在应用 β- 受体阻滞剂的患者不宜应用多巴酚丁胺。

（2）磷酸二酯酶抑制剂：常用药物有米力农等。米力农增加患者心脏指数的作用不具有剂量依赖性，但其肺血管扩张作用随剂量的增加而增强，首剂 25～75μg/kg 静脉注射（> 10 分钟），继以 0.375～0.75μg/（kg·min）滴注。常见不良反应有低血压和心律失常。

（3）钙增敏剂（左西孟旦）：左西孟旦宜在低心排血量或组织低灌注时尽早使用，负荷量 12μg/kg 静脉注射（> 10 分钟），继以 0.1～0.2μg/（kg·min）滴注，维持用药 24 小时；如血压偏低，可直接静脉滴注维持量 24 小时。使用过程中出现严重心律失常如持续性室性心动过速应停用。

（4）洋地黄类药：是唯一既有正性肌力作用又有负性传导作用的药物，对于 HFrEF，特别是伴心房颤动快速心室率（> 110 次/分）的急性心衰患者多是首选。可选用毛花苷 C（西地兰）0.2～0.4mg 缓慢静脉注射；必要时 2～4 小时后再给 0.2～0.4mg，24 小时总量不超过 1.0～1.2mg。也可选用静脉地高辛注射液。

（四）抗心律失常药物及猝死的防治

1. 持续性室性心动过速　首选胺碘酮，负荷量 150mg，10 分钟静脉注射，间隔 10～15 分钟可重复，1mg/min 静脉滴注，24 小时最大量不超过 2.2g；利多卡因 100mg 静脉注射，如无效则按 0.5mg/（kg·min）重复注射 1 次，30 分钟内总量不超过 300mg，有效维持量为 1～4mg/min。

2. 心房颤动　不伴心衰、低血压或预激综合征的患者，可选择静脉 β 受体阻滞剂或非二氢吡啶类钙离子拮抗剂来控制心室率。①钙拮抗剂：维拉帕米 2.5～5mg 2 分钟静脉注射，每 15～30 分钟可重复 5～10mg，总量 20mg。地尔硫䓬 0.25mg/kg 静脉注射，10～15 分钟可重复给 0.35mg/kg 静脉注射，以后可 5～15mg/h 维持。②β 受体阻滞剂：美托洛尔 5mg 静脉注射，每 5 分钟重复，总量 15mg（注意每次测心率、血压）。艾司洛尔 0.5mg/kg 静脉注射，继以 50μg/（kg·min）输注，疗效不满意，可再给 0.5mg/kg 静脉注射，继以 50～100μg/（kg·min）的步距递增维持量，最大 300μg/（kg·min）。

对于合并左心功能不全、低血压者应给予胺碘酮或洋地黄类药物。胺碘酮负荷量 150mg，10 分钟静脉注射，间隔 10～15 分钟可重复，1mg/min 静脉滴注，24 小时最大量不超过 2.2g；或 5mg/kg，静脉输注 1 小时，继之 50mg/h 静脉泵入。洋地黄制剂（去乙酰毛花苷）：未口服用洋地黄者 0.4mg 稀释后缓慢静脉推注，无效可在 20～30 分钟后再给 0.2～0.4mg，最大 1.2mg。若已经口服地高辛，第一剂一般给 0.2mg，以后酌情是否再追加。在处理的同时一定要查电解质，以防因低血钾造成洋地黄中毒。预激综合征者禁用。在静脉用药控制心室率的同时，可根据病情同时开始口服控制心室率的药物。一旦判断口服药物起效，则可停用静脉用药。

3. 高度房室传导阻滞、三度房室传导阻滞

（1）药物治疗：①阿托品 0.3～0.6mg 口服，皮下或肌内注射。

②麻黄碱适用于二度或三度房室传导阻滞症状较轻患者。可用麻黄碱 25mg，每 6 ～ 8 小时 1 次口服。亦可用沙丁胺醇（舒喘灵）2.4 ～ 4.8mg 口服，每日 3 次。③异丙肾上腺素可用 10mg 舌下含服，每 4 ～ 6 小时 1 次，必要时需要用 0.5 ～ 1.0mg 加入 5% 葡萄糖注射液 500ml 中持续静脉滴注，控制滴速使心室率维持在 60 ～ 70 次 / 分；④碱性药物（5% 碳酸氢钠或乳酸钠）可用乳酸钠 100 ～ 200ml 静脉滴注，紧急时可先静脉注射 40 ～ 60ml。

（2）人工心脏起搏器治疗。

（五）免疫抑制剂——糖皮质激素

虽在心肌炎早期使用有促进病毒复制的争议，但它对暴发性心肌炎具有抗休克、保护心肌细胞和改善心电传导功能的作用。

1. 治疗暴发性心肌炎的适应证　发生心源性休克；新出现高度房室传导阻滞或病窦综合征；或经常规治疗心衰未控制 / 仍有严重心律失常。

2. 用法　氢化可的松 200 ～ 300mg、甲泼尼龙 20 ～ 40mg 或地塞米松 10 ～ 20mg 静脉滴注，每天 1 次，逐渐减量，总使用 < 7 ～ 14 天。

3. 注意事项　尽早、足量、短期使用；如使用 7 天无效，则应停用；使用 2 周后高度房室传导阻滞或病态窦房结仍未恢复，则可考虑置入永久起搏器。

4. 主要不良反应　应激性溃疡、感染扩散、糖脂代谢异常等。

（六）大剂量静脉补充维生素 C

抗氧化应激、减少炎症损伤和抑制细菌增殖等。

1. 用法　0.1g/kg（3 ～ 6g）静脉滴注，每天 1 次，5 ～ 10 天。

2. 注意事项　尽早、短期、静脉使用；无最大安全剂量报道，大多数 100 ～ 500mg/（kg·d）；病情缓解后，可改为口服维生素 C 0.1 ～ 0.2g/ 次，每天 3 次。

3. 不良反应　维生素 C 缺乏病、腹泻、泌尿系结石、抑制维

生素 B_2 吸收等。

（七）静脉注射人血丙种球蛋白

免疫球蛋白具有抗病毒和抗炎的双重作用。

1. 用法　起始剂量为 20～40g，连续 3 天后，以 10～20g 持续应用 5～7 天。

2. 禁忌证　过敏者或有其他严重过敏史者；有 IgA 抗体的选择性 IgA 缺乏者；高热（低热慎用）。

3. 不良反应　主要为过敏和发热。

（八）抗病毒治疗

主要用于疾病的早期，但一般抗病毒药物不能进入细胞，因而无效。常见针对性治疗：

1. 呼吸道合胞病毒　利巴韦林：

（1）剂量：①成人，每次 0.5g 静脉滴注，一日 2 次。②儿童：按体重每天 10～15mg/kg 静脉滴注，分 2 次给药。

（2）注意事项：对利巴韦林或其他类似药物过敏者禁用；心肌梗死、严重低血压、室性心动过速或房性心动过速的患者禁用；可能会出现心动过速、高血压、心房颤动等副作用，需要密切监测患者生命体征；患者在使用利巴韦林期间应避免运动或活动过度。

2. 疱疹病毒　阿昔洛韦：

（1）剂量：5～10mg/kg 静脉滴注，隔 8 小时滴注 1 次。

（2）注意事项：对阿昔洛韦过敏者也可能对本品过敏；脱水或已有肾功能不全者，本品剂量应减少；严重肝功能不全者、对本品不能承受者、精神异常或以往对细胞毒性药物出现精神反应者，静脉用本品易产生精神症状，需慎用；严重免疫功能缺陷者长期或多次应用本品治疗后可能引起单纯疱疹病毒和带状疱疹病毒对本品耐药；如单纯疱疹患者应用本品后皮损无改善应测试单纯疱疹病毒对本品的敏感性。

3. 巨细胞病毒　更昔洛韦：

（1）诱导治疗：剂量为 5mg/kg，静脉输注 1 小时以上，每 12 小时 1 次，疗程 14 ~ 21 天。

（2）维持治疗：对于有复发风险的免疫缺陷患者，可以进行维持治疗。剂量为 5mg/kg，静脉输注 1 小时以上，每天 1 次，每周 7 次，或 6mg/kg 每天 1 次，每周 5 次。应当依据患者个体情况确定维持治疗的持续时间。

（3）注意事项：对更昔洛韦、缬更洛韦过敏者禁用；肾功能不全者，本品剂量应减少；严重肝功能不全者、对本品不能承受者、精神异常或以往对细胞毒性药物出现精神反应者，静脉用本品易产生精神症状，需慎用。

4. 肠道病毒 普来可那利（pleconaril）及 pocapavir 等。

5. 腺病毒 西多福韦针对免疫低下儿童的腺病毒肺炎有个案报道，但其疗效和安全性尚未确定。

6. 新冠病毒 奈玛特韦片 / 利托那韦片、阿兹夫定片、莫诺拉韦胶囊、单克隆抗体、静脉注射 COVID-19 人免疫球蛋白（表 7-16）。

表 7-16 新冠病毒针对性治疗药物

药物	适应证	用法
奈玛特韦片 / 利托那韦片组合包装	适用人群为发病 5 天以内的轻、中型且伴有进展为重症高风险因素的成年患者	奈玛特韦 300mg 与利托那韦 100mg 同时服用，每 12 小时 1 次，连续服用 5 天
阿兹夫定片	适用于治疗中型新冠病毒感染的成年患者	空腹整片吞服，每次 5mg，每天 1 次，疗程至多不超过 14 天
莫诺拉韦胶囊	适用人群为发病 5 天以内的轻、中型且伴有进展为重症高风险因素的成年患者	800mg，每 12 小时口服 1 次，连续服用 5 天

续表

药物	适应证	用法
安巴韦单抗/罗米司韦单抗注射液	适用于治疗轻、中型且伴有进展为重症高风险因素的成人和青少年（12～17岁，体重≥40kg）患者	两药的剂量分别为1000mg。在给药前两种药品分别以100ml生理盐水稀释后，经静脉序贯输注给药，以不高于4ml/min的速度静脉滴注，之间使用生理盐水100ml冲管
静脉注射COVID-19人免疫球蛋白	可在病程早期用于有重症高风险因素、病毒载量较高、病情进展较快的患者	用药剂量为轻型100mg/kg，中型200mg/kg，重型400mg/kg，静脉输注。根据患者病情改善情况，次日可再次输注，总次数不超过5次

（九）中药黄芪

不仅有抑制心肌CVB复制作用，还可以调节机体免疫、增加心肌收缩力，安全性较高。黄花注射液20g+5%葡萄糖注射液250ml静脉滴注，每天1次；2周后改用黄芪口服液10g，每天3次，服用3个月。

（十）保护心肌、改善心肌细胞能量代谢

辅酶Q10 10～20mg，每天3次；曲美他嗪片20mg，每天3次或35mg每天2次，疗程1～3个月；早期使用极化液，1,6-二磷酸果糖（FDP）也可以减少心肌细胞损伤。

（十一）血液净化（CRRT）

适用于暴发性心肌炎合并有难治性心衰、肾衰竭及内环境紊乱，尤其是肾衰竭+重症感染。

（十二）机械辅助装置

包括IABP、ECMO等，尤其近年ECMO在治疗暴发性心肌炎

方面取得重要进展，暴发性心肌炎患者使用 ECMO 后住院生存率可达 56% ～ 87.5%。如患者对以上治疗反应较差，可考虑进行置入左心室辅助装置（LVAD）或心脏移植。

第六节　恶性心律失常

一、疾病概述

（一）定义及分类

恶性心律失常（malignant arrhythmia）是指短时间内引起血流动力学障碍，导致患者晕厥，甚至猝死的心律失常，需紧急处理。常见的恶性快速型心律失常包括室性心动过速、心室颤动、心室扑动、心房颤动伴快速心室率、心房扑动 1 ：1 下传、预激伴心房颤动快速心室率。常见的恶性缓慢型心律失常，如窦性停搏、病态窦房结综合征、高度房室传导阻滞、心脏骤停等。

（二）病因

1. 病因　任何器质性心脏病都有发生恶性心律失常的风险，如缺血性心脏病（急性心肌梗死）、心力衰竭、心肌病、心肌炎等。恶性心律失常的发生与基础心脏病的严重程度、起病急骤的严重程度、既往有无恶性心律失常病史密切相关。小部分无基础心脏病史患者，可能存在某些离子通道病、基因缺陷。

2. 诱因　电解质紊乱、各种原因缺血缺氧、酸碱代谢失衡、多脏器功能衰竭、医源性诱因（如药物不良反应、手术）等。

二、诊断和鉴别诊断要点

在进行急诊心律失常的诊断时，首先需要对心律失常类型做出判断，如快速型心律失常还是缓慢型心律失常。其次结合患者临床状态，如患者伴发出现心肌缺血、心力衰竭加重、意识障碍，进展为持续的低血压状态，甚至休克，此时的心律失常为恶性心律失常，可能随时危及患者生命，导致死亡。

（一）临床表现

1. 恶性快速型心律失常

（1）室性心动过速：症状可有心悸、胸闷、气促、胸痛、头晕、黑矇；严重者可有晕厥、休克、阿-斯综合征发作，甚至猝死。

（2）心室颤动／心室扑动：均属致命性心律失常，如不治疗3～5分钟内可致命。心音和脉搏消失，血压测不出，心脑等器官和外周组织血液灌注停止，阿-斯综合征发作和猝死。

（3）心房颤动伴快速心室率／心房扑动1∶1下传：大多数患者发作时有心悸感、焦虑、乏力和运动耐量减低，并伴原有症状的加重，如心前区疼痛、气促、心衰甚至肺水肿等。少数心房颤动患者以血栓栓塞并发症或晕厥为首次出现的症状。

（4）预激伴心房颤动快速心室率：常伴突发突止的阵发性心动过速发作，发作频率多随年龄增长而增多，大多呈正向性房室折返性心动过速（AVRT），少数为心房颤动和心房扑动。心动过速发作可伴多尿，室率过快或发作终止伴窦房结暂时抑制时，可致晕厥。当心室率在200次／分左右，除心悸等不适外，尚可发生晕厥、休克、心功能障碍甚至猝死。

2. 恶性缓慢型心律失常

（1）中枢神经系统症状：表现为头晕、健忘、反应迟钝、瞬间记忆障碍，进一步发展可有黑矇、眩晕（6%～11%）、晕厥（40%～80%），甚至阿-斯综合征。

（2）心血管系统症状：主要表现为心悸。无论过缓、过速或不齐，患者均可感到心悸。一般规律显示，过速转为过缓，停搏时间长者，可发生晕厥、阿-斯综合征；过缓转为过速，则可出现心悸、心绞痛、心力衰竭加重。

（3）肾和胃肠道症状：由于出现一过性心律失常，导致心排血量降低，以致肾血流量降低，可表现为尿量减少；胃肠道供血不足表现为食欲不振、吸收不良、胃肠道不适等。

（二）心电图表现

1. *持续性室性心动过速*　QRS 波呈室性波形，增宽而变形，QRS 时限＞ 0.12 秒；常继发性 ST–T 波改变，ST–T 的方向与 QRS 波主波相反；心室频率为 140 ～ 200 次 / 分，规则或略不规则，偶见 R–R 间期相差达 0.33 秒；持续时间超过 30 秒（图 7–29）。

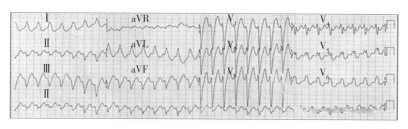

图 7–29　持续性室性心动过速

2. *尖端扭转型室性心动过速*（TdP）　呈现一系列形态增宽的心室波群，其频率在 160 ～ 230 次 / 分，平均约为 220 次 / 分，节律不甚规则，心室波群的极性及振幅呈时相性变化，每隔 5 ～ 20 个心动周期，QRS 波的尖端即逐渐或突然倒转其方向，形成了围绕基线 QRS 波上下扭转的形态。QT 间期延长（校正的 QT 间期女性＞ 480 毫秒，男性＞ 470 毫秒）（图 7–30）。

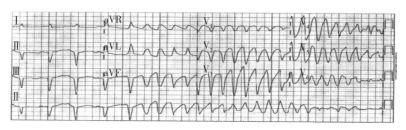

图 7–30　尖端扭转型室性心动过速

3. 心室颤动　QRS-T 波群完全消失，出现不规则、形态振幅不等的低小波（<0.2mV）；颤动频率达 200～500 次/分（图 7-31）。

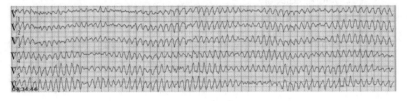

图 7-31　心室颤动

4. 心室扑动　无正常的 QRS-T 波群，代之以连续快速而相对规则的正弦波；扑动频率达 150～300 次/分，大多 200 次/分。

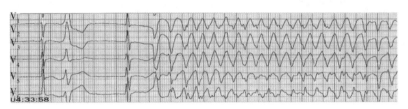

图 7-32　心室扑动

5. 心房颤动伴快速心室率　P 波消失，代之以小而不规则的振幅、形态均不一致的基线波动（f 波），频率 350～600 次/分；心室率>150 次/分，心室律大多不规则（图 7-33）。

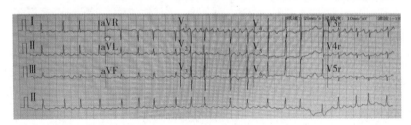

图 7-33　心房颤动伴快速心室率

6. 心房扑动 1：1 下传　典型心房扑动的心电图示 P 波不见，

代之以连续的（其间无等电位线）形状、大小一致和规则的锯齿样波（F波），心室率可达300次/分。房室传导比例固定时，室律规则，否则可不规则（图7-34）。

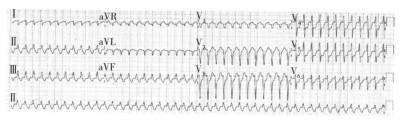

图7-34　心房扑动1：1下传

7. 预激伴心房颤动快速心室率

（1）R-R间期极不规律，互差常＞0.10秒。

（2）宽QRS波起始部分可见到预激波。

（3）心室率＞180～200次/分，甚至＞240次/分。

（4）宽QRS波与正常QRS波在同一份心电图内出现时，正常QRS波往往延迟出现，而不是提早出现（图7-35）。

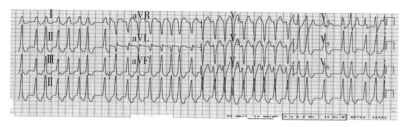

图7-35　预激伴心房颤动快速心室率

8. 病态窦房结综合征

（1）非药物引起的持续而显著的窦性心动过缓（心率50次/分以下）。

（2）窦性停搏或窦性静止与窦房阻滞。

（3）窦房阻滞与房室阻滞并存。

（4）心动过缓－心动过速综合征，简称慢－快综合征，是指心动过缓与房性快速型心律失常（心房扑动、心房颤动或房性心动过速）交替发作。病态窦房结综合征的其他心电图改变为：①未应用抗心律失常药物的情况下，心房颤动的心室率缓慢，或其发作前后有窦性心动过缓和（或）一度房室传导阻滞；②变时功能不全，表现为运动后心率提高不显著；③房室交界区性逸搏心律等（图7-36至图7-39）。

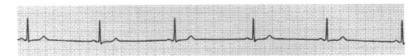

图7-36　窦性心动过缓（心率33次/分）

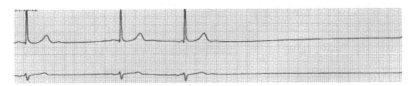

图7-37　窦性停搏

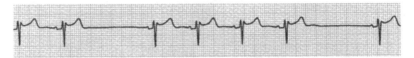

图7-38　窦房阻滞

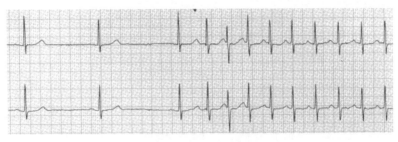

图7-39　慢－快综合征

9. 高度房室传导阻滞　二度Ⅱ型房室传导阻滞中（P–R 间期恒定，部分 P 波后无 QRS 波群），连续 2 个或 2 个以上 P 波不能下传至心室（图 7–40）。

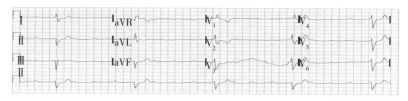

图 7–40　高度房室传导阻滞

10. 三度房室传导阻滞　所有 P 波不能下传至心室，心房和心室由各自独立起搏点控制，P 波和 QSR 波无固定关系，P–P 间期和 R–R 间期基本规则（图 7–41）。

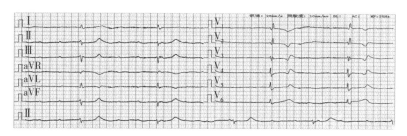

图 7–41　三度房室传导阻滞

三、急诊治疗要点

恶性心律失常因其导致患者血流动力学不稳定，随时危及患者生命甚至导致死亡，因此需要尽快抢救治疗。针对恶性快速型心律失常，一旦确诊，电复律是终止快速型心律失常，恢复窦性心律最可靠的抢救方法；对于恶性缓慢型心律失常，需要急诊行临时起搏器置入，提供心率支持，维持循环稳定，同期尽快采取去除或纠正各种诱因的治疗。急救流程见图 7–42。

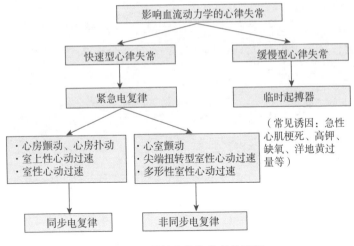

图 7-42　恶性心律失常急救流程

（一）治疗细则

1. 持续性室性心动过速

（1）临床血流动力学不稳定者立即行电转复，能量开始选用 150～200J，效果不佳时能量应及时加大，紧急情况可直接选用 300～360J。

（2）如果临床血流动力学尚稳定者，可先选用抗心律失常药物治疗，无效时再选择电复律。首选胺碘酮，负荷量 150mg，10 分钟静脉注射，间隔 10～15 分钟可重复，1mg/min 静脉滴注，24 小时最大量不超过 2.2g；利多卡因 100mg 静脉注射，如无效则按 0.5mg/（kg·min）重复注射 1 次，30 分钟内总量不超过 300mg，有效维持量为 1～4mg/min；索他洛尔静脉注射的转复率也可达 65% 左右，对特发性室性心动过速（分支型室性心动过速）应用维拉帕米静脉注射，终止室性心动过速效果可达 90% 以上。

尖端扭转型室性心动过速（TdP）应努力寻找和去除导致 QT 间期延长的获得性病因，停用明确或可能诱发尖端扭转型室性心动过速的药物。治疗上首先给予静脉注射镁剂 1 ～ 2g，15 ～ 20 分钟内静脉注射，0.5 ～ 1.0g/h 静脉输注。积极静脉及口服补钾，将血钾维持在 4.5 ～ 5.0mmol/L。ⅠA 类或Ⅲ类药物可使 QT 间期更加延长，故不宜应用。先天性长 QT 间期综合征治疗应选用 β 受体阻滞剂。药物治疗无效者，可考虑左颈胸交感神经切断术，或置入 ICD 治疗。

2. 心室颤动 / 心室扑动 一旦心室扑动和心室颤动发生应立即进行抢救，因为此刻的循环是无效的，应该力争在数分钟内建立有效的呼吸和循环，否则将发生脑细胞的不可逆性损伤，最终导致死亡。有条件时应立即施行电复律。抢救应遵循心肺复苏的原则进行，具体步骤为 A（airway）：保持呼吸道通畅，清除呼吸道异物；B（breathing）：建立有效的呼吸包括进行人工呼吸等；C（circulation）：建立有效的循环，人工心脏按压和心前区叩击等；D（drug）：以肾上腺素为主的复苏药物治疗；E（electrocardiogram）：进行心电监护；F（fibrillation）：进行非同步电除颤复律；G（gauge）：对病情进行一次全面的评估；H（hypothermia）：低温疗法；I（intensive care）：进行重症监护和相应治疗。

3. 心房颤动伴快速心室率、心房扑动

（1）心室率控制的靶目标为 80 ～ 100 次 / 分。

（2）不伴心衰、低血压或预激综合征的患者，可选择静脉 β 受体阻滞剂或非二氢吡啶类钙离子拮抗剂来控制心室率。

①钙拮抗剂：维拉帕米 2.5 ～ 5mg 2 分钟静脉注射，每 15 ～ 30 分钟可重复 5 ～ 10mg，总量 20mg。地尔硫䓬 0.25mg/kg 静脉注射，10 ～ 15 分钟可重复给 0.35mg/kg 静脉注射，以后可给 5 ～ 15mg/h 维持。

②β 受体阻滞剂：美托洛尔 5mg 静脉注射，每 5 分钟重复，总量 15mg（注意每次测心率、血压）。艾司洛尔 0.5mg/kg 静脉注射，继以 50μg/（kg·min）输注，疗效不满意，可再给 0.5mg/kg

静脉注射，继以 50 ～ 100μg/（kg·min）的步距递增维持量，最大 300μg/（kg·min）。

（3）对于合并左心功能不全、低血压者应给予胺碘酮或洋地黄类药物。

①胺碘酮：负荷量 150mg，10 分钟静脉注射，间隔 10 ～ 15 分钟可重复，1mg/min 静脉滴注，24 小时最大量不超过 2.2g；或 5mg/kg，静脉输注 1 小时，继之 50mg/h 静脉泵入。

②洋地黄制剂（去乙酰毛花苷）：未口服洋地黄者 0.4mg 稀释后缓慢静脉推注，无效可在 20 ～ 30 分钟后再给 0.2 ～ 0.4mg，最大 1.2mg。若已经口服地高辛，第一剂一般给 0.2mg，以后酌情是否再追加。在处理的同时一定要查电解质，以防因低血钾造成洋地黄中毒。预激综合征者禁用。

（4）合并急性冠脉综合征的心房颤动患者，控制心室率首选静脉胺碘酮或 β 受体阻滞剂，不伴心力衰竭也可考虑非二氢吡啶类钙拮抗剂，伴心力衰竭可用洋地黄。

（5）在静脉用药控制心室率的同时，可根据病情同时开始口服控制心室率的药物。一旦判断口服药物起效，则可停用静脉用药。

4. 预激伴心房颤动快速心室率　预激综合征本身不需要进行治疗。如并发有心房颤动或心房扑动时心室率很快，产生循环功能障碍或存在心力衰竭、心绞痛等时应尽快采用同步直流电复律。

5. 窦性停搏、病态窦房结综合征　主要通过药物或起搏器治疗，以维持正常心率，控制心律失常，另外兼顾病因治疗；提高心率的药物缺乏长期治疗作用，仅能作为暂时性的应急处理，为起搏治疗争取时间。常用的药物包括阿托品、异丙肾上腺素、沙丁胺醇、氨茶碱。

6. 高度房室传导阻滞、三度房室传导阻滞

（1）药物治疗：①阿托品可解除迷走神经对心脏的抑制作用，使心率加快，一般情况下不增加心肌的耗氧量。阿托品 0.3 ～

0.6mg 口服，皮下或肌内注射。但应注意，阿托品虽能加速房室传导纠正文氏现象，但它加快心房率，可使二度 Ⅱ 型房室传导阻滞加重，尤其 QRS 波宽大畸形者不宜应用。亦可选用山莨菪碱等药物。②麻黄碱适用于二度或三度房室传导阻滞症状较轻患者。可用麻黄碱 25mg，每 6 ～ 8 小时 1 次口服。亦可用沙丁胺醇 2.4 ～ 4.8mg 口服，每天 3 次。③异丙肾上腺素可用 10mg 舌下含服，每 4 ～ 6 小时 1 次，必要时需要用 0.5 ～ 1.0mg 加入 5% 葡萄糖注射液 500ml 中持续静脉滴注，控制滴速使心室率维持在 60 ～ 70 次 / 分；过量不仅可明显增快心房率而使房室传导阻滞加重，而且还能导致严重室性异位心律。④碱性药物（5% 碳酸氢钠或乳酸钠）有改善心肌细胞应激性，促进传导系统心肌细胞对拟交感神经药物反应的作用，尤适用于高血钾或伴酸中毒时。可用乳酸钠 100 ～ 200ml 静脉滴注，紧急时可先静脉注射 40 ～ 60ml。

（2）人工心脏起搏器治疗。

（二）心脏电复律操作步骤

为了对可能发生的并发症做及时处理，电复律前除了准备心电监护和记录、全身麻醉药物等外，尚应准备心肺复苏的药品、设备，如抗心律失常药、升压药、心脏起搏器、氧气、抽吸器、气管插管和人工呼吸器等。复律前多次检查复律器的同步性能。患者应禁食数小时，并在复律前排空小便，卸去义齿，建立静脉输液通路。操作要点如下；

1. 体位　患者宜仰卧于硬木板床上，不与周围金属物接触。将所有与患者连接的仪器接地，开启复律器电源。

2. 心电监护　除常规描记心电图外，选择 R 波较高的导联进行示波观察。置电复律器"工作选择"为 R 波同步类型，再次检查与患者 R 波同步的准确性。

3. 麻醉　用地西泮 20 ～ 40mg 以 5mg/min 速度静脉注射，边注射边令患者数数，当其中断数数处于朦胧状态、睫毛反射消失、痛觉消失即可进行电复律。用地西泮较为安全。如患者有青光眼或用地西泮有不良反应者，可选用硫喷妥钠 15 ～ 3mg/kg，以 50% 葡萄糖注射液稀释后缓慢静脉注射，以患者睫毛反射消失为停止注射指标。该药可抑制呼吸与循环功能，偶尔引起喉痉挛，且其尚可兴奋副交感神经，如窦房结功能低下则影响窦性心律的恢复，故现较少用。麻醉前后应给患者吸氧。

4. 安置电极　将两电极板涂以导电糊或包以浸过生理盐水的纱布，分别置于胸骨右缘第二肋间及左腋前线第五肋间，或心尖区及左背肩脚区。

5. 充电　按充电按钮，充电到预定的复律能量（心房扑动 50 ～ 100J，心房颤动 100 ～ 150J，阵发性室上性心动过速 100 ～ 150J，室性心动过速 100 ～ 200J）。

6. 复律　按"放电"按钮，进行电复律。此时患者的胸部肌肉和上肢将抽动一下。随即观察心电图变化，了解复律成功与否，主要是密切观察放电后 10 余秒的心电图情况，此时即使出现 1 ～ 2 次窦性心动，亦应认为该次电复律是有效的。此后心律失常的再现，正是说明窦性心律不稳定或异位兴奋灶兴奋性极高。如未转复，可增加复律能量，于间隔 2 ～ 3 分钟再次进行电击。用地西泮麻醉的患者，如需再次放电，常要给原剂量的 1/2 ～ 2/3 再次麻醉。如反复电击 3 次或能量达到 300J 以上仍未转复为实性，应停止电复律治疗。

7. 密切观察　转复窦性心律后，应密切观察患者呼吸、血压、心率与心律变化，直至患者清醒后 30 分钟，卧床休息 1 天。

心律失常紧急处理静脉药物见表 7-17。

表 7-17　心律失常紧急处理静脉药物一览表

分类	药物	作用特点	适应证	用药方法及测量	注意事项	不良反应
Ⅰb类	利多卡因	钠通道阻滞作用	血流动力学稳定的室性的心动过速（不做首选）	负荷量 1～1.5mg/kg（一般用 50～100mg），2～3 分钟内静脉注射，必要时间隔 5～10 分钟可重复。但最大量不超过 3mg/kg。负荷量后继以 1～4mg/min 静脉滴注维持	老年人、心力衰竭、心源性休克、肝或肾功能障碍时应减少用量。持续应用 24～48 小时后半衰期延长，应减少维持量	1. 语言不清 2. 意识改变 3. 肌肉搐动、眩晕 4. 心动过缓 5. 低血压 6. 舌麻木
			心室颤动/无脉室性心动过速（不做首选）	1～1.5mg/kg 静脉推注。如果心室颤动室性心动过速持续，每隔 5～10 分钟后可再以 0.75mg/kg 静脉推注，直到最大量为 3mg/kg		
Ⅰc类	普罗帕酮	钠通道阻滞剂，轻中度抑制心肌收缩力	1. 室上性心动过速	1～2mg/kg（一般可用 70mg），10 分钟内缓慢静脉注射。单次最大剂量不超过 140mg。无效者 10～15 分钟后可重复一次，总量不宜超过 210mg，室上性心动过速终止后即停止注射	中重度器质性心脏病、心功能不全、心肌缺血、低血压、慢性心律失常、室内传导障碍、肝肾功能不全者相对禁忌	1. 室内传导障碍加重，QRS 波增宽 2. 诱发或使原有心力衰竭者加重 3. 口干、舌唇麻木 4. 头痛、头晕、恶心

续表

分类	药物	作用特点	适应证	用药方法及测量	注意事项	不良反应
			2. 心房颤动/心房扑动	转复心房颤动/心房扑动静脉推注＞10分钟,无效可在15分钟后重复,最大量280mg		
Ⅱ类	美托洛尔、艾司洛尔	β受体阻滞剂。降低循环儿茶酚胺作用,降低心率、房室结传导和血压,有负性肌力作用	1. 窄QRS心动过速 2. 控制心房颤动/心房扑动心室率 3. 多形性室速、反复发作单形性室性心动过速	美托洛尔:首剂5mg,5分钟缓慢静脉注射。如需要,间隔5～15分钟,可再给5mg,直到取得满意的效果,总剂量不超过10～15mg(0.2mg/kg) 艾司洛尔:负荷量0.5mg/kg,1分钟静脉注射,继以50μg/(kg·min)静脉维持,疗效不满意,间隔4分钟再给0.5mg/kg,静脉注射,静脉维持可以50～100μg/(kg·min)的步距逐渐递增,最大静脉维持剂量可至300μg/(kg·min)	避免用于支气管哮喘、阻塞性肺部疾病、失代偿性心力衰竭、低血压,预激综合征伴心房颤动/心房扑动	1. 低血压 2. 心动过速 3. 诱发或加重心力衰竭

续表

分类	药物	作用特点	适应证	用药方法及测量	注意事项	不良反应
III类	胺碘酮	多离子通道阻滞剂（钠通道、钙通道、钾通道阻滞，非竞争性α和β阻滞作用）	1.室性心律失常（血流动力学稳定的单形性室性心动过速，不伴QT间期延长的多形性室性心动过速） 2.心房颤动/心房扑动，房性心动过速	负荷量150mg，稀释后10分钟静脉注射，继之以1mg/min静脉维持输注，若需要，间隔10～15分钟重复负荷量150mg，稀释后缓慢静注，静脉维持根据心律失常情况，酌情调整，24小时最大静脉用量不超过2.2g。亦可按照如下用法：负荷量5mg/kg，0.5～1.0小时静脉输注，继之50mg/h静脉输注	1.不能用于QT间期延长的尖端扭转型室性心动过速 2.低血钾、严重心动过缓时易出现促心律失常作用	1.低血压 2.心动过缓 3.静脉炎 4.肝功能损害

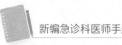

第七节 高血压急症

一、疾病概述

高血压急症（hypertensive emergency，HE）是一组以短时间内血压严重升高〔通常收缩压＞180mmHg和（或）舒张压＞120mmHg〕，并伴有高血压相关靶器官损害，或器官原有功能受损进行性加重为特征的临床综合征。

二、诊断要点

（一）常见诱因

1. 停用降压药或未按医嘱服用降压药。

2. 服用影响降压药代谢的药物（非甾体抗炎药、类固醇等）。

3. 服用拟交感毒性药品（可卡因等）。

4. 严重外伤、手术。

5. 急、慢性疼痛。

6. 急性感染。

7. 急性尿潴留。

8. 情绪激动、精神紧张、惊恐发作。

9. 对伴随的危险因素（如吸烟、肥胖症、高胆固醇血症和糖尿病）控制不佳。

（二）临床表现

见表7-18。

表 7-18　高血压急症临床表现

疾病		临床表现
急性冠脉综合征		急性胸痛、胸闷、放射性肩背痛、咽部紧缩感、烦躁、大汗、心悸、心电图有缺血表现
急性心力衰竭		呼吸困难、发绀、咳粉红泡沫痰、肺部啰音、心脏扩大、心率增快、奔马律等
急性脑卒中	脑梗死	失语、面舌瘫、偏身感觉障碍、肢体瘫痪、意识障碍、癫痫样发作
	脑出血	头痛、喷射样呕吐、不同程度意识障碍、偏瘫、失语，以及上述表现可进行性加重
蛛网膜下腔出血		剧烈头痛、恶心、呕吐、颈背部痛、意识障碍、抽搐、偏瘫、失语、脑膜刺激征
高血压脑病		血压显著升高并伴有嗜睡、昏迷、癫痫发作和皮质盲
急性主动脉夹层		撕裂样胸背部痛（波及血管范围不同可差异明显），双侧上肢血压测量值不一致
子痫前期和子痫		从妊娠 20 周到分娩第一周期间出现血压高、蛋白尿、水肿，可伴神经系统症状如抽搐、昏迷等
急性肾功能不全		少尿或无尿，蛋白尿，血尿，管型尿；血尿素氮及肌酐显著升高

（三）辅助检查

1. 实验室检查　常规检查项目包括血常规、尿常规、血液生化、凝血功能、D- 二聚体、血气分析和心电图，还可进一步完善心肌损伤标志物、脑钠肽（BNP/NT-pro BNP）等项目。

2. 影像学检查　包括胸部 X 线、超声心动图、脑 CT/MRI、胸部 / 腹部 CT、血管造影术等。

三、急诊治疗要点

（一）高血压急症早期降压原则

1. 初始阶段（1 小时内）血压控制的目标为平均动脉压（MAP）的降低幅度不超过治疗前水平的 25%。

2. 在随后的 2～6 小时内将血压降至较安全水平，一般为160/100mmHg 左右。但需要根据不同疾病的降压目标和降压速度进行后续的血压管理。

3. 当病情稳定后，24～48 小时血压逐渐降至正常水平。

（二）高血压急症相关疾病的降压原则

1. 急性冠脉综合征（ACS） ACS 患者血压控制在130/80mmHg 以下，但维持舒张压 > 60mmHg。降压药物：硝酸酯类、β 受体阻滞剂、地尔硫䓬、乌拉地尔、ACEI、ARB 及利尿药。

2. 急性心力衰竭 初始 1 小时内 MAP 的降低幅度不超过治疗前水平的 25%，目标血压收缩压降至 140mmHg 以下，为保证冠脉灌注血压应不低于 120/70mmHg，在联合使用利尿药基础上，使用扩血管药物：硝普钠、硝酸酯类、乌拉地尔和 ACEI、ARB 等药物。

3. 急性缺血性脑卒中 急性缺血性脑卒中溶栓患者，在 1 小时内将 MAP 降低 15%，血压控制在 < 180/110mmHg。不溶栓患者降压应谨慎，当收缩压 > 220mmHg 或舒张压 > 120mmHg，或合并其他靶器官损害时可控制性降压，在第 1 个 24 小时内将 MAP 降低 15%，但收缩压不宜低于 160mmHg。降压药物：拉贝洛尔、尼卡地平、硝普钠。

4. 急性脑出血 急性脑出血患者在没有明显禁忌证情况下，把收缩压维持在 130～180mmHg。降压药物：拉贝洛尔、尼卡地平、乌拉地尔，可联合甘露醇等脱水治疗。

5. 蛛网膜下腔出血（SAH） 血压维持在高出基础血压 20%左右。动脉瘤手术后收缩压可维持在 140～160mmHg。降压药物：

尼卡地平、尼莫地平、乌拉地尔、拉贝洛尔。

6. 高血压脑病　当血压急剧升高时，第 1 小时将 MAP 降低 20%～25%，初步降压目标 160～180/100～110mmHg。降压药物：拉贝洛尔、尼卡地平、硝普钠，可联合使用脱水降颅压药物甘露醇等。

7. 主动脉夹层　目标收缩压至少＜120mmHg，心率 50～60 次/分。推荐首先使用 β 受体阻滞剂，并联合硝普钠、尼卡地平、乌拉地尔等药物把血压和心率控制到目标水平。

8. 子痫前期和子痫　静脉应用降压药物控制血压＜160/110mmHg。当存在脏器功能损伤时血压控制在＜140/90mmHg，但要避免降压过快影响胎儿供血。降压药物：尼卡地平、拉贝洛尔、肼屈嗪、硫酸镁、乌拉地尔。硝普钠可致胎儿氰化物中毒，不能应用。

9. 恶性高血压　恶性高血压降压不宜过快，数小时内将 MAP 降低 20%～25%。降压药物：拉贝洛尔、尼卡地平、乌拉地尔。

10. 嗜铬细胞瘤危象　嗜铬细胞瘤危象术前 24 小时血压控制在 160/90mmHg 以下。降压药物：酚妥拉明、乌拉地尔、硝普钠、尼卡地平。

（三）高血压急症相关疾病的降压时机、降压目标、降压速度及首选药物

1. 硝普钠　0.25～10μg/（kg·min）静脉注射，立即起效，持续 2～10 分钟。不良反应：低血压、心动过速、头痛、肌肉痉挛。连续使用超过 48～72 小时，需要每天测定血浆中氰化物或硫氰酸盐，硫氰酸盐不超过 100μg/ml；氰化物不超过 3μmol/ml，以防氰化物中毒。

2. 硝酸甘油　5～100μg/min 静脉注射，2～5 分钟起效，持续 5～10 分钟。不良反应：头痛、呕吐。

3. 尼卡地平　持续静脉滴注，起始剂量 5mg/h，效果不满意，每 15～30 分钟增加 2.5mg/h，最大至 15mg/h，直至达到目标血压，

327

达标后可降至 3mg/h，立即起效，持续 30 ～ 40 分钟。不良反应：头痛、反射性心动过速。

4. 艾洛尔 250 ～ 500μg/ kg 静脉注射，后 50 ～ 300μg/（kg·min）静脉滴注，1 ～ 2 分钟起效，持续 10 ～ 20 分钟。不良反应：低血压、恶心。

5. 拉贝洛尔 20 ～ 80mg 静脉注射，然后 0.5 ～ 2.0mg/min 静脉滴注，5 ～ 10 分钟起效，持续 3 ～ 6 小时。不良反应：恶心、呕吐、头麻、支气管痉挛、房室传导阻滞、体位性低血压。

6. 酚妥拉明 2.5 ～ 5mg 静脉注射（诊断嗜铬细胞瘤及治疗其所致的高血压发作，包括手术切除时出现的高血压），1 ～ 2 分钟起效，持续 10 ～ 30 分钟。不良反应：心动过速、头痛、潮红。

7. 乌拉地尔 10 ～ 50mg 静脉注射，然后 6 ～ 24mg/h，5 分钟起效，持续 2 ～ 8 小时。不良反应：低血压、头晕、恶心、疲倦。

8. 地尔硫䓬 5 ～ 10mg 静脉注射，5 ～ 15μg/（kg·min）泵入，5 分钟起效，持续 30 分钟。不良反应：心动过缓、房室传导阻滞、低血压、心力衰竭、外周水肿、头痛、便秘、肝毒性。

9. 肼屈嗪 10 ～ 20mg 静脉注射，或 10 ～ 40mg 肌内注射，10 ～ 20 分钟起效，持续 1 ～ 4 小时。不良反应：心动过速、面色潮红、头痛、呕吐、心绞痛加重。

10. 硫酸镁（非降压药物） 5g 稀释至 20ml，静脉慢推 5 分钟，继以 1 ～ 2g/h 维持；或 5g 稀释至 20ml，每 4 小时 1 次深部肌内注射。总量 25 ～ 30g/d（妊娠高血压，严重先兆子痫），20 ～ 30 分钟起效，持续 4 ～ 6 小时。不良反应：当尿量＜ 600ml/d、呼吸频率＜ 16 次/分、腱反射消失时应及时停药。

四、诊治流程

高血压急症诊治流程见图 7-43。

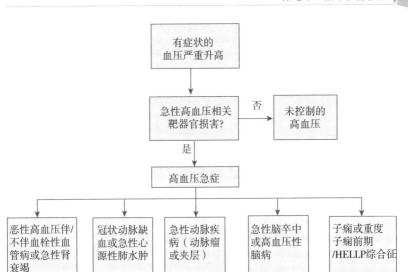

图 7-43　**高血压急症诊治流程**

第八节　急性胸痛

胸痛病因繁多，需要立即对胸痛的危险程度作出评估。致命性胸痛需要立即进入抢救流程，中危胸痛需要动态评估与监测，低危胸痛需要合理分流。

一、急性非创伤性胸痛急诊分诊策略

1. 胸痛且伴有下列任一情况者，应当立即进入监护室或抢救室：

（1）意识改变。

（2）动脉血氧饱和度低（＜90%），呼吸衰竭。

（3）血压显著异常。

（4）影响血流动力学的严重心律失常。

（5）既往有冠心病史，此次发作使用硝酸酯类药物不缓解。

（6）既往有马方综合征，伴有严重高血压。

（7）伴呼吸困难，患侧胸廓饱满。

2. 胸痛伴有下列任一情况者，应当尽快进行监护，并完善相关检查：

（1）长期卧床、长途旅行者，突发胸痛且持续不缓解。

（2）确诊肿瘤、下肢静脉血栓者突发胸痛且持续不缓解。

（3）既往无冠心病史，突发胸痛伴有喘憋。

（4）伴咯血。

（5）近 4 周内有手术，并有制动史。

（6）合并多种心血管病高危因素。

（7）长期高血压控制不佳。

3. 下列胸痛患者可常规就诊：

（1）不伴有上述情况的胸痛。

（2）有胸壁压痛的胸痛。

（3）与呼吸相关的胸痛。

（4）超过 1 周的轻度胸痛。

二、致命性胸痛的判断

（一）病史

1. 是否有高血压病、糖尿病、血脂异常、吸烟史、冠心病家族史等心血管危险因素。

2. 是否有长途乘车和飞行史，以及下肢静脉炎、骨折、卧床等深静脉血栓形成危险因素。

3. 是否有肺大疱、肺结核等慢性肺病病史或剧烈咳嗽、体型瘦长等危险因素。

（二）症状

急性冠脉综合征（ACS）症状主要包括发作性胸部闷痛、压迫感或憋闷感，甚或濒死感，部分患者可放射至上肢、后背部或颈部，劳累、情绪激动、气候骤变等均可诱发，持续数分钟至数十分钟，休息或硝酸甘油可缓解，持续时间超过 20 分钟未缓解，需要考虑急性心肌梗死的可能性；急性主动脉夹层（AAD）及大血管疾病多表现为持续撕裂样胸、背痛，可伴血压明显升高、双侧肢体血压差别较大等；急性肺栓塞（APE）常伴呼吸困难或咯血，同时合并氧饱和度下降，甚或晕厥、猝死；张力性气胸患者表现为极度呼吸困难，缺氧严重者出现发绀，甚至窒息。

查体要注意血压数值及四肢血压是否对称、有无心脏和外周血管杂音、肺动脉第二心音是否亢进、双肺呼吸音是否对称、下肢周径是否存在不对称、有无静脉炎或水肿等情况。

（三）辅助检查

所有胸痛患者在首次医疗接触后应在 10 分钟内完成心电图检查，并动态观察；根据疑似诊断选择肌钙蛋白、D- 二聚体、脑钠肽、血气分析、出凝血功能、血生化检验等；超声、X 线、CT、CTA 等（胸痛三联 CTA 可同时鉴别 ACS、AAD、APE 三种高危胸痛）也是辅助胸痛患者明确诊断并评估病情的常用手段。

三、中、低危胸痛的诊断与评估

在中、低危胸痛鉴别诊断中，应综合考虑各种疾病可能，包括心源性和非心源性疾病。

（一）诊断与评估策略

1. 对于所有患者，均应立即行心电图检查、影像学检查，并根据病情复查心电图等。

2. 对于症状提示为非心源性胸痛的患者，需要鉴别的疾病至少包括以下病种：

（1）呼吸系统疾病：气胸、胸膜炎、胸膜肿瘤、肺部感染等。

（2）消化系统疾病：胃食管反流病、自发性食管破裂、食管动力疾病、食管裂孔疝、食管癌等。

（3）胸壁疾病：急性肋软骨炎、肋骨骨折、胸椎疾病、带状疱疹和肿瘤等。

（4）神经精神疾病：颈椎/脑血管疾病、神经官能症等。

（5）纵隔疾病：纵隔气肿、纵隔肿瘤、纵隔炎等。

（6）其他：强直性脊柱炎、急性白血病、多发性骨髓瘤等。

3. 对于再次评估为中、低危的胸痛患者应科学救治、及时分流，安排患者住院、离院或专科就诊。

（1）依据诊疗指南制订患者的药物治疗方案，包括早期药物治疗及长期预防方案。

（2）对患者进行详细的出院指导，应告知诊断、预后、随访时间和注意事项等，并向患者说明疾病的表现、发生紧急情况时呼叫救护车或到急诊科就诊的重要性。

4. 对于未完成全部评估而提前离院的胸痛患者接诊医师应告知其潜在的风险、症状复发时的紧急处理和预防措施等事项，签署并保存相关医疗文书。

ACS、AAD、APE 等疾病需要长期服药、逐步康复和防治复发，建议针对此类疾病可建立院内专病随访中心（有条件的医院鼓励开展门诊面访），统一管理、登记、指导，做到包括预防、救治、康复在内的患者"全程管理"。

5. 对于从急诊完成评估的中、低危胸痛患者，医师应根据病情制订后续诊疗和随访计划，有专职医护人员定期开展电话随访工作并有完善的随访记录，开展健康宣教。

（二）辅助检查

1. 心电图　所有患者在首次医疗接触后应尽快完成常规 12 导联心电图，必要时需要加做后壁、右心室导联并根据病情及时复查。

（1）心电图是诊断 ACS 的主要检查手段，建议首次医疗接触后 10 分钟内完成心电图并需要根据临床情况及时复查。

（2）急性主动脉夹层心电图改变的主要原因包括：①原发病，如高血压、马方综合征、冠心病等；②少数患者会累及冠状动脉开口引起急性心肌梗死，故心电图诊断心肌梗死也应警惕主动脉夹层。

（3）急性肺栓塞患者心电图常有不同程度的改变，但缺乏特异性，容易误诊为其他疾病。常见心电图表现：心律失常（窦性心动过速、心房扑动、心房颤动、房性心动过速及房性期前收缩等）；非特异性 ST-T 改变，右胸导联 T 波倒置；SIQ Ⅲ 或 SIQ Ⅲ T Ⅲ；右束支传导阻滞；甚至完全正常。

（4）部分气胸患者心电图可表现为顺钟向转位、左胸导联 QRS 低电压现象。右侧气胸最突出的表现是 QRS 电压与呼吸周期呈一致性变化，通常称"电压交替"。

2. 实验室检查　对于急性胸痛患者，快速实验室检查有利于迅速明确诊断、完善评估、指导治疗。即时检验（POCT）是急性胸痛急诊诊疗的重要工具之一。

（1）心肌损伤标志物：目前诊断缺血性胸痛常用的心肌损伤标志物包括心肌肌钙蛋白（cardiac troponin，cTn）、肌酸激酶同工酶 MB（ creatine kinase isoenzymes MB，CK-MB）和肌红蛋白（ myoglobin，MYO）。高敏 cTn（ high-sensitivity cardiac troponin，hs-cTn）的敏感度更高，常用来早期筛查及排除诊断。心肌型脂肪酸结合蛋白（heart-type cytoplasmic fatty acid-binding protein，H-FABP）、缺血修饰白蛋白（ischemia modified albumin，IMA）和髓过氧化物酶（myeloperoxidase，MPO）等新型标志物在 ACS 的早期诊断与评估中也发挥着重要的作用。

① cTn 由三种不同的亚基组成：心肌肌钙蛋白 T（cTnT）、心肌肌钙蛋白 I（cTnI）和心肌肌钙蛋白 C（cTnC）。心肌损伤后 3～6 小时 cTn 开始升高，10～12 小时达到峰值，5～15 天恢复正常水平。cTn 不仅是诊断急性心肌梗死（AMI）最常用的标志物，也可见于

以下疾病：急性和慢性心力衰竭、肾衰竭、心肌炎、中毒、快速型或缓慢型心律失常、心肺复苏术后、浸润性心脏疾病、心尖球型综合征、横纹肌溶解伴心肌损伤等。

②CK-MB 是 CK 的心肌同工酶，当心肌受损后，CK-MB 释放入血，4～6 小时开始升高，24 小时达高峰，2～3 天后恢复正常。当不能测定 cTn 时，可选择 CK-MB 作为诊断急性心肌梗死的重要指标。

③MYO 在心肌或横纹肌损伤后 1～3 小时即可在血中检测到，6～9 小时达峰值，24～36 小时恢复到正常水平。MYO 释放早、排泄快速，与 cTn 或 CK-MB 联合应用有助于急性心肌梗死的早期诊断。

在临床实践中，应根据各种心肌损伤标志物的生物学特点灵活应用。

（2）心脏功能标志物：利钠肽作为心脏功能标志物不仅在心力衰竭早期诊断、预后判断方面具有重要价值，在急性胸痛的鉴别诊断、危险分层和预后判断等方面也具有重要作用。利钠肽家族中，脑钠肽（brain natriuretic peptide，BNP）和氨基末端脑钠肽前体（N-terminal pro-B-type natriuretic peptide，NT-pro BNP）是目前最重要的心脏功能标志物。

（3）出凝血标志物：D- 二聚体的水平增高反映了血浆中凝血系统和纤溶系统的激活，临床上将 D- 二聚体视为体内高凝状态和纤溶亢进的标志物。D- 二聚体可作为 APE 诊断的首选筛查指标，D- 二聚体 < 500μg/ml 的可疑病例，如无法进行影像学检查，应动态监测 D- 二聚体水平。D- 二聚体监测还可用于主动脉夹层的筛查和排除，研究发现以 500μg/ml 作为临界值，其检测敏感度为97%，阴性预测值为 96%，特异性为 56%，阳性预测值为 60%。

凝血功能检测为手术前、抗栓治疗前患者的必查项目，目的是了解患者的出凝血功能有无障碍，是制定治疗策略的重要参考。

（4）胸痛相关炎性标志物：C 反应蛋白（C-reactive protein，CRP）是临床应用最广泛的炎症标志物。在急性心肌梗死患者中，CRP 高峰可持续 48 小时，且高峰值与心肌梗死面积有关。同时，CRP > 7.9mg/L 时还预示着急性心肌梗死后心脏收缩及舒张功能障碍，左心室充盈压力的升高，远期心力衰竭发生率及病死率的增高。

MPO 在炎症急性期由巨噬细胞及中性粒细胞释放，它的升高提示冠状动脉易损斑块炎症反应，可作为稳定型缺血性心脏病和急性心肌梗死的标志物。

降钙素原（procalcitonin，PCT）是降钙素的前体，主要用于鉴别患者是否并发感染。

（5）动脉血气分析：是快速评估患者酸碱平衡、电解质水平的监测方法。高危胸痛患者可通过血气分析快速评估其循环灌注情况，指导是否紧急处理；并可根据电解质水平及时对症处理，预防恶性心律失常的发生。动脉血气分析常用来鉴别 APE，多数 APE 患者 $PaO_2 < 80mmHg$ 伴 $PaCO_2$ 下降。

（6）血生化检查：包括血清内各种离子、糖类、脂类、蛋白质，以及酶、激素和机体的多种代谢产物。部分临床药物的应用需要根据肝肾功能调整方案，K^+、Mg^{2+} 等电解质水平与恶性心律失常风险相关，胆固醇的基线水平将指导调脂药物的使用。生化检查可为医师提供诊断与治疗依据，并能帮助临床评估病情、监测治疗效果等。

（7）生物标志物联合应用：所有急诊接诊的急性非创伤胸痛患者，如果存在高危胸痛的危险因素及发病特征，且出现以下三种情况中的至少一种时：①血流动力学不稳定；②心电活动不稳定；③心力衰竭，应及时对症处理，且尽早联合检测心肌损伤标志物、BNP/NT-proBNP 及 D- 二聚体；如果没有上述三种情况，可根据具体病因考虑，有针对性地检测一类或两类指标完成疾病的诊断或鉴别诊断，确诊后再联合其他检测指标实现危险分层和预后判断。

3. **床旁超声心动图**　简便、快捷，能清晰显示心脏、大血管的结构和功能，为胸痛的鉴别诊断提供重要信息。

（1）急性心肌梗死：在超急性期心电图表现可能并不典型，甚至是"正常"的，完全性左束支传导阻滞可掩盖心电图图形而造成早期诊断困难。超声心动图可判断心肌是否存在节段性室壁运动异常，有助于 ACS 的鉴别、诊断。超声心动图能评估发生缺血的心肌的范围、程度，还能发现心肌缺血引起的一系列并发症，如缺血性二尖瓣反流、乳头肌断裂、室间隔穿孔及室壁瘤、附壁血栓等，同时还能评估心脏的功能。

（2）急性主动脉夹层：超声表现为主动脉腔内出现飘摆颤动的线性回声，剥脱的内膜将管腔分为真腔与假腔两个部分。超声可直观显示内膜剥离的范围、程度、破口位置、主动脉内径。除此之外，还可以显示 AD 相关并发症，包括重度主动脉瓣反流、心脏压塞等，有助于临床医师选择最佳的手术时间及手术术式。

（3）急性肺栓塞：超声直接征象为发现肺动脉近端或右心腔血栓；间接征象多是右心负荷过重的表现，主要为右心室和（或）右心房的扩大、室间隔运动异常、三尖瓣反流、肺动脉压力增高及肺动脉主干和分支扩张等。如果二维超声心动图没有发现右心功能负荷过重或功能紊乱，一般不考虑严重的急性肺栓塞。下肢血管超声检查有助于筛查肺栓塞的栓子来源。

4. X 线检查　是诊断气胸最常用的方法，可显示肺萎缩程度、胸膜粘连、纵隔移位及胸腔积液等。气胸侧透明度增强，无肺纹理，肺萎缩见于肺门部，和气胸交界处有清楚的细条状肺边缘，大量气胸时纵隔可向健侧移位，尤其是张力性气胸更显著；少量气胸则占据肺尖部位，使肺尖组织压向肺门；如有液气胸则见液平面。

5. CT 及 CTA 检查

（1）气胸：可通过 CT 检查明确诊断，CT 对胸腔内少量气体

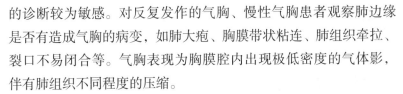

的诊断较为敏感。对反复发作的气胸、慢性气胸患者观察肺边缘
是否有造成气胸的病变，如肺大疱、胸膜带状粘连、肺组织牵拉、
裂口不易闭合等。气胸表现为胸膜腔内出现极低密度的气体影，
伴有肺组织不同程度的压缩。

（2）急性主动脉夹层：可通过 CTA 明确诊断，敏感性达 90%
以上，特异性接近 100%。主要表现包括：血管直径增大征或巨大
的夹层动脉瘤；血管内膜征，主动脉管腔内发现动脉内膜片提示
夹层或壁间血肿；钙化点征，正常主动脉钙化点一般在主动脉外周，
当血管内出现内移的钙化点，提示内膜片内移。CTA 检查可显示
主动脉真、假腔和血管直径，还包括内脏动脉位置和假腔内血栓
情况，是临床最常用的辅助检查方法。

（3）肺栓塞：可通过 CTA 明确诊断，但对于亚段及外周肺动
脉的栓子其敏感性有限。资料显示，CTA 对于 PE 诊断的敏感性为
53% ～ 100%，特异性为 78% ～ 100%。

第八章

消化系统急症

‖‖‖

第一节 急性肝衰竭

一、疾病概述

（一）定义

急性肝衰竭（acute liver failure，ALF）属于急性肝损伤（acute liver injury，ALI）的严重阶段，是由于短期内大量肝脏细胞坏死或受损，导致肝脏合成、解毒、代谢和生物转化功能出现严重障碍或失代偿，合并以黄疸、凝血功能障碍、肝肾综合征、肝性脑病、腹水等为主要表现的一组临床症候群。

ALI 是指原无肝病或虽有肝病但相对稳定状态者，直接或间接暴露于各种肝损伤危害因素后，在 2 周内造成肝脏功能急剧恶化并出现相关临床症状的一类临床疾病。

（二）病因

1. 病毒性肝炎：HBV、HAV 和 HEV，HCV 很少引起 ALF。

2. 其他病毒：单纯疱疹病毒（HSV），其他潜在的可引起 ALF 的病毒包括 EB 病毒、水痘带状疱疹病毒、巨细胞病毒（CMV）、细小病毒 B19 等。

3. 自身免疫性肝炎。

4. 缺血和休克。

5. 药物：对乙酰氨基酚（APAP）摄入量 > 150mg/kg，或同时饮酒或服用安眠药时，肝衰竭发生可能性更大。其他药物如非甾体消炎药、抗结核药、抗生素和抗癫痫药等。我国药物性肝衰竭的致病药物主要是中成药及抗结核药等。

6. 肝豆状核变性（Wilson 病）。

7. 布 – 加综合征。

8. 蘑菇中毒。

9. 妊娠（妊娠急性脂肪肝、HELLP 综合征）。

10. 恶性肿瘤。

11. 不确定原因：可能为未被认识的代谢或遗传疾病和特异性药物中毒等。

急性肝衰竭病因见表 8-1。

表 8-1　急性肝衰竭病因

药物或毒素［a. 剂量相关：扑热息痛（对乙酰氨基酚过量）、四氯化碳、伞形毒菌中毒、蜡状芽孢杆菌属催吐毒素、蓝细菌微囊藻素类；b. 特异体质：Reye 综合征（水杨酸），部分中草药制剂，抗结核药，化疗药物，他汀类药物，非甾体抗炎药，曲格列酮，苯妥英钠，卡马西平，摇头丸，氟氯西林，磷］
嗜肝病毒［甲型、戊型、乙型肝炎（伴或不伴丁型），较少见的巨细胞病毒，单纯疱疹病毒，水痘病毒，出血热病毒，登革热病毒］
遗传性代谢缺陷（半乳糖血症、果糖不耐受、酪氨酸血症、新生儿铁贮积病、威尔逊病、α_1- 抗胰蛋白酶缺乏症）
血管因素［a. Budd-Chiari 综合征；b. 肝窦阻塞综合征；c. 血液灌注不良导致肝脏缺血：重度心力衰竭、低血压、感染性休克、组织缺氧（如阿片类药物引起的呼吸抑制）、使用可卡因］
妊娠［子痫前期肝破裂，HELLP 综合征（溶血、肝功能异常、血小板计数减少），妊娠期脂肪肝］
肿瘤（乳腺癌、黑色素瘤、肺癌、淋巴瘤转移）
其他（肝豆状核变性，自身免疫性疾病，淋巴瘤，恶性肿瘤，噬血细胞性淋巴组织细胞增多症，中暑，肝移植无功能）
原因未明

（三）临床表现

1. **早期症状**　初期为非特异性表现：恶心、呕吐、腹痛、黄疸、缺水。

2. **意识障碍**　主要是肝性脑病。

（1）肝衰竭时，代谢发生紊乱，如血中增多的游离脂肪酸、硫醇、酚、芳香族氨基酸等，均可能影响中枢神经。

（2）低血糖、酸碱失衡等也可影响脑功能。

（3）缺氧或 DIC 等可使脑损害加重。

肝性脑病根据程度分为四度：

Ⅰ度（前驱期）：反应迟钝、情绪改变。

Ⅱ度（昏迷前期）：瞌睡和行为不能自控。

Ⅲ度（昏睡期或浅昏迷期）：嗜睡，但尚可唤醒。

Ⅳ度（昏迷期）：昏迷不醒，对刺激无反应，反射逐渐消失，常伴有呼吸、循环等方面的改变。

3. **异味**　呼气常有特殊的甜酸气味（似烂水果味），可能由肝代谢功能紊乱，血中硫醇增多引起。

4. **出血**　纤维蛋白原和肝内合成的凝血因子减少、DIC 或消耗性凝血病，可出现皮肤出血斑点、注射部位出血或胃肠出血等。

5. **并发其他器官系统功能障碍**

（1）肾功能损害：较常见，部分患者可合并肝肾综合征。

（2）循环功能障碍：血压下降，与血管张力下降、心排血量减少有关。

（3）脑水肿及颅内压增高：多发生在Ⅳ度肝性脑病患者，表现为血压高、心率慢、去大脑强直、癫痫发作等。

（4）肺水肿：与肺毛细血管通透性增加有关，表现为呼吸窘迫、呼吸性碱中毒，后期可发生 ARDS。

（5）感染：大多数患者合并感染，而且是引起死亡的主要原因之一，常见部位为肺、尿道、肠道等。

6. 实验室检查

（1）转氨酶升高，但大面积肝坏死时可出现胆－酶分离现象，此时胆红素持续升高，而转氨酶不升高。

（2）血胆红素增高。

（3）血小板计数常减少，白细胞计数增多。

（4）血肌酐或尿素氮可增高。

（5）水电解质紊乱。

（6）酸碱失衡，多为代谢性酸中毒。

（7）发生 DIC 时，凝血时间、凝血酶原时间或活化部分凝血活酶时间延长，纤维蛋白原可减少，而其降解物（FDP）增多，优球蛋白试验等可呈阳性。

（四）辅助检查

1. 凝血酶原时间（PT）、国际标准化比值（INR）。

2. 血生化检查电解质、肝功能、肾功能。

3. 动脉血气、血乳酸、血常规、血型、内毒素水平。

4. 尿毒学筛查和毒物血清测定。

5. 嗜肝病毒（甲型、乙型、丁型、戊型肝炎病毒）、EBV、CMV。对于 ALF 的妊娠女性，美国胃肠病协会（AGA）推荐检测戊型肝炎。

6. 血铜、铜蓝蛋白（＜40 岁，怀疑 Wilson 病）：对于急性肝衰竭患者，AGA 不推荐常规检测 Wilson 病。

Wilson 病常规检测：包括血清铜蓝蛋白、血清和肝脏铜定量、24 小时尿铜定量。

一项研究表明，血清铜＞200μg/dl 的敏感度为 75%，特异度为 96%。所有 ALF 病例中，尿铜均可能升高。

7. 血人绒毛膜促性腺激素（HCG）（女性，怀疑妊娠）。

8. 血氨（最好采动脉血）。

9. 自身免疫标志物：ANA、ASMA、球蛋白水平、HIV、抗溶性肝抗原、球蛋白谱、ANCA、HLA 分型。

10. 脂肪酶、淀粉酶、心损五联（并发症检查）。

11. 腹部 B 超（肝胆脾胰、腹水）、胸部 X 线、心电图等。

二、诊断和鉴别诊断要点

（一）诊断标准

急性起病，2 周内出现二度及以上肝性脑病（按Ⅳ级分类法划分）并有以下表现者。

1. 极度乏力，有明显消化道症状。

2. 黄疸迅速加深，血清总胆红素大于正常值上限 10 倍或每日上升 $\geq$ 17.1μmol/L。

3. 有出血倾向，凝血酶原时间明显延长，凝血酶原活动度（PTA）$\leq$ 40%，或国际标准化比值（INR）$\geq$ 1.5，且排除其他原因。

4. 肝脏进行性缩小。

（二）肝衰竭诊断格式

肝衰竭不是一个独立的临床诊断，而是一种功能判断。在临床实际应用中，完整的诊断应包括病因、临床类型及分期，建议按照以下格式书写：

肝衰竭（分类、分型、分期）

疾病病因诊断（病毒、药物、酒精、免疫、血吸虫等）

例如：急性肝衰竭

  病因待查

（三）严重程度分级

肝衰竭预后评估应贯穿诊疗全程，尤其强调早期预后评估的重要性。多因素预后评价模型，如终末期肝病模型（MELD）、MELD 联合血清钠（MELD-Na）、iMELD、皇家医学院医院（KCH）标准、序贯器官衰竭评估（SOFA）、慢性肝功能衰竭联盟－器官功能衰竭评分（CLIF-C OFs）、CLIF-C ACLF 等，以及单因素指标如年龄、肝性脑病的发生、TBil、凝血酶原时间或 INR、血肌酐、前白蛋白、胆碱酯酶、甲胎蛋白、乳酸、血糖、血清钠、血小板计数等对肝衰竭预后评估有一定价值，临床可参考应用。吲哚菁绿（ICG）清除试验可动态观察受试者有效肝功能或肝储备功能，对肝衰竭及肝移植前后预后评估有重要价值。

1. Child Pugh 分级标准　见表 8-2。

表 8-2　Child Pugh 分级标准

	1分	2分	3分
肝性脑病（级）	无	1～2度	3～4度
腹水	无	轻度	中、重度
总胆红素（μmol/L）	< 34	34～51	> 51
白蛋白（g/L）	> 35	28～35	< 28
PT 延长（秒）	< 4	4～6	> 6
分级：A 级 5～6 分，B 级 7～9 分，C 级 10～15 分			

注：如果评分为 5～6 分，证明肝功能良好为 A 级，手术危险小，预后最好，1～2 年存活率 100%～85%；评分为 7～9 分，证明肝功能尚可，为 B 级，手术危险中等，1～2 年存活率 80%～60%；评分在 10 分以上，则证明肝功能比较差，这时为 C 级，手术危险较大，预后最差，1～2 年存活率 45%～35%。

2. MELD 评分　MELD R 值 =0.378ln［胆红素（mg/dl）］+1.12ln（INR）+0.95ln［肌酐（mg/dl）］+0.64（病因：胆汁性或酒精性 0，其他 1）。

注：若患者在过去 1 周接受至少 2 次透析治疗，则血肌酐自动设置为 4mg/dl；任何小于 1 的数值默认为 1，以防评分为负数；适用于≥ 12 岁的患者，< 12 岁请使用 PELD 评分。患者评分 0～40 相当 7%～90% 的 3 个月生存率。R 值越高，其风险越大，生存率越低。△ R（30 天内积分的差值）> 0 表明疾病在进展，≤ 0

表明疾病处于相对平稳期或在好转。

3. PTA 急性肝衰竭依据其严重程度可以分为轻、中、重三个等级。由于肝脏可以合成凝血因子，通过评估患者的 PTA，可以评价肝脏损伤程度。PTA 处于 30% ～ 40% 为轻度肝衰竭；20% ～ 30% 为中度肝衰竭；20% 以下为重度肝衰竭。

（四）急性肝衰竭主要的器官特异性并发症

1. 心血管、血流动力学和呼吸系统并发症。

2. 循环内毒素、细胞因子促炎性效应表现为全身血管阻力的高动力性；心律失常常发生；血小板堵塞小血管、间质水肿或血管舒缩性异常导致严重的外周分流；氧供异常、过度通气、低碳酸血症和呼吸性碱中毒可导致脑病恶化。动脉性低氧普遍存在。肝肺综合征、急性呼吸窘迫综合征。

3. 感染 / 脓毒血症：易感性增加，内皮细胞功能和调理性降低、免疫受损。常见的感染为吸入性肺炎、尿路感染和原发性血流感染，包括真菌感染（金黄色葡萄球菌、肠球菌、大肠埃希菌、克雷伯菌、念珠菌）。

4. 肝性脑病：焦虑、妄想、亢奋是常见但短暂的症状，可迅速发展为昏迷。

5. 脑水肿：晚期表现，系统性高血压、去脑强直、过度通气、瞳孔扩大、癫痫发作、脑干疝、脑死亡。Ⅲ 和 Ⅳ 级脑病患者动脉血氨超过 $200\mu g/dl$ 是脑疝强有力的预测因子。

6. 凝血 / 出血功能障碍：促凝因子和抗凝因子平衡紊乱、血栓形成、弥散性血管内凝血、血小板计数减少。

7. 代谢障碍：45% 发生低血糖，而输注葡萄糖常无效；乳酸酸中毒（提示预后差）、低钠血症、碱中毒、低钾血症和低磷血症也常见；低钙血症可能意味着并发重症急性胰腺炎（SAP）。30% ～ 70% 出现急性肾衰竭，高达 62% 存在肾上腺功能不全。

（五）入院后的病情评估和管理

1. 需要立即采取的措施

（1）排除肝硬化和（或）酒精性肝损伤的存在，恶性肿瘤浸润的 ALI。

（2）评估是否需要肝移植治疗：尽早联系肝移植中心。

（3）密切监测和评估肝性脑病的发生。

（4）明确病因：以便指导治疗及评估预后。

（5）尽早转至 ICU：如果患者 INR > 1.5。

2. 将急性肝衰竭病例转诊到专科单位的建议标准（非扑热息痛药物导致）

（1）pH < 7.30 或 HCO_3^- < 18mmol/L。

（2）INR > 1.8。

（3）少尿/肾衰竭或钠 < 130mmol/L。

（4）脑病、低血糖或代谢性酸中毒。

（5）胆红素 > 300μmol/L（17.6mg/dl）。

（6）肝脏体积缩小。

三、急诊治疗要点

（一）病因治疗

1. 化学物质中毒 乙酰氨基酚过量给予 N- 乙酰半胱氨酸治疗；在已知或疑似蘑菇中毒的急性肝衰竭患者，考虑给予青霉素 G 和 N- 乙酰半胱氨酸治疗。

2. 病毒性肝炎

（1）乙型病毒性肝炎：不论 HBV DNA 滴度高低，建议立即使用核苷类似物抗病毒治疗。慢性 HBV 相关肝衰竭常为终生用药，应坚持足够的疗程，避免病情好转后过早停药导致复发，应注意后续治疗中病毒耐药的变异。

（2）甲型、戊型病毒性肝炎：目前尚未证明病毒特异性治疗有效。

（3）对于已知或怀疑由疱疹病毒或水痘带状疱疹导致急性肝衰竭的患者，应使用阿昔洛韦（5～10mg/kg，每8小时静脉滴注），并应考虑进行肝移植。

3.药物性肝损伤　停用所有可疑药物。

既往研究表明，N-乙酰半胱氨酸对药物性肝损伤所致的急性肝衰竭有益。

4.确诊或疑似毒蕈中毒的急性肝衰竭患者　可考虑应用青霉素 G 和水飞蓟素。

5.妊娠期急性脂肪肝（AFLP）/HELLP 综合征所导致的急性肝衰竭　建议立即终止妊娠。如果终止妊娠后病情仍继续进展，须考虑人工肝和肝移植治疗。

（二）一般治疗

1.卧床休息，减少体力消耗，减轻肝脏负担。

2.加强病情监测处理；建议完善 PTA/INR、血氨及血液生化、动脉血乳酸、内毒素、嗜肝病毒标志物、铜蓝蛋白、自身免疫性肝病相关抗体检测，以及腹部 B 超（肝胆脾胰 + 腹水）、胸部 X 线、心电图等相关检查。

3.推荐肠道内营养（首选），包括高碳水化合物、低脂、适量蛋白饮食，提供每公斤体重 35～40kcal 总热量；肝性脑病患者需要限制经肠道蛋白摄入；进食不足者，每日静脉补给足够的热量、液体和维生素；肠外营养支持治疗时，可用葡萄糖和支链氨基酸。

4.积极纠正低蛋白血症，补充白蛋白或新鲜血浆，并酌情补充凝血因子。

5.进行血气监测，注意纠正水电解质及酸碱平衡紊乱，特别要注意纠正低钠、低氯、低镁、低钾血症。

6.注意消毒隔离，加强口腔护理及肠道管理，预防医院感染发生。口服乳果糖，以排软便 2～3 次/天为度。口服肠道抗菌药，以减少肠内菌群，如新霉素和甲硝唑。

（三）保肝药物

保肝药物属于临床常用的药物之一，具有改善肝功能、增强肝脏解毒功能、促进肝细胞再生、抑制肝脏纤维化等作用。目前此类药物品种很多，根据药理作用大致划分为以下几类。

1. 肝细胞膜修复保护剂　代表药物为多烯磷脂酰胆碱注射液，通过高密度脂蛋白转运到肝，被细胞膜和细胞器膜吸收利用，可增加膜的流动性和稳定性，同时还可修复受损的肝细胞膜/细胞器膜，增强膜代谢相关功能，促进肝细胞膜再生，减少肝脏氧化应激和脂质过氧化，抑制肝纤维化进程，改善血液和肝脏脂质代谢，减少肝细胞凋亡。

（1）用法：

①片剂或胶囊：用法，每天 3 次，每次 2 粒，随餐服用，不要咀嚼。胶囊可用于治疗妊娠期合并肝酶异常，如妊娠晚期肝内胆汁淤积症。

②注射液：不可用电解质溶液（生理氯化钠溶液，林格液等）稀释，只能用不含电解质的葡萄糖溶液稀释（5%、10% 葡萄糖溶液），注射液因溶剂中含有苯甲醇，不建议用于妊娠妇女。

（2）临床意义

①多烯磷脂酰胆碱注射液单用优于谷胱甘肽，联合异甘草酸镁优于单用异甘草酸镁，足剂量使用优于小剂量使用。

②多烯磷脂酰胆碱注射液能明显改善脓毒症、药物、中毒、肝脏相关手术等肝损伤患者的临床症状及促进肝功能恢复。

③调节血脂和胰岛素抵抗：脂肪肝、酒精肝、药物性肝损伤、其他肝病。

④妊娠期：对孕妇无不良影响，对新生儿随访 6 个月未发现任何异常。

2. 抗炎保肝药物 主要是甘草酸制剂。代表药物为复方甘草酸苷、甘草酸二铵、异甘草酸镁（注射液）。甘草酸能够抑制炎症通路上游调控因子高迁移率簇蛋白，通过多种代谢通路抑制相关炎性因子及环氧化酶的表达，同时阻断下游炎症通路，从而减轻肝脏炎症和纤维化程度。

（1）病因治疗基础上的辅助治疗，只要转氨酶升高就可应用，可改善多种肝病的肝脏生化指标，减轻肝脏病理损害。

（2）原则上不主张预防用药。

（3）不良反应：过敏、低血钾、高血钠、高血压和水钠潴留导致的水肿。

（4）应定期监测电解质、血糖和血压等不良反应。

3. 解毒保肝药物 主要包括谷胱甘肽、N-乙酰半胱氨酸、硫普罗宁等。

（1）谷胱甘肽可改善肝脏的合成，具有抗氧化、催化解毒、清除自由基、促进胆酸代谢、调节免疫等功能。

（2）N-乙酰半胱氨酸是谷胱甘肽的前体，能刺激谷胱甘肽合成，增加谷胱甘肽活性并促进解毒，清除自由基；可扩张血管，改善微循环；也可保护谷胱甘肽缺失时的肝损伤，对缺血-再灌注损伤具有保护作用。多项荟萃分析显示，N-乙酰半胱氨酸可改善对乙酰氨基酚的肝毒性，降低病死率，对非对乙酰氨基酚相关急性肝衰竭也有获益。一项荟萃分析显示，N-乙酰半胱氨酸有助于保护肝移植诱导的缺血-再灌注损伤，应用于受者临床获益更显著。一项荟萃分析显示，对于鹅膏毒素中毒，N-乙酰半胱氨酸联合治疗也有获益，安全性好。

4. 抗氧化类药物 代表药物为水飞蓟制剂和双环醇。

（1）水飞蓟制剂：其保肝作用机制主要包括抗氧化、抗炎、抗纤维化及降脂作用。

代表药物：水飞蓟宾。除了降转氨酶外，有降脂、降胆固醇、改善胰岛素抵抗的潜在作用；不良反应少。

（2）双环醇：通过抑制肝损伤诱导的多种炎性调控因子的表达和活性，以及减少抗氧化物质的消耗来减轻炎症反应和氧化应激性损伤，有助于改善患者肝脏生化指标，缓解肝纤维化的形成和进展，安全性良好。

代表药物：双环醇片，每天 3 次，每次 1 ～ 2 片；餐前服用为宜，胃病患者餐后服用；不良反应发生率低，可用于儿童、老年人、妊娠期等特殊人群；可能出现 AST 复常滞后于 ALT 复常的现象；继续应用双环醇，或联用其他抗炎保肝药物。

5. 利胆类药物　主要有增加胆汁分泌类药物（熊去氧胆酸、S- 腺苷蛋氨酸），以及减少胆汁酸肠肝循环，促进胆汁清除从而降低血清胆汁酸水平的药物（考来烯胺）。熊去氧胆酸可用于治疗原发性胆汁性胆管炎、原发性硬化性胆管炎、妊娠肝内胆汁淤积、囊性纤维化、肝移植后淤胆、药物性胆汁淤积、家族性肝内胆汁淤积症和 Alagille 综合征等。S- 腺苷蛋氨酸也可用于肝细胞性胆汁淤积、妊娠肝内胆汁淤积和药物性胆汁淤积。多项研究证实，S- 腺苷蛋氨酸对药物性胆汁淤积治疗有效。考来烯胺通过干扰氟米特及其代谢产物的肠肝循环而加速其消除，可用于氟米特相关药物性肝损伤。

6. 基础代谢类药物　通过影响肝细胞的能量代谢来发挥肝细胞保护作用，主要有辅酶 A、辅酶 Q10、水溶性维生素（如维生素 C、复合维生素 B）、肌苷、门冬氨酸鸟氨酸、前列地尔等。

（四）其他治疗

1. 肾上腺糖皮质激素　中 / 重度药物性肝损伤、自身免疫性肝炎和免疫检查点抑制剂所致的肝损伤和肝衰竭，可谨慎使用糖皮质激素。其他原因所致肝衰竭前期或早期，若病情发展迅速且无严重感染、出血等并发症者，也可酌情使用。一项单中心回顾性研究发现，糖皮质激素能够改善肝功能，并提高患者生存率，特

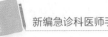

别是对 TBil 峰值 > 243μmol /L 的严重肝损伤最有效。

2. 微生态调节治疗　肝衰竭患者存在肠道微生态失衡，肠道益生菌减少，应用肠道微生态制剂可改善肝衰竭患者预后。因此，可应用肠道微生态调节剂、乳果糖或拉克替醇，减少肠道菌群移位或降低内毒素血症及肝性脑病的发生。

益生菌和益生元能够减低肠道菌群移位，抑制炎症因子表达并改善肝功能。

（五）肝衰竭并发症的防治

1. 脑水肿

（1）一般措施：①床头抬高 30°并保持患者头颈部正中位；②对 3 级或 4 级肝性脑病的患者实施气管插管术；③尽量减少触觉和气管刺激，包括呼吸道抽吸引流；④避免血容量不足或血容量超负荷；⑤避免高血压；⑥避免高碳酸血症和低氧血症；⑦监测并维持 ICP < 15mmHg；⑧保持脑灌注压（CPP）> 50mmHg；⑨监测并维持颈静脉球部血氧饱和度（SvjO$_2$）在 55% ~ 85%；⑩使用连续经颅多普勒监测进行滴定治疗。

（2）颅内高压的管理：①甘露醇注射剂，0.5 ~ 1.0g/kg；②襻利尿药，一般选用呋塞米，可与渗透性脱水剂交替使用；③不推荐肾上腺糖皮质激素用于控制颅内高压；④采用过度通气将 PCO$_2$ 滴定至 28 ~ 30mmHg；⑤诱发中度低温至 32 ~ 33℃；⑥将血清钠水平控制在 145 ~ 155mmol/L；⑦使用丙泊酚或戊巴比妥诱导昏迷滴定至 5 ~ 10 个周期的暴发性抑制；⑧少尿或高渗患者（> 310mOsm/L）采用 CVVH。

（3）其他未经证实的疗法：①预防性使用苯妥英钠；②吲哚美辛，25mg 静脉推注；③血浆置换；④全肝切除术作为肝移植的过渡手段。

2. 合并细菌或真菌感染

（1）推荐常规进行血液和其他体液的病原学检测。

（2）除了慢性肝衰竭时可酌情口服氟喹诺酮类药物作为肠道感染的预防以外，一般不推荐常规预防性使用抗菌药物。

（3）一旦出现感染，应首先根据经验选择抗菌药物，并及时根据培养及药敏试验结果调整用药。使用强效或联合抗菌药物、糖皮质激素等治疗时，应同时注意防治真菌二重感染。

（4）经验性抗生素治疗要求覆盖 G^+ 和 G^-。对新出现临床恶化的已经使用广谱抗生素覆盖的患者，应考虑抗真菌药物的覆盖。

（5）30% 感染患者不存在发热和白细胞计数增多，必须对感染高度警惕；任何突然的临床恶化如脑病或血流动力学不稳定或加重，尤其是在肝功能开始恢复期间突然出现上述变化，必须怀疑感染。

3. 低钠血症及顽固性腹水　托伐普坦作为精氨酸加压素 V_2 受体阻滞剂，可通过选择性阻断集合管主细胞 V_2 受体，促进自由水的排泄。

4. 急性肾损伤及肝肾综合征

（1）保持有效循环血容量，低血压初始治疗建议静脉输注生理盐水。

（2）顽固性低血容量性低血压患者可使用系统性血管活性药物，如特利加压素或去甲肾上腺素加白蛋白静脉输注，但在有颅内高压的严重脑病患者中应谨慎使用，以免因脑血流量增加而加重脑水肿。

（3）保持平均动脉压 ≥ 75mmHg。

（4）限制液体摄入量，24 小时总入量不超过尿量加 500 ～ 700ml。

（5）人工肝支持治疗。

5. 出血

（1）推荐常规预防性使用 H_2 受体阻滞剂或质子泵抑制剂。

（2）对门静脉高压性出血患者，为降低门静脉压力，首选生长抑素类似物，也可使用垂体后叶素（或联合应用硝酸酯类药物），食管胃底静脉曲张所致出血者可用三腔二囊管压迫止血；或行内镜下硬化剂注射或套扎治疗止血，可行介入治疗，如经颈静脉肝内门体静脉分流术（TIPS）。

（3）对显著凝血障碍患者，可给予新鲜血浆、凝血酶原复合物和纤维蛋白原等补充凝血因子，血小板计数显著减少者可输注血小板；对弥散性血管内凝血（DIC）者可酌情给予小剂量低分子肝素或普通肝素，对有纤溶亢进证据者可应用氨甲环酸或止血芳酸等抗纤溶药物。

（4）肝衰竭患者常合并维生素 K 缺乏，故推荐常规使用维生素 K_1（5～10mg）。

6. 肝肺综合征　动脉血氧分压（PaO_2）＜80mmHg 时应给予吸氧治疗，通过鼻导管或面罩给予低流量氧（2～4L/min）。对于氧气需要量增加的患者，可行加压面罩给氧或者行气管插管后上同步呼吸机。

7. 血糖的控制　血糖控制至关重要。持续静脉输注 10%～20% 葡萄糖注射液，能更好地维持血糖；尽早尽快进行营养支持，并保持热量；肠内优于肠外。

8. 肝性脑病

（1）消除诱因，避免诱发和加重肝性脑病。

（2）禁用吗啡、哌替啶、速效巴比妥类等。

（3）对Ⅲ度以上的肝性脑病建议气管插管；Ⅲ～Ⅳ度肝性脑病可行脑 MRI/CT 检查，帮助鉴别脑水肿、颅内出血等其他颅内疾病。

（4）肝性脑病镇静建议首选抗组胺类药物，如异丙嗪等。抽搐患者可酌情使用半衰期短的苯妥英或苯二氮草类镇静药物，但不推荐预防用药。

（5）脱水：建议用甘露醇（0.5～1.0g/kg）为一线治疗药物。

（6）低温：将核心体温降至 34～35℃为宜。

（7）自身免疫性肝炎引起的肝性脑病可考虑使用激素。

（8）减少肠内毒物的生成和吸收：

①饮食。植物蛋白［1～1.5g/（kg·d）］。

②导泻。a. 硫酸镁：口服或鼻饲33%硫酸镁30～60ml；b. 乳果糖；30～60g/d，分3次口服，小剂量开始，调整到每日排便2～3次，粪便pH 5～6为宜；c. 乳梨醇：疗效与乳果糖相同，0.3～0.5g/（kg·d）；d. 聚乙二醇（PEG）：是一种渗透性泻药，可以增加氨的排泄。

③灌肠。a. 灌肠液：生理盐水或弱酸性溶液，使肠内pH 5.0～6.0利于NH_3排出；b. 禁用肥皂水灌肠；c. 急性门体分流性脑病者，首选66.7%乳果糖500ml灌肠。

④利福昔明：是一种广谱、吸收不良的抗生素，被认为可以通过消除产生氨的结肠细菌来减少氨的产生。利福昔明联合乳果糖治疗可解决肝性脑病的可能性更高，住院时间更短，生存率更提高。与其他5种干预措施相比，利福昔明对血清氨的降低作用最大：推荐剂量550mg，每日2次服用，可和食物同服，亦可压碎。当乳果糖无效时（然后与乳果糖相关），或单独用于乳果糖不耐受时，可使用利福昔明。法国的指南还推荐利福昔明治疗轻微型肝性脑病（MHE）。

⑤调节肠道菌群，减少肠道炎症，如益生菌、维生素B_1。

⑥降低肠道pH。

（9）促进有毒物质的代谢和清除：①降氨药；②L-门冬氨酸鸟氨酸（雅博司）：刺激鸟氨酸氨基甲酰转移酶和氨甲酰基磷酸合成酶；③精氨酸：促进尿素的合成降低血氨；④谷氨酸钠（钾）；⑤苯甲酸钠。

（10）纠正氨基酸代谢紊乱的药物：支链氨基酸为主的氨基酸混合液。

（11）GABA/BZ复合受体拮抗剂：氟马西尼。

（12）人工肝：用活性炭、树脂等进行血液灌注可清除血氨。

（13）对症治疗：纠正水电解质酸碱平衡、保护脑细胞功能、保持呼吸道通畅、防治脑水肿。

（14）肝移植。

9. 人工肝系统支持治疗　可通过灌流、吸附和透析作用，清除肝衰竭患者血中的有害物质。

（1）活性炭血液灌流。

（2）高容量血浆置换。

（3）持续高频血液透析滤过。

（4）分子吸附再循环系统。

10. 肝移植　是治疗急性肝衰竭最有效的治疗手段，适用于经积极内科和人工肝治疗疗效欠佳者。急性肝衰竭的主要或继发性原因和移植需要见表8-3。

表 8-3　急性肝衰竭的主要或继发性原因和移植需要

疾病组	肝脏 / 原发性急性肝衰竭 （紧急移植可能是一种治疗选择）	肝外 / 继发性肝衰竭和 AoCLF （紧急移植不是一种治疗选择）
急性肝衰竭	药物相关	缺血性肝炎
	急性病毒性肝炎	系统性疾病：
	毒素诱导的急性肝衰竭	√ 噬血细胞综合征
	Budd-Chiari 综合征	√ 代谢性疾病
	自身免疫性	√ 浸润性疾病
	妊娠相关	√ 淋巴瘤
		√ 感染（如疟疾）
慢性肝病具有急性肝衰竭的表型	Wilson 病的暴发性表现	对继发性或原发性肿瘤的切除
	自身免疫性肝病	肝癌
	Budd-Chiari 综合征	酒精性肝炎
	HBV 重新激活	

四、诊治流程

急性肝衰竭诊治流程见图 8-1。

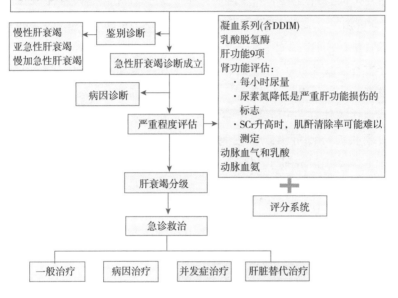

急性起病，2周内出现Ⅱ度及以上肝性脑病(按Ⅳ级分类法划分)并有以下表现者：
①极度乏力，有明显消化道症状；
②黄疸迅速加深，血清总胆红素大于正常值上限 10 倍或每日上升≥17.1μmol/L；
③有出血倾向，凝血酶原时间明显延长，PTA≤40%，或INR≥1.5，且排除其他原因；
④肝脏进行性缩小。

慢性肝衰竭
亚急性肝衰竭 ← 鉴别诊断
慢加急性肝衰竭

急性肝衰竭诊断成立

病因诊断 ←

严重程度评估

肝衰竭分级

急诊救治

一般治疗　病因治疗　并发症治疗　肝脏替代治疗

凝血系列(含DDIM)
乳酸脱氢酶
肝功能9项
肾功能评估：
・每小时尿量
・尿素氮降低是严重肝功能损伤的标志
・SCr升高时，肌酐清除率可能难以测定
动脉血气和乳酸
动脉血氨

＋

评分系统

图 8-1 **急诊肝衰竭诊治流程**

第二节 急性胰腺炎

一、疾病概述

急性胰腺炎（acute pancreatitis，AP）是指多种病因引起的胰酶激活，继以胰腺局部炎症反应为主要特征，病情较重者可发生全身炎症反应综合征（SIRS），并可伴有器官功能障碍的疾病。

发病率高，病死率高，尤其重症急性胰腺炎病死率明显增高，达30%～50%，且花费大，预后差。

二、诊断和鉴别诊断要点

（一）临床表现

AP 的主要症状多为急性发作的持续性上腹部或左上腹剧烈疼痛，常向背部、胸部和左侧腹部放射，少数无腹痛，常伴有腹胀及恶心呕吐。腹痛通常难以耐受，持续 24 小时以上不缓解，部分患者呈蜷曲体位或前倾位可有所缓解。腹痛的程度和部位与病情严重程度缺乏相关性。发热常源于 SIRS、坏死胰腺组织继发细菌或真菌感染。发热、黄疸者多见于胆源性胰腺炎。

临床体征方面，轻型患者呈不剧烈的上腹部深压痛及轻度肌紧张。重者可出现腹膜刺激征、腹水，偶见腰肋部皮下淤斑征（Grey-Turner 征）和脐周皮下淤斑征（Cullen 征）。少数患者因脾静脉栓塞出现门静脉高压、脾大。罕见横结肠坏死。腹部因液体积聚或假性囊肿形成可触及肿块。可以并发一个或多个脏器功能障碍，也可伴有严重的代谢功能紊乱。

（二）辅助检查

1. 血清酶学检查　在 AP 中，淀粉酶、脂肪酶、弹性蛋白酶和胰蛋白酶同时被释放到血液中，血清淀粉酶和（或）脂肪酶升高 3 倍以上时要考虑 AP。血清淀粉酶一般在 AP 发作后 6～12 小时内升高，24～48 小时达到峰值，3～5 天（3～7 天）恢复正常。血清脂肪酶一般在 AP 发作后 4～8 小时内升高，24 小时达峰值，8～14 天恢复正常。血清脂肪酶活性测定具有重要临床意义，尤其当血清淀粉酶活性已经下降至正常，或其他原因引起血清淀粉酶活性增高时，血清脂肪酶活性测定有互补作用。血清脂肪酶被认为是比血清淀粉酶更可靠的 AP 诊断生物学标志物，两者的活性高低与病情严重程度不呈相关性。

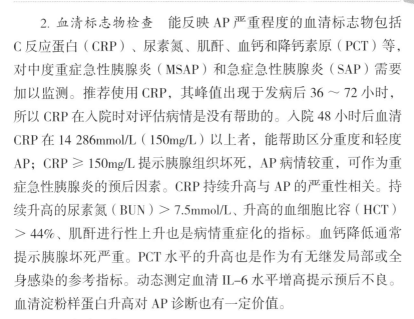

2. 血清标志物检查　能反映 AP 严重程度的血清标志物包括 C 反应蛋白（CRP）、尿素氮、肌酐、血钙和降钙素原（PCT）等，对中度重症急性胰腺炎（MSAP）和急症急性胰腺炎（SAP）需要加以监测。推荐使用 CRP，其峰值出现于发病后 36～72 小时，所以 CRP 在入院时对评估病情是没有帮助的。入院 48 小时后血清 CRP 在 14 286mmol/L（150mg/L）以上者，能帮助区分重度和轻度 AP；CRP ≥ 150mg/L 提示胰腺组织坏死，AP 病情较重，可作为重症急性胰腺炎的预后因素。CRP 持续升高与 AP 的严重性相关。持续升高的尿素氮（BUN）＞ 7.5mmol/L、升高的血细胞比容（HCT）＞ 44%、肌酐进行性上升也是病情重症化的指标。血钙降低通常提示胰腺坏死严重。PCT 水平的升高也是作为有无继发局部或全身感染的参考指标。动态测定血清 IL–6 水平增高提示预后不良。血清淀粉样蛋白升高对 AP 诊断也有一定价值。

3. 影像学检查

（1）超声：所有患者都应该做超声检查以初步判断胰腺组织形态学变化，同时有助于判断有无胆道疾病，特别是判断患者是否有胆囊结石和（或）胆总管结石。对于部分特发性胰腺炎患者，超声内镜检查（endoscopic ultrasound，EUS）有助于明确有无胰腺微小肿瘤、胆道微结石及慢性胰腺炎。

（2）CT/ 增强 CT：推荐 CT 作为诊断 AP 的标准影像学方法，且发病 1 周左右的增强 CT 诊断价值更高，可有效区分液体积聚和坏死的范围。CT 检查对于判断局部并发症大多于症状发作后的 48～72 小时有用，而不是入院时检查。如果没有禁忌证（如肾功能不全），一旦病人液体复苏后或血容量恢复后，就应该做增强 CT，用来判断是否有胰腺坏死。在 SAP 的病程中，应强调密切随访 CT，建议按病情需要，平均每周 1 次。

（3）MRI：检测胰腺水肿比增强 CT 敏感，也能判断局部并发症。只有当患者转氨酶增高，而超声检查胆总管结石显示不清或超声检查正常时才推荐磁共振胰胆管成像（MRCP）检查。MRCP 在鉴别胆总管结石和描绘胰腺与胆道的解剖结构方面有用。

（三）诊断标准

根据 AP 亚特兰大分类新标准共识，诊断 AP 必须符合以下 3 条中的 2 条：①AP 典型腹痛，急性发作，上腹疼痛，持久而严重，常放射到背部；②血清淀粉酶和（或）脂肪酶至少高于正常值上限的 3 倍；③典型胰腺炎影像学特征性表现（增强 CT 或腹部超声/MRI）。如果腹痛强烈提示存在 AP，但是血清淀粉酶和（或）脂肪酶上升不到正常值上限的 3 倍，需要行影像学检查来确定诊断。如果 AP 的诊断可以由腹痛和血清胰腺酶的增高而建立，则在急诊室或入院就诊时常不需要进一步做影像学检查。

临床上完整的 AP 诊断应包括疾病诊断、分级诊断、病因诊断、并发症诊断，如急性胰腺炎（重度、胆源性、ARDS），见表 8-4。

表 8-4　急性胰腺炎完整诊断举例

举例	完整诊断
例 1	急性胰腺炎（中度重症，胆源性） 全身炎症反应综合征 急性胰周液体积聚
例 2	急性胰腺炎（重症，高甘油三酯血症性） 急性呼吸窘迫综合征 肾衰竭 脓毒症 腹腔间隔室综合征

（四）严重程度分级

修订的亚特兰大分类标准 2012（the Revised Atlanta Classification，RAC）按有无器官衰竭和并发症将急性胰腺炎病情严重程度分为 3 级。

1. 轻症急性胰腺炎（mild acute pancreatitis，MAP） 占 AP 的多数，具备 AP 的临床表现和生化改变，有胰腺间质水肿，不伴有器官功能衰竭及局部 / 全身并发症，通常在 1～2 周内恢复，不需要反复的胰腺影像学检查，在早期阶段即可出院，病死率极低。

2. 中度重症急性胰腺炎（moderately severe acute pancreatitis，MSAP） 具备 AP 的临床表现和生化改变，伴有一过性（≤48 小时）器官功能障碍和（或）局部 / 全身并发症。早期病死率低（＜5%），后期如坏死组织合并感染，病死率增高。对于有重症倾向的 AP 患者，要定期监测各项生命体征并持续评估。

3. 重症急性胰腺炎（severe acute pancreatitis，SAP） 占 AP 的 5%～10%，具备 AP 的临床表现和生化改变，伴有持续性（＞48 小时）的器官功能衰竭（持续 48 小时以上、不能自行恢复的呼吸系统、心血管或肾衰竭，可累及一个或多个脏器）。细胞因子的激活导致全身炎症反应综合征（SIRS）的发生，当 SIRS 持续存在，提示并发持续器官衰竭风险大。SAP 早期病死率高，可达36%～50%，如后期合并感染则病死率更高。

（五）鉴别诊断

1. 急性胆囊炎 严重的右上腹疼痛，可放射到右肩胛区；在进食大量和（或）高脂肪食物后疼痛可能会加重，血清淀粉酶和脂肪酶水平在参考范围内或仅轻度升高。诊断依据：墨菲征阳性，查体时有右上腹压痛，可伴有肌紧张及反跳痛。腹部超声显示胆囊增大、壁增厚水肿，可伴有胆囊结石等。

2. 胆总管结石 间歇性强烈右上腹或剑突下钝性疼痛或绞痛，可放射至右肩胛区；黄疸，陶土色大便；可有发热；血清淀粉酶和脂肪酶水平可能升高。诊断依据：胆红素水平升高，且以直接胆红素为主，腹部超声和（或）CT/MRI 检查提示胆总管增宽，可见结石影像。

3. 消化性溃疡疾病 消化不良，胃灼热，腹胀，餐后 2～3 小时的恶心和（或）呕吐，上腹部疼痛。诊断依据：上消化道内镜检查。

4. 消化道穿孔　突然剧烈的腹痛；触诊时患者可出现板样腹、不自主肌紧张和明显的压痛、弥漫性反跳痛；可出现低血压，呼吸急促，心动过速，发热等；血清淀粉酶和脂肪酶水平可能升高。诊断依据：腹部 X 线 /CT 显示腹腔游离气体。

5. 急性肠系膜缺血　严重弥漫性腹痛，腹胀，伴恶心、呕吐，腹泻或便血。诊断依据：无肠管坏死时可仅表现为脐周压痛，一般症状重、体征轻；合并肠管坏死时有腹膜炎表现，肠鸣音消失，白细胞计数升高，结肠镜检查提示缺血性肠病，腹部增强 CT 可见肠系膜血管造影剂充盈缺损，可有肠壁水肿、肠坏死表现。血管造影可鉴别，但已不常规采用。

6. 肠梗阻　间断的腹部绞痛，腹胀，伴恶心、呕吐，排气、排便减少或停止。诊断依据：腹部 X 线 /CT 可见气液平，可见孤立的肠袢、弹簧征等。

7. 急性冠脉综合征　剧烈而持续的胸骨后疼痛，可放射到颈部、肩部、下颌和左臂，偶有上腹痛或上腹部不适，乏力，出汗，恶心呕吐，呼吸困难等。诊断依据：心电图 ST-T 动态改变，心脏生物标志物水平（如肌钙蛋白 I）升高，冠脉 CTA/ 冠脉造影可明确诊断。

8. 糖尿病酮症酸中毒　20% ~ 30% 糖尿病患者并发急性腹痛，淀粉酶轻度升高，易误诊为 AP，腹部 CT 可明确诊断。但糖尿病酮症酸中毒患者同时并发 AP 并不少见。患者可有烦渴、多尿、恶心、呕吐、嗜睡，甚至昏迷。可见不同程度脱水征，如皮肤干燥、眼球下陷、血压下降、四肢厥冷、休克。尿糖、尿酮体强阳性，血糖明显升高，一般为 16.7 ~ 27.8mmol/L（300 ~ 500mg/dl），二氧化碳结合力减低，血气提示代谢性酸中毒。

三、急诊治疗要点

包括非手术的一般治疗，器官功能的支持治疗，并发症的治疗，常见病因的治疗四个部分。

（一）非手术的一般治疗

1. 常规禁食，胃肠减压

2. 抑制胰酶分泌 生长抑素及其类似物（奥曲肽）。对于轻症患者，可在起病初期予以生长抑素 0.25mg/h 或奥曲肽 0.025mg/h，持续静脉滴注共 3 天。对于重症患者，宜在起病后 48 小时内予以生长抑素 0.5mg/h 或奥曲肽 0.05mg/h，3～4 天后分别减量为 0.25mg/h 或 0.025mg/h，疗程 4～5 天。

（1）生长抑素配制方法：0.9%NS/5%GS 60ml+ 生长抑素 3mg，浓度为 0.05mg/ml。若要求生长抑素泵入剂量为 0.5mg/h，则泵速为 10ml/h；若要求生长抑素泵入剂量为 0.25mg/h，则泵速为 5ml/h。

（2）奥曲肽配制方法：0.9%NS 45ml+ 醋酸奥曲肽注射液 0.5mg，浓度 0.01mg/ml。若要求奥曲肽泵入剂量为 0.05mg/h，则泵速为 5ml/h；若要求奥曲肽泵入剂量为 0.025mg/h，则泵速为 2.5ml/h（不用糖溶）。

3. 抑制胰酶活性 蛋白酶抑制剂（乌司他丁、加贝酯）。主张早期足量应用。乌司他丁 20 万 U，每天 3 次（盐水、糖水都可溶）。

4. 质子泵抑制剂或 H_2 受体拮抗剂 艾司奥美拉唑只能用盐水溶；雷尼替丁用糖水溶。

5. 镇痛 阿片类药物（门诊药房只有吗啡）；芬太尼尤其适用于肾功能不全患者，但要注意呼吸抑制问题；在非气管插管患者中，盐酸二氢吗啡酮镇痛效果优于吗啡或芬太尼；不推荐应用吗啡或胆碱能受体拮抗剂；急性肾损伤时应避免使用非甾体抗炎药。

（1）酒石酸布托啡诺注射液（1ml：1mg）：静脉注射、肌内注射，每 3～4 小时重复给药 1 次，单次剂量不超过 4mg（4 支）。

（2）喷他佐辛注射液（1ml：30mg）：皮下、肌内注射或静脉给药，一日最大剂量不超过 240mg（8 支）。

6. 镇静 苯二氮䓬类（咪达唑仑）、丙泊酚、右美托咪定等。

右美托咪定为目前国内外指南较为推崇的唯一兼具良好镇静与镇痛作用的药物，但在需要深度镇静的患者中往往不能单用。对于高脂血症性急性胰腺炎（HLAP）应尽可能避免使用丙泊酚。

（1）咪达唑仑（2ml：10mg）：0.9%NS 40ml+ 咪达唑仑 50mg（5 支），浓度 1mg/ml，泵入剂量为 0.01 ～ 0.3mg/（kg·h）（若 60kg 体重，泵速为 0.6 ～ 18ml/h）。

（2）丙泊酚（20ml：200mg）：3 支纯泵，浓度 10mg/ml，泵入剂量为 5 ～ 50μg/（kg·min）（若 60kg 体重，泵速为 1.8 ～ 18ml/h）。

（3）右美托咪定（2ml：0.2mg）：0.9%NS 36ml+ 右美托咪定 0.4mg（2 支），浓度 10μg/ml，泵入剂量为 0.2 ～ 1μg/（kg·h）（若 60kg 体重，泵速为 1.2 ～ 6ml/h）。

7. 液体复苏　首选乳酸林格液。对于 AP/SAP 早期休克或伴有脱水的患者，在快速扩容阶段可达 5 ～ 10ml/（kg·h），其中最初的 30 ～ 45 分钟内可按 20ml/kg 的液体量输注。在及时、充分评估患者容量状态的前提下，第一个 24 小时内补液速度可达 250 ～ 500ml/h（第一个 24 小时内 ≥ 5000ml），晶体液：胶体液 =3：1。复苏目标：① CVP 8 ～ 12mmHg；② MAP ≥ 65mmHg；③尿量 ≥ 0.5ml/（kg·h）；④混合静脉血氧饱和度（SvO$_2$）≥ 70%；⑤心率 < 120 次 / 分，BUN < 7.14mmol/L（如果 BUN > 7.14mmol/L，在 24 小时内下降至少 1.79mmol/L），HCT 35% ～ 44%。

8. 营养支持　入 ICU 后 24 ～ 48 小时内应缓慢开始肠内营养（EN），并逐渐增加到目标输注速率。SAP 患者 EN 经鼻肠管喂养并不优于经鼻胃管喂养，但在消化不耐受的情况下，最好通过鼻肠管给予。连续喂养比一次性喂养效果更好。初始给予滋养型 EN（定义为 10 ～ 20kcal/h 或 500kcal/d），根据病情逐渐达到目标量［热量 25 ～ 30kcal/（kg·d），蛋白质 1.2 ～ 2.0g/（kg·d）］。对于合并肾功能不全行 CRRT 治疗的患者，可增加蛋白质供给，最高可达 2.5g/（kg·d）。EN 可先采用短肽类制剂，再逐渐过渡

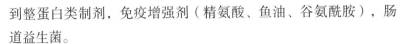

到整蛋白类制剂，免疫增强剂（精氨酸、鱼油、谷氨酰胺），肠道益生菌。

9. 抗生素的使用　不推荐所有 AP 患者常规预防性使用抗生素，也不推荐在坏死性及重症胰腺炎患者中常规预防性使用抗生素。胰腺感染的致病菌主要为革兰阴性菌和厌氧菌等肠道常驻菌。推荐方案：①碳青霉烯类；②青霉素 +β- 内酰胺酶抑制剂；③第三代头孢菌素 + 抗厌氧菌；④喹诺酮 + 抗厌氧菌，疗程为 7 ～ 14 天，特殊情况下可延长应用。

10. 中药治疗　①中药外敷：芒硝 500g 用两层纱布包裹后摊平置于腹部、左腰背部，以腹带包扎固定，12 小时后更换。②通腑泻下：大黄煎剂（30g），口服或保留灌肠；大黄片（或粉剂），每次 1.5g 口服；双侧足三里注射新斯的明每侧各 0.5mg，每 12 小时 1 次，疗程 3 天。

（二）器官功能的支持治疗

1. 呼吸支持及 ARDS

（1）体位：在患者可耐受的条件下，可适当抬高患者床头，降低反流误吸风险。但对于中重度腹内高压（IAH）的患者需要特别注意体位（> 20°）对腹内压的影响，需要加以权衡。

（2）氧疗：AP/SAP 患者无须维持过高的 SpO_2。一般而言，无二氧化碳潴留风险的 AP/SAP 患者氧合水平维持 SpO_2 在 94% ～ 98%；若存在二氧化碳潴留风险，SpO_2 应维持在 88% ～ 92%。氧疗工具包括鼻导管、普通面罩或文丘里面罩、经鼻高流量氧疗（HFNT）等。

（3）气道湿化：雾化吸入治疗；有条件的单位可以使用持续的加温湿化，更好地保障气道自净能力。

（4）痰液引流：胸部物理治疗和体位引流；有条件的单位推荐使用振动排痰机等设备辅助治疗；给予适当的咳嗽指导，加强咳嗽排痰、翻身拍背，防治肺部炎症。

（5）无创通气：当常规氧疗措施下患者仍存在明显的呼吸窘迫（呼吸频率＞28次/分）、胸腹部矛盾运动、氧合指数低于200，符合ARDS诊断时，若无明显禁忌证，可在密切监护下给予无创正压通气（NIPPV）辅助治疗；尽可能选择口鼻面罩用于无创正压通气；嘱患者尽量避免张口呼吸；目标潮气量（V_T）控制在5～8ml/kg，呼吸频率低于30次/分即可。若初始治疗1～2小时内仍不能改善氧合及症状或患者明显不耐受，应及时转为有创通气。

（6）有创通气：首选经口气管插管。①气道湿化：机械通气患者的气道湿化仍是呼吸管理的首要措施。建议采用主动加温湿化器。②气道湿化目标：患者近端（Y型管）吸入气温度达到34～41℃、相对湿度100%，可根据痰液性状来调整；通常要求吸入气达到37℃饱和湿度状态。若无条件，至少应在Y型管位置配置持续吸入气测温装置。临床上需要注意管路的放置和冷凝水的规范处理，防止冷凝水的吸入。③呼吸机参数设置：肺保护通气策略；首选A/C模式，建议尽早使用自主呼吸模式。符合ARDS诊断时，建议$V_T \leqslant 6ml/kg$（理想体重）；若有必要，可将V_T降至4ml/kg；平台压$\leqslant 30cmH_2O$；PEEP一般设置6～12cmH_2O；可设置较高的呼吸频率（可达35次/分）以增加分钟通气量；避免吸气末跨肺压＞20～25cmH_2O，并维持呼气末跨肺压＞0cmH_2O。序贯通气；早期肺康复。

2. 急性肾衰竭（AKI）

（1）AKI诊断标准：48小时内血清肌酐（sCr）水平升高≥26.5μmol/L（0.3mg/dl）；或sCr增高至≥基础值的1.5倍及以上，且明确或经推断发生在之前7天之内；或持续6小时尿量＜0.5ml/（kg·h）。

（2）CRRT时机：早期预防AKI主要是容量复苏，稳定血流动力学等支持治疗。在充分液体复苏无效或出现ACS时，应行

CRRT。何时开始 CRRT，到目前为止尚无定论。大多数学者倾向于确诊后 48～72 小时内进行。

（3）CRRT 的适应证：少尿（尿量＜200ml/12h）；无尿（尿量＜50ml/12h）；氮质血症（BUN＞30mmol/L）；严重酸中毒（pH＜7.1）；高钾血症（血 K^+＞6.5mmol/L）；严重钠离子紊乱（血 Na^+＞160mmol/L 或＜115mmol/L）；失控的高热（肛温＞40℃）；早期伴 2 个或 2 个以上器官功能障碍；SIRS 伴心动过速、呼吸急促，经一般处理效果不明显；利尿药抵抗、液体超负荷致器官功能障碍。

（4）CRRT 的禁忌证：CRRT 无绝对禁忌证，但有下述情况，视为相对禁忌证：①休克或低血压状况；②严重出血倾向；③重度贫血（HGB≤60g/L）；④心功能不全或者严重心律失常不能耐受体外循环；⑤合并恶性肿瘤晚期；⑥合并脑血管意外；⑦精神异常不能合作者。

（5）CRRT 模式：目前用于 SAP 的 CRRT 治疗模式有 CVVH、CVVHDF、高容量血液滤过（HVHF）、血液吸附、血浆滤过联合吸附技术及腹膜透析（PD）等。高的血流速（250～300ml/min）、高的治疗剂量（4000ml/h）、以前稀释为主，每 12～24 小时更换滤器，持续 72 小时，能够改善重症胰腺炎患者心率、体温、APACHE Ⅱ 评分，减少合并腹腔间隔室综合征（ACS）患者住院时间。有研究认为，基于高容量的短时血液滤过（＜24 小时）更加能够改善预后。因此，SAP 患者采用高容量等能够快速清除炎症介质的模式、25～35ml/（kg·h）的治疗剂量可能是有益的。

3. 急性胃肠损伤（AGI）

（1）AGI Ⅰ级（存在胃肠道功能障碍或衰竭的危险因素）：此期重在预防；静脉给予足够的液体改善胃肠道微循环的灌注；尽可能减少损伤胃肠动力的药物（如儿茶酚胺、阿片类药物）；在 24～48 小时尽早给予幽门后肠内营养；一般不需要针对胃肠道症状给予特殊的干预措施。

（2）AGI Ⅱ级（胃肠功能障碍）：监测腹内压；恢复胃肠道功能如应用促动力药物；给予幽门后肠内营养；如果发生大量胃潴留或反流，放置鼻胃管减压引流，同时给予幽门后肠内营养。

（3）AGI Ⅲ级（胃肠功能衰竭）：监测腹内压和血流动力学指标；床头抬高不建议超过30°；放置鼻胃管减压引流，必要时结肠镜下留置结肠减压管减压；神经肌肉阻滞剂可使部分患者腹腔压力下降；需要常规尝试性给予少量的肠内营养。

（4）AGI Ⅳ级（胃肠功能衰竭伴有远隔器官功能障碍）：保守治疗无效时，需要积极剖腹减压术。

4. 腹内高压（IAH）和腹腔间隔室综合征（ACS）　成人正常腹腔压力 $\leq 7mmHg$，腹内压（IAP）持续或反复增高 $\geq 12mmHg$（$16cmH_2O$）定义为腹内高压（IAH）。IAH 分为四级：Ⅰ级，IAP 为 $12 \sim 15mmHg$；Ⅱ级，IAP 为 $16 \sim 20mmHg$；Ⅲ级，IAP 为 $21 \sim 25mmHg$；Ⅳ级，IAP $> 25mmHg$。当 IAP $> 20mmHg$（$27cmH_2O$），并伴有新发的器官功能不全或衰竭时（少尿、无尿、呼吸困难、吸气压增高、血压降低等），就可以诊断 ACS。

对于 IAH 和 ACS 者应采取积极的非手术干预措施缓解腹内压，包括但不限于胃肠减压、腹内减压（引流腹腔积液及胰周积液）、改善腹壁顺应性、正确的容量管理以避免容量过负荷、改善终末器官的灌注、抗炎药物使用、改善肠道功能及导泻排空肠内容物（生大黄、甘油、芒硝、硫酸镁、乳果糖）、适度镇痛镇静和肌松、利尿及床边血滤减轻组织水肿等，目标是将 IAP 维持在 $< 15mmHg$。在经积极的非手术干预治疗后，IAP 仍 $> 20mmHg$ 的患者，如同时存在其他器官功能障碍和衰竭风险，应采取更积极的外科干预治疗，直至剖腹手术减压。由于存在继发感染和进展为肠外瘘及冰冻腹的风险，ACS 时应尽量避免手术减压。

（三）并发症的治疗

1. 全身并发症的治疗　AP 病程进展过程中可引发全身并发

症，包括全身炎症反应综合征（SIRS）、器官功能衰竭、脓毒症、IAH、ACS、胰性脑病（PE）等。

发生 SIRS 时应早期应用乌司他丁或糖皮质激素。CRRT 能很好地清除血液中的炎性介质，同时调节体液、电解质平衡，因而推荐早期用于 AP/SAP 并发的 SIRS，并有逐渐取代腹腔灌洗治疗的趋势。

菌血症或脓毒症者应根据药敏结果调整抗生素，要由广谱抗生素过渡至使用窄谱抗生素，要足量、足疗程使用。

胰性脑病没有针对性治疗方案，及时有效控制 AP/SAP 病情是预防和治疗胰性脑病的关键。重组人生长激素对早期胰性脑病有治疗效果，但机制不明。推荐禁食＞10 天的患者应给予维生素 B_1 治疗，直至患者开始正常饮食，这有助于改善胰性脑病的临床症状，降低病死率。同时应注意镁的补充。

2. 局部并发症的治疗　AP 的局部并发症包括急性胰周液体积聚（APFC）、急性坏死物积聚（ANC）、胰腺假性囊肿（PPC）、包裹性坏死（WON）、感染性胰腺坏死（IPN）。

（1）急性胰周液体积聚（APFC）和急性坏死物积聚（ANC）：没有感染征象的部分 APFC 和 ANC 者无需干预，可在发病后数周内自行消失。症状明显，出现胃肠道压迫症状，影响肠内营养或进食者，或合并感染者，才是穿刺引流的指征，感染或压迫症状不缓解需要进一步手术处理。对于 APFC 患者，如果在影像或临床上不考虑败血症，则可能是无菌积液，暂且观察，避免采用影像引导下穿刺抽液，以免引起感染的风险。

（2）胰腺假性囊肿（PPC）：是由肉芽或纤维形成的非上皮黏膜壁将胰液封闭起来形成一个囊肿（胰液既可能是发炎的胰腺直接渗漏而成，也可能是胰管断裂所致）。无论是囊肿的大小还是持续时间，都是自然过程，不能预测。胰腺假性囊肿通常在急性胰腺炎发生 4 周后形成，内含丰富的胰腺酶，通常是无菌性，但能形成感染。约 50% 的假性囊肿可自行消退，不作处理，随访观察。

临床上出现脓毒症表现或假性囊肿中出现气泡，则提示潜在的感染，应穿刺抽液做革兰染色、培养和药敏试验。若出现并发症、感染或多次影像学复查发现囊肿体积增大、出现压迫症状，则需要外科治疗。外科治疗方法以内引流手术为主，内引流手术可在腹腔镜下手术或开腹手术。在引流之前需要针对性选择增强 CT、MRI、MRCP、EUS 等排除囊性肿瘤、假性动脉瘤、肠憩室及非炎症性的液体积聚等情况。

（3）对于急性坏死物积聚（ANC）或包裹性坏死（WON）患者，放射或临床上疑似感染坏死，可行影像引导下穿刺抽液做培养，区分是感染还是无菌坏死。根据穿刺液培养阴性结果，和（或）稳定的临床影像学检查而判定为无菌坏死者，考虑非手术治疗，并无抗生素应用指征。如果患者疑似脓毒症，病情不稳定，又鉴别不出病原体，那么应推测使用广谱抗菌药物，同时进行适当的检查（细菌、真菌培养或 CT 检查）。ANC 和 WON 继发感染称为感染性胰腺坏死。对于通过穿刺液证实为感染的 ANC 和 WON，则采用"上阶梯"治疗方案，即抗感染、影像引导下引流，如果有必要再行外科干预。

3. 下肢深静脉血栓（DVT）

（1）充分抗凝预防 DVT 进一步发展，当疑诊 DVT 时即应开始应用 LDUH 或 LMWH。

（2）溶栓治疗：对急性孤立的下肢近端 DVT 患者，单用抗凝优于导管溶栓治疗。

（3）对于接受抗凝治疗的急性 DVT 或肺栓塞患者，不建议使用下腔静脉滤器（IVCF）。放置 IVCF 的指征是存在抗凝绝对禁忌证的 DVT 或肺栓塞患者及抗凝过程中发生 DVT 或肺栓塞的患者。

（4）对于急性下肢 DVT 患者，不建议常规使用弹力袜预防血栓后综合征。

4. 肺栓塞

（1）溶栓适应证：①建议伴随低血压（如收缩压＜ 90mmHg）

的急性肺栓塞患者，出血风险不高时，给予全身溶栓治疗；②对大多数不伴有低血压的急性肺栓塞患者，不建议全身性溶栓治疗；③开始抗凝治疗后病情加重的急性肺栓塞患者，如未发生低血压且出血风险低建议全身溶栓治疗。

（2）临床常用溶栓药物及用法：①建议尿激酶治疗急性肺栓塞的用法为 20000U/（kg·2h）静脉滴注。②溶栓治疗首选建议 rt-PA，用法 50～100mg 持续静脉滴注 2 小时。

（3）溶栓后的抗凝治疗：①使用尿激酶溶栓期间勿同时使用肝素，rt-PA 溶栓时是否停用肝素无特殊要求，一般也不使用；②溶栓使用 rt-PA 时，可在第 1 小时内泵入 50mg，观察有无不良反应，如无，则序贯在第 2 小时内泵入另外 50mg；③溶栓治疗结束后，应每 2～4 小时测定 APTT，当其水平低于基线值的 2 倍（或＜80 秒）时，开始规范的肝素治疗，常规使用肝素或低分子肝素。

（四）常见病因的治疗

1. 胆源性急性胰腺炎的胆道处理

（1）经内镜逆行胰胆管成像（ERCP）指征：①伴有急性胆管炎或胆道梗阻、黄疸、胆总管扩张的胆源性胰腺炎患者，应尽快（入院 24 小时内）行急诊 ERCP，必要时行内镜下十二指肠乳头括约肌切开术（EST）。②最初判断是 MAP 但在治疗中病情恶化者，应行 ERCP 或 EST。a.临床表现为腹痛、发热、黄疸、感染等胆管炎症状；b.持续性胆道梗阻［结合胆红素＞86μmol/L（5mg/dl）］；c.病情进展表现，如疼痛加剧，白细胞计数升高，生命体征恶化；d.腹部超声及 CT 显示胆总管或胰管有结石嵌顿。③无急性胆管炎或梗阻性黄疸的胆源性胰腺炎患者，不需要早期 ERCP。④对于高度怀疑伴有胆总管结石而无胆管炎或黄疸的患者，可行 MRCP 或 EUS，无须行诊断性 ERCP 进行诊断性筛查。

ERCP 术前需要禁食 6～8 小时，复查凝血功能，应使 INR＜1.5，血小板计数 PLT＞$75×10^9$/L，可预防性使用喹诺酮类或头孢菌素类抗菌药物预防革兰阴性菌感染。

（2）胆囊切除：①伴有胆囊结石的 MAP 患者应在病情控制后尽早行胆囊切除术，应在当次住院期间行腹腔镜胆囊切除术以防止胆源性胰腺炎复发；②对于胆源性胰腺炎已行括约肌切开且无手术禁忌证的患者，建议行胆囊切除术；③对于高龄（通常年龄＞80 岁）尤其是已行括约肌切开者，不建议行胆囊切除术；④对伴有胰周积液的患者，胆囊切除术应当延迟到积液吸收或持续积液超过 6 周后；⑤对于重症胆源性胰腺炎患者，胆囊切除术应当延迟到 6 周以后。

（3）超声 /CT 引导下经肝胆囊造瘘：对于 ERCP 失败或无法耐受 ERCP 的，且有胆管炎或明确胆道梗阻的胰腺炎患者可行经超声 /CT 引导下经肝胆囊穿刺造瘘术。

2. 高脂血症性急性胰腺炎（HLAP）

（1）HLAP 的诊断：首先符合 AP 诊断标准；其次血清 TG ≥ 11.3mmol/L（1000mg/dl），或血清 TG 5.65 ～ 11.3mmol/L（500 ～ 1000mg/dl）且血清呈乳糜状；并且排除 AP 的其他病因如胆道疾病、酒精、创伤、肿瘤等，则 HLAP 诊断成立。人正常 TG 为 0.5 ～ 1.7mmol/L。若 AP 患者血清 TG 水平超过参考范围上限但 ＜ 5.65mmol/L（500mg/dl），则诊断为急性胰腺炎伴高甘油三酯血症。

（2）HLAP 的治疗：在疾病起始阶段快速降低血脂水平，打断 TG 和炎症之间的恶性循环，是诊治的关键。需要短时间降低 TG 水平，尽量降至 5.65mmol/L 以下。

（3）血液净化：

①单重血浆置换（PE）：置换量约 2.5L/h，血浆置换量 2000 ～ 3000ml，时间约 4 小时，根据病情需要连续置换 3 ～ 5 天。

②双重滤过血浆置换（DFPP）：使用可进行 DFPP 的血液净化装置，连接管路和膜式血浆分离器、血浆成分分离器，设置血流速度为 100 ～ 120ml/min，血浆分离速度 20 ～ 25ml/min，血浆

废弃液速度 60 ~ 75ml/h，补液选择为 0，治疗时间至少 4 小时。治疗前后检测血脂水平、肝功能等。

③药物治疗：

a. 贝特类药物：HLAP 患者首选口服降脂药物。非诺贝特胶囊（0.2g×10，进口）每天 1 粒，与餐同服。非诺贝特分散片（0.1g×24）每次 2 片，每天 1 次。

b. 他汀类药物：以降低胆固醇为主。阿托伐他汀钙片 20mg：起始 10mg，每天 1 次，最大 80mg，每天 1 次；可在一天内任何时间服用；肝病患者不用，肾衰竭患者可用。瑞舒伐他汀钙片 10mg：起始 5mg，每天 1 次，最大 20mg，每天 1 次；可在一天内任何时间服用；活动性肝病患者不用，重度肾衰竭患者不用。

c. 胰岛素：血糖控制在 11.1mmol/L 以下，最好维持在 6.1 ~ 8.3mmol/L。静脉泵入胰岛素 0.1 ~ 0.3U/（kg·h）（NS 100ml+ 胰岛素 100U，浓度为 1U/ml，体重 60kg，则泵速设置为 6 ~ 18ml/h）。每 12 ~ 24 小时需要检测 1 次血清 TG 水平，血清 TG ≤ 5.65mmol/L 时停用胰岛素治疗。

d. 肝素：对于无出血倾向的 HLAP 患者，建议在入院时给予低分子肝素 100U/kg 皮下注射（单次剂量不超过 5000U），间隔时间 ≥ 12 小时，持续治疗 10 ~ 14 天；HLAP 患者采用低分子肝素治疗过程中需要监测凝血功能。

e. 其他：发病 72 小时内禁止输入任何脂肪乳剂。当患者症状减轻，TG ≤ 5.65mmol/L 而单纯静脉输注高糖补充能量难以控制血糖时，可考虑输入直接经门静脉代谢的短、中链脂肪乳。

四、诊治流程

急性胰腺炎的诊治流程见图 8-2。

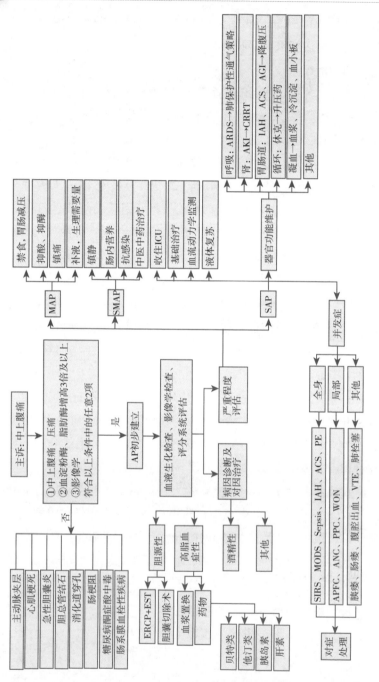

图8-2　急性胰腺炎诊治流程

第三节　上消化道出血

一、疾病概述

（一）定义

上消化道出血是指屈氏韧带以上的消化道，包括食管、胃、十二指肠或胰胆等病变引起的出血，以及胃空肠吻合术后的空肠病变出血。

（二）病因

1. 胃十二指肠溃疡。

2. 食管胃底静脉曲张破裂出血。

3. 应激性溃疡或出血性胃炎。

4. 胃癌。

5. 胆道出血。

6. 其他少见原因　贲门黏膜撕裂综合征、食管肿瘤、食管溃疡、胰腺疾病及全身疾病如血液病、血管性疾病、尿毒症引起的消化道出血。

（三）发病机制

1. 大出血的溃疡一般位于胃小弯或十二指肠后壁，溃疡基底血管被侵袭导致破裂出血，大多为动脉出血。

2. 由于肝硬化、肝门静脉堵塞等各种原因引起的门静脉高压继而导致食管和胃底静脉曲张，黏膜因曲张静脉而变薄，易被粗糙食物所损伤或由于胃液反流入食管，腐蚀已变薄的黏膜，导致曲张静脉破裂。

3. 应激情况下，交感神经兴奋，肾上腺髓质分泌儿茶酚胺增多，使胃黏膜下血管发生痉挛性收缩，组织灌流量骤减，导致胃黏膜缺血、缺氧，以致发生溃疡或糜烂。这类溃疡或糜烂位于胃的较多，位于十二指肠的较少，常导致大出血。

4. 进展期胃癌或晚期胃癌，由于癌组织的缺血性坏死，表面发生坏死组织脱落或溃疡，可侵蚀血管而引起大出血。

5. 肝内感染、肿瘤、外伤所致的血管出血可经肝外胆管排入肠道，又称"胆道出血"。

二、诊断和鉴别诊断要点

（一）临床表现

1. 呕血与黑便　是上消化道出血的特征性表现。上消化道出血者均有黑便，但不一定有呕血。出血部位在幽门以上者常有呕血和黑便，在幽门以下者可仅表现为黑便。但出血量少而速度慢的幽门以上病变可仅见黑便，而出血量大、速度快的幽门以下病变可因血液反流入胃，引起恶心、呕吐而出现呕血。

2. 失血性周围循环衰竭　上消化道出血时，由于循环血容量急剧减少，静脉回心血容量相应不足，导致心排出量降低，常发生急性周围循环衰竭，其程度轻重因出血量大小和失血速度快慢有异。患者可出现头晕、心悸、乏力、出汗、口渴、晕厥等一系列组织缺血的表现。

3. 发热　上消化道大量出血后，多数患者在 24 小时内出现低热，持续数日至 1 周。发热的原因可能由于血容量减少、贫血、周围循环衰竭、血液中分解蛋白的吸收等因素导致体温调节中枢的功能障碍。

4. 氮质血症　上消化道出血后，肠道中血液的蛋白质消化产物被吸收，引起血中尿素氮浓度增高，称为肠源性氮质血症。

5. 贫血和血常规变化　上消化道出血后，均为急性失血性贫血。出血早期血红蛋白、红细胞计数与血细胞的变化可能不明显，经 3～4 小时后，因组织液渗入血管内，使血液稀释，才出现失血性贫血的血常规改变。

（二）辅助检查

1. 实验室检查　包括血尿便常规、粪隐血（便潜血）、肝肾功能、凝血功能等。

2. 内镜检查　依据原发病及出血部位不同，选择胃镜（食管镜）、十二指肠镜、小肠镜、胶囊内镜、结肠镜以明确病因及出血部位。

3. X线钡剂检查　仅适用于慢性出血且出血部位不明确；或急性大量出血已停止且病情稳定的患者的病因诊断。

4. 血管造影　通过数字减影技术，在血管内注入造影剂观察造影剂外溢的部位。

5. 放射性核素显像　静脉注射 ^{99m}Tc 胶体后做腹部扫描以探测标志物，从血管外溢的证据可初步判定出血部位。

（三）出血量的判断

1. 成人出血 > 5 ～ 10ml/d，粪隐血试验阳性。

2. 出血量 50 ～ 100ml/d，可出现黑便。

3. 胃内储积血量在 250 ～ 300ml 可引起呕血。

4. 出血量超过 400 ～ 500ml，可出现全身症状。

5. 短时间内出血量超过 1000ml，可出现周围循环衰竭表现。

（四）继续或再出血指征

1. 反复呕血，或黑便次数增多、粪质稀薄，色泽黑亮，伴有肠鸣音亢进。

2. 周围循环衰竭的表现经充分补液输血而未见明显改善，或虽暂时好转而又恶化。

3. 血红蛋白、红细胞计数与血细胞比容继续下降，网织细胞计数持续增高。

4. 补液与尿量足够的情况下，血尿素氮持续或再次增高。

（五）鉴别诊断

1. 呼吸道出血　肺癌出血或者支气管扩张出血等，一般表现为咯血，而不是呕血。

2. 口腔、鼻腔、咽喉部位的出血　通过详细的询问病史和体格检查，一般可以作出鉴别。

3. 进食引起的黑便　如动物血、炭粉、铁剂或铋剂也会出现黑便，易误诊为消化道出血。

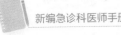

4. 下消化道出血　一般呕血和黑便多来自上消化道出血，便血多来自下消化道出血，行电子胃镜检查可以明确诊断。

三、急诊治疗要点

（一）一般急救措施

1. 卧位，保持呼吸道通畅，避免呕血时引起窒息，必要时吸氧，活动性出血期间禁食。

2. 严密监测生命体征，记录血压、脉搏、出血量及每小时尿量，定期复查血红蛋白、红细胞计数、血细胞比容、血尿素氮，保持静脉通路，必要时进行中心静脉压测定和心电图监护。

（二）积极补充血容量

当血红蛋白低于 70g/L、收缩压低于 90mmHg 时，应立即输入足够量全血。配血过程中，可先输平衡液或葡萄糖盐水甚至胶体扩容。老年人及心功能不全者输血输液不宜过多过快，否则可导致肺水肿，必要时根据中心静脉压调节输入量。

（三）止血措施

1. 药物治疗

（1）对消化性溃疡疗效最好的药物是质子泵抑制剂（PPI）如奥美拉唑（首选），H_2 受体拮抗剂如西米替丁、雷尼替丁、法莫替丁。

消化性溃疡 PPI 的疗程为 4～8 周，高剂量 PPI 72 小时（首剂 80mg 静脉注射，然后 8mg/h 连续输注 72 小时），可以减少再出血率和病死率。对于高危患者，高剂量 PPI 之后改为标准剂量 PPI 静脉输注，每天 2 次，3～5 天后口服标准剂量 PPI 直至溃疡愈合。上述三种药物用药 3～5 天血止后皆改为口服。

对消化性溃疡和糜烂性胃炎出血，可用去甲肾上腺素 8mg 加入冰盐水 100ml 口服或做鼻胃管滴注，也可使用凝血酶口服应用。

（2）食管 - 胃底静脉曲张破裂出血（EGVB）时，首选生长抑素及其类似物药物治疗，以降低门静脉压力，减少活动性出血。

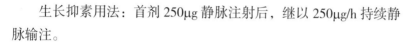

生长抑素用法：首剂 250μg 静脉注射后，继以 250μg/h 持续静脉输注。

奥曲肽用法：首剂 250μg 静脉注射后，继以 250μg/h 持续静脉输注。

③抗菌药物：对于肝硬化伴急性上消化道出血患者，预防性给予抗生素有利于止血，降低再出血和感染的发生。

2. 三腔气囊管压迫止血　适用于食管、胃底静脉曲张破裂出血。如药物止血效果不佳，可考虑使用。该方法即时止血效果明显，但必须严格遵守技术操作规程以保证止血效果，并防止窒息、吸入性肺炎等并发症发生。根据病情 8～24 小时放气 1 次，拔管时机应在血止后 24 小时，一般先放气观察 24 小时，若无出血即可拔管。

3. 内镜直视下止血　检查时机：①危险性急性上消化道出血应在出血后 24 小时内进行内镜检查；②经积极复苏仍持续血流动力学不稳定时应行紧急内镜检查；③如果血流动力学稳定，可在 24 小时内进行内镜检查；④疑似静脉曲张出血应在 12 小时内进行内镜检查。

对于门脉高压出血者，可采取：①急诊食管曲张静脉套扎术；②注射组织胶或硬化剂如乙氧硬化醇、鱼肝油酸钠等。

对于非门脉高压出血者，可采取：①局部注射 1/10 000 肾上腺素盐水；②采用 APC 电凝止血；③血管夹（钛夹）止血。

（四）血管介入技术

药物和内镜治疗不成功时，可通过血管介入栓塞胃十二指肠动脉；对于食管 - 胃底静脉曲张破裂出血，可采用经颈静脉门体静脉分流术（TIPS）。

（五）手术治疗

经上述处理后，大多数上消化道大出血可停止。如仍无效可考虑手术治疗。

四、诊治流程

急性上消化道出血的诊疗流程见图 8-3。

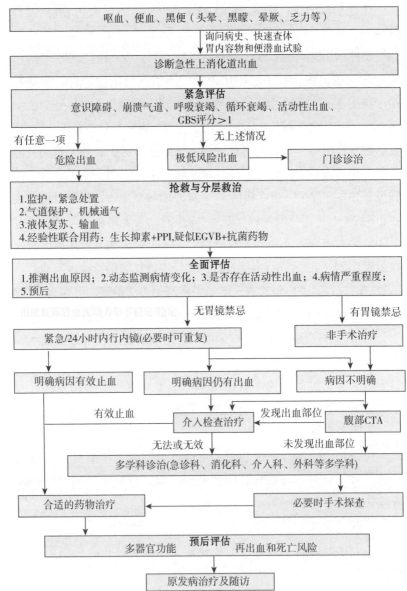

图 8-3　急性上消化道出血急诊诊治流程

第四节 急性腹泻

一、疾病概述

（一）定义

腹泻（acute diarrhea，AD）是指排便次数增多（＞每天3次），或粪便量增加（＞200g/d），或粪质稀薄（＞85%），大便可伴有黏液、脓血或未消化的食物，伴有排便急迫感、肛门周围不适、失禁等症状。

（二）分型

1. 根据发病机制分类　不同病因导致的腹泻，病理机制不同，分为4种。

（1）渗透性腹泻：由于肠腔内大量不能被吸收的溶质，使肠腔内渗透压升高，大量液体被动进入肠腔以维持肠腔与内环境渗透性平衡。

（2）分泌性腹泻：肠黏膜上皮细胞电解质转运机制障碍，导致胃肠道水和电解质分泌过多和（或）吸收抑制而引起。

（3）渗出性腹泻：即炎症性腹泻，是肠黏膜的完整性因炎症、溃疡等病变而损伤，造成大量液体渗出引起的腹泻。分为感染性和非感染性两大类。

（4）动力性腹泻：包括肠腔内容物增加引起反射性肠蠕动加速、某些促动力性激素或介质的释放及支配肠运动的神经系统异常，食物快速通过肠道，与肠腔接触时间缩短，影响水分的吸收而导致的腹泻。

2. 根据病程分类　根据病程分为急性腹泻（＜4周）和慢性腹泻（病程＞4周），共识定义急性腹泻为：每天排便3次或以上，总量超过250g，持续时间不超过2周的腹泻。

（三）病因

急性腹泻常见病因见表 8-5。

表 8-5　急性腹泻常见病因

细菌感染	病毒感染	寄生虫感染	特殊的感染性腹泻病
霍乱孤菌、痢疾杆菌、致泻大肠埃希菌、副溶血弧菌、弯曲菌、气单胞菌和类志贺邻单胞菌、蜡样芽孢杆菌、产气芽孢梭菌、艰难梭菌、小肠结肠炎耶尔森菌等	诺和病毒、B组轮状病毒、腺病毒、星状病毒等	贾第鞭毛虫、溶组织阿米巴、隐孢子虫、环孢子虫等	抗菌药物相关性腹泻（AAD）、医院获得性腹泻、免疫缺陷相关性腹泻（先天性或获得性免疫）、老年人急性腹泻、旅行者腹泻、出血性结肠炎、暴发性腹泻等

二、诊断和鉴别诊断要点

（一）临床表现

1. 症状　腹泻患者以胃肠道症状为主，如腹泻伴有恶心、腹胀及呕吐等，同时也可伴全身症状，如发热、乏力、倦怠、贫血及一些与原发病相关的临床症状。

2. 体征　脱水的征象（脉搏加快，眼球凹陷，皮肤褶皱，嗜睡等），全腹或局限的压痛而无肌紧张、反跳痛，重症可有全腹轻度的肌紧张及压痛、反跳痛等腹膜刺激征。

（二）辅助检查

1. 实验室检查　首选粪常规、粪培养（金标准）、血常规，其中粪常规检查见大量白细胞、脓细胞、虫卵、滋养体、包囊、卵囊即可确诊；其次乳铁蛋白和钙卫蛋白优于隐血试验、血清免疫学、分子生物学诊断技术（粪便提取物基因检测）。

2. 影像学检查　超声、X线、CT或增强CT、MRI、乙状结肠镜或结肠镜和活检。

（三）诊断标准

根据流行病学、临床表现、查体及实验室检查结果诊断，粪培养和药敏可以提供一定的病原学依据。

（四）鉴别诊断

见表8-6。

表8-6　急性腹泻与其他相关疾病鉴别点

疾病	鉴别点
功能性胃肠病（肠易激综合征，IBS）	各项检查（包括肠镜）无异常，腹泻白天多见，夜间缓解，与精神及情绪有关
炎症性肠病（IBD）	包括溃疡性结肠炎和克罗恩病，病因不明，结合临床或肠镜活检鉴别
缺血性肠病	包括急性肠系膜缺血、慢性肠系膜缺血和缺血性肠炎，腹痛明显，症状与体征不符，X线（指压痕征）、肠镜、CTA、血管造影（金标准）可诊断
其他疾病	如附件炎、憩室炎、肠穿孔、阑尾炎继发腹膜炎，需要超声、CT进一步鉴别
消化不良	表现为餐后饱胀不适、上腹痛、烧灼感，检查结果均不能解释的器质性疾病
全身性感染	如疟疾、麻疹、伤寒等引起肠道表现，需要进行疟原虫病原学、麻疹、肥达试验或细菌培养鉴别

三、急诊治疗要点

（一）治疗原则

主要以补液为主，必要时选择抗生素。

1. 口服补液

（1）适应证：轻度脱水患者及无临床脱水证据的腹泻患者，

可正常饮水者。

（2）坚持"间断、多次、少量"的原则，适当饮水、口服补液盐等口服补液剂。

世界卫生组织（WHO）推荐标准补液盐（ORS）配方：氯化钠 3.5g、柠檬酸钠 2.9g 或碳酸氢钠 2.5g、氯化钾 1.5g、蔗糖 40g 或葡萄糖 20g，加水至 1L，其中含 Na^+ 90mmol/L、K^+ 20mmol/L、Cl^- 80mmol/L、HCO_3^- 30mmol/L，无水葡萄糖 245mmol/L，总渗透压 311mmol/L；低渗 ORS 中含 Na^+ 75mmol/L、K^+ 20mmol/L、Cl^- 65mmol/L、柠檬酸盐 10mmol/L，无水葡萄糖 75mmol/L，总渗透压 245mmol/L。

市面售卖的有以下几种。

口服补液盐 I：葡萄糖 11g、氯化钠 1.75g、氯化钾 0.75g、碳酸氢钠 1.25g，用 500ml 稀释后服用。

口服补液盐 II：无水葡萄糖 10g、氯化钠 1.75g、氯化钾 0.75g、枸橼酸钠 1.45g，用 500ml 稀释后服用。

口服补液盐 III（急诊药物）：无水葡萄糖 1.35g、氯化钠 0.26g、氯化钾 0.15g、枸橼酸钠 0.29g，用 100ml 温开水稀释后服用。

2. 静脉补液

（1）适应证：中度至重度顽固性呕吐；中度至重度脱水；意识状态改变和肠梗阻、轻度脱水而不能口服补液的患者。

（2）坚持"先快后慢、先盐后糖、先晶体后胶体、见尿补钾"的原则。

3. 止泻治疗

（1）肠黏膜保护剂和吸附剂：蒙脱石散 3g，tid（成人）。儿童：＜1 岁，每天 3g，分 3 次；1～2 岁，每天 3～6g，分 3 次；＞2 岁，每天 3～9g，分 3 次。

（2）益生菌：（门诊药房）嗜酸乳杆菌片，0.5g，成人 1～2 片，每天 3 次；枯草杆菌二联活菌肠溶胶囊，250～500mg，每天

1～2次；酪酸梭菌活菌散，1g，tid；蜡样芽孢杆菌活菌片，成人0.5g，tid，儿童减量；酪酸梭菌肠球菌三联活菌片，200mg，成人400mg，tid，5周岁＜年龄＜15周岁，半量服用，3个月＜年龄＜5岁遵医嘱，温水溶散后服用；地衣芽孢杆菌活菌胶囊，成人0.5g，tid，儿童0.25g，tid；免疫功能缺陷及短肠综合征为禁忌。

（3）抑制肠道分泌剂：次水杨酸铋分散片，262mg，成人2片，tid；9～12岁，1片，tid，6～9岁，每次2/3片，tid；3～6岁，每次1/3片，tid；＜3岁，体重6.4～13kg为1/6片，体重＞13kg为1/3片，tid。消旋卡多曲片，100mg，tid，＜7天，餐后服用。

（4）肠动力抑制剂：洛哌丁胺，4～8mg/d，＜7天，日最大剂量＜12mg，伴发热或明显腹痛等疑似炎性腹泻及血性腹泻避免使用；苯乙哌啶，20mg/d，连用10天，黄疸、肠梗阻及伪膜性肠炎或产肠毒素细菌引起的急性感染性腹泻禁用。

4. 抗感染治疗

（1）抗生素应用原则：①大多数水样腹泻，轻、中度腹泻不需要使用抗生素。②抗感染适应证：a. 发热伴有黏液脓血便的急性腹泻；b. 持续的志贺菌、沙门菌、弯曲菌感染或原虫感染；c. 感染发生在老年人、免疫功能低下者、败血症或假体患者；d. 中、重度的旅行者腹泻患者。当有粪培养和药敏结果时，治疗应具有选择性和特异性。

（2）抗生素选择：当粪培养和药敏，若无结果，则先行经验性抗菌治疗。首选喹诺酮类药物抗菌，左氧氟沙星，500mg，qd；或诺氟沙星400mg，bid，疗程为3～5天。次选复方磺胺甲噁唑，甲氧苄啶，80mg，bid；磺胺甲基异噁唑，400mg，bid；对于严重感染者考虑用阿奇霉素，250mg/500mg，bid，3～5天。如用药48小时后无病情好转，可考虑更换其他抗菌药。

利福昔明是广谱、不被肠道吸收的抗菌药，成人0.2g，每天4次，6～12岁儿童，0.1～0.2g，每天4次，疗程＜7天，过敏者禁用。

（3）艰难梭菌感染（CDI）：当怀疑是原虫感染（贾第鞭毛虫病或阿米巴病）或难辨梭状芽孢杆菌感染（由于近期使用抗生素）时选用氨苄西林、磺胺类药物、红霉素、四环素、第一代头孢菌素等。轻、中型 CDI 首选甲硝唑，剂量为 500mg，tid，疗程 10～14 天；重型或甲硝唑治疗 3～7 天失败者改用万古霉素，125mg，每天 4 次；200～600mg，tid；替硝唑，2g，qd，疗程 5 天。

（4）病毒性腹泻：一般不给予抗病毒及抗菌药物，为自限性疾病，选硝唑尼特，500mg，每天 2 次，连用 3 天，可缩短病程。

（5）急性寄生虫感染性腹泻：①贾第虫病，替硝唑 2g，每天 1 次或甲硝唑 200mg，tid，疗程 5 天；②急性溶组织阿米巴肠病，甲硝唑 400～600mg，tid，共 10 天或替硝唑 2g，每天 1 次，共 3 天，随后加用腔内杀虫剂巴龙霉素 25～35mg/（kg·d），tid，共 7 天或二氯尼特 500mg，tid，共 10 天；③隐孢子虫病，螺旋霉素，1g，tid。

5. 中医药制剂　双苓止泻口服液，成人 10ml，tid；儿童：1～3 岁 5～7ml，tid，＜1 岁 3～5ml，tid。复方黄连素片 4g，tid。肠炎宁片，3～4 片，tid，小儿酌减。固肠止泻丸，5 粒，tid。

（二）收住院的指征

1. 侵袭性腹泻需要粪便检查。

2. 不能进行口服补液。

3. 诊断不明确，需要行进一步检查。

4. 需处理并发症，如严重脱水、电解质紊乱。

四、诊治流程

急性腹泻诊治流程见图 8-4。

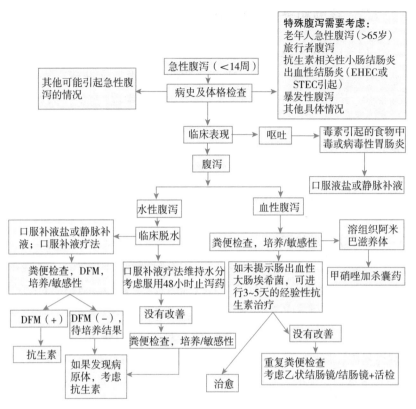

图 8-4　**急性腹泻诊治流程**
注：DFM，暗视野显微镜。

第五节　空腔脏器穿孔

一、疾病概述

空腹脏器穿孔（cavity organ perforation）是指由于不同原因而导致的消化道穿孔，致使其内容物外溢至腹腔而引起化学性腹膜炎，随着病情的发展，6～8小时可发展为化脓性腹膜炎，起病急，病程重，变化快，严重可危及生命。

二、诊断和鉴别诊断要点

（一）临床表现

1. 症状　腹痛、腹胀、恶心、呕吐、体温逐渐升高、脉搏逐渐加快、大汗、血压下降、神志不清、代谢性酸中毒、感染性休克等。

2. 体征　患者表情痛苦，仰卧拒按，腹式呼吸减弱或消失，全腹压痛，以穿孔处最重，腹肌紧张呈"板状腹"，反跳痛明显；叩诊肝浊音界缩小或消失；可因肠麻痹出现腹胀、肠鸣音减弱或消失；腹胀加重是病情恶化的重要标志；腹腔内积液较多时叩出移动性浊音；直肠指检发现前壁有压痛或波动感，或指套染血。

（二）辅助检查

1. 血清学检查　白细胞计数及中性粒细胞比例增高。病情险恶或机体反应能力低下的患者，白细胞计数不增高，仅中性粒细胞比例增高。C反应蛋白、降钙素原、血淀粉酶等。

2. 影像学检查　包括以下检查。①立位腹平片：可发现膈下游离气体、腹膜后积气。②B超：可显示腹腔内有不等量的液体，但不能鉴别液体的性质。③CT：腹腔游离气体。④诊断性腹腔穿刺术和腹腔灌洗术：对诊断价值高；穿刺点应避开手术瘢痕、肿大的肝脾、充盈的膀胱及腹直肌；观察抽出物性状（血液、胃肠内容物、浑浊腹水、胆汁或尿液）；若不能排除，可观察、重复；⑤其他：选择性血管造影、MRI、MRCP、诊断性腹腔镜。

（三）剖腹探查

1. 腹痛和腹膜刺激征有进行性加重或范围扩大。

2. 肠鸣音逐渐减弱、消失或出现明显腹胀。

3. 全身情况有恶化趋势，出现口渴、烦躁、脉率增快或体温及白细胞计数上升。

4. 膈下游离气体。

5. 红细胞计数进行性下降。

6. 血压由稳当转为不稳定甚至下降。

7. 腹穿抽出气体、不凝血液、胆汁或胃肠内容物。

8. 胃肠出血。

9. 积极抗休克不见好转或恶化。

（四）鉴别诊断

1. 炎性腹痛

临床特点：腹痛 + 发热 + 压痛或肌紧张。

（1）急性阑尾炎：脐周疼痛，数小时转移至右下腹，伴恶心、呕吐等症状，右下腹麦氏点固定性压痛，白细胞计数及中性粒细胞明显升高。阑尾超声可诊断。

（2）急性胆囊炎：饱餐后或夜间，表现为右上腹或剑突下压痛，放射至右肩背部，无明显肌紧张及反跳痛，墨菲征阳性，触及肿大的胆囊。腹部超声、上腹部 CT 可诊断。

（3）急性胰腺炎：酗酒或饱餐后数小时突发上腹部剧痛，呈持续性伴阵发性加剧，频繁呕吐，呕吐后腹痛不减轻，呼吸急促、烦躁不安、神志模糊、谵妄等。血尿淀粉酶升高；CT 检查示胰腺肿大、边缘不清、胰周积液。

（4）急性盆腔炎：腹痛部位取决于炎症部位。急性子宫内膜炎→中下腹；急性附件炎→病侧髂窝处；急性盆腔腹膜炎→下腹部。伴阴道分泌物增多，妇科检查可触及不同程度的触痛，子宫直肠凹内有炎性积液。实验室检查可见白细胞计数增多；超声可见盆腔积液和包块。

2. 梗阻性腹痛

临床特点：阵发性腹痛 + 呕吐 + 腹胀 + 排泄障碍。

（1）肠梗阻：阵发性腹痛到持续性腹痛，阵发性加重，伴呕吐、腹胀、停止排气、排便。腹部立位片可见胀气的肠袢及气液平。

（2）肠套叠：婴幼儿多见，无明显诱因的大哭、肛门不排气、果酱样便、右中上腹实性腊肠样包块。

（3）小肠扭转：青壮年，饱餐后剧烈运动，发作性剧烈腹部绞痛，脐周持续性疼痛，阵发性加重。

（4）乙状结肠扭转：老年男性，长期便秘，左腹部膨胀，可见肠型、叩诊鼓音、压痛、肌紧张不明显。腹平片可见马蹄形巨大双腔充气肠袢。

（5）嵌顿性腹股沟疝：男性，右侧腹股沟可复性肿物史，突发腹股沟区肿物不能还纳、体积增大、伴剧烈腹痛，发病后数小时出现完全肠梗阻的症状。

（6）肾、输尿管结石：运动后突发患侧腹部绞痛，放射至会阴或患侧腹股沟区，频繁恶心、呕吐，腹痛发作后可见血尿，患侧输尿管走行处深压痛。尿常规见镜下血尿；彩超可见肾盂积水、结石征象。

3. 出血性腹痛

临床特征：腹痛+隐性出血或显性出血+失血性休克。

（1）异位妊娠：育龄期妇女，停经史，突发腹痛，脉搏细速，血压下降。尿妊娠试验阳性、血 HCG 阳性、腹部超声可诊断。

（2）腹主动脉夹层：突发腹痛，腰背部撕裂样疼痛、伴濒死感，迅速发生休克、血压急剧下降，出现面色苍白、发绀、全身冷汗、心动过速等，腹部压痛明显可触及明显的搏动性肿块。腹主动脉超声、腹主动脉 CTA 可确诊。D- 二聚体增高。

（3）胆道出血：突发右上腹阵发性绞痛，随后出现呕血、黑便、皮肤巩膜黄染，即夏克三联征，1～2 周后再次出现，呈周期性发作。

（4）肝癌自发破裂：腹腔内压力增高或轻度腹部外伤为诱因，突发剧烈腹痛，伴腹胀、恶心、呕吐、面色苍白、冷汗、心悸等出血症状，甚至休克。腹部叩诊移动性浊音（+），诊断性腹腔穿刺抽出不凝血，彩超可见肝脏不规则低密度占位病灶。

4. 缺血性腹痛

临床特征：持续性腹痛+随缺血坏死而出现的腹膜刺激征。

（1）急性肠系膜上动脉闭塞：有冠心病、心房颤动病史，初始即发生剧烈腹部绞痛，难以用一般药物缓解，症状重体征轻。

（2）非闭塞性急性肠缺血：心脏病，肝肾疾病，休克，利尿引起的血液浓缩等潜在诱因，过度持久的血液浓缩使血管塌陷，继而累及黏膜及肠壁深层，病变广泛，累及整个结肠和小肠，早期症状重体征轻，发生肠坏死后，腹膜刺激征明显，伴呕血、休克、腹泻、血便。

（3）肠系膜上静脉血栓形成：继发于血液凝血病、真红细胞增多症、抗凝血因子Ⅲ缺乏、C蛋白缺乏等，常有其他部位血栓形成，逐渐加重的腹部不适、腹胀、食欲缺乏、大便习惯改变，持续1～2周，突发剧烈腹痛、呕吐、腹泻、血便。

（4）卵巢囊肿蒂扭转：育龄期女性，一般呈持续性绞痛，常出现四肢发凉、面色苍白、脉搏细速等休克的症状；下腹部可触及压痛性肿块；若卵巢囊肿破裂，可出现急性腹膜炎体征。

5. 功能紊乱或其他疾病所致腹痛　肠易激综合征、结肠肝（脾）曲综合征、慢性铅中毒、腹型癫痫、急性溶血、糖尿病酮症酸中毒、腹型紫癜等。

三、急诊治疗要点

（一）非手术治疗

对病情较轻，或病程较长超过24小时，且腹部体征逐渐减轻者，或伴有严重心肺等脏器疾病不能耐受手术者，可行非手术治疗。非手术治疗也是手术前的准备。

1. 体位　一般取半卧位，以促使腹腔渗出液流向盆腔，减少吸收并减轻中毒症状，有利于局限和引流；可使腹腔内脏器下移，腹肌松弛，减轻因腹胀挤压膈肌而影响呼吸和循环。要鼓励患者经常活动双腿，以防止下肢深静脉血栓形成。休克患者取平卧位或头、躯干和下肢各抬高约20°的体位。

2. 禁食、胃肠减压　胃肠穿孔的患者必须禁食，留置胃管，持续胃肠减压，抽出肠道内容物和气体，以减少消化内容物继续流入腹腔，减少胃肠内积气，改善胃壁的血供，有利于炎症的局限和吸收，促进胃肠道恢复蠕动。

3. 抑酸治疗　质子泵抑制剂或 H_2 受体拮抗剂。

艾司奥美拉唑注射液：0.9%NS 100ml+ 艾司奥美拉唑 40mg。

盐酸雷尼替丁注射液：5%GS 100ml+ 雷尼替丁 50mg。

4. 抗生素的使用　继发性腹膜炎大多为混合感染，致病菌主要为大肠埃希菌、肠球菌、厌氧菌。抗生素的选择应考虑致病菌的种类。

5. 纠正水、电解质紊乱　根据患者的出入量及应补充的水量计算补充的液体总量（晶体、胶体），以纠正缺水和酸碱失衡。病情严重的应输血浆及白蛋白，以纠正因腹腔内大量渗出而引发的低蛋白血症；贫血可输血。注重监测脉搏、尿量、血压、中心静脉压、血常规、血气分析等，以调整输液的成分和速度，维持尿量 30 ～ 50ml/h。

急性腹膜炎中毒症状重并有休克时，复苏前 3 小时内至少静脉注射 30ml/kg 晶体液，初始复苏选用晶体液和胶体液（晶：胶 =3 : 1），晶体液首选林格；如补液、输血仍未能改善患者状况，可以用一定剂量的激素（氢化可的松 200mg/d），以减轻中毒症状、缓解病情。也可以根据患者的脉搏、血压、中心静脉压等情况应用血管收缩剂。复苏目标：① CVP 8 ～ 12mmHg；② MAP ≥ 65mmHg；③尿量 ≥ 0.5ml/（kg·h）；④混合静脉血氧饱和度（SvO_2）≥ 70%；⑤血乳酸 < 2mmol/L。

6. 肠外营养　每日热量目标为 25 ～ 30kcal/kg。1g 氨基酸可提供4kcal 热量；1g 葡萄糖可提供4kcal 热量；1g 脂肪可提供9kcal 热量。

每日氨基酸需要量 1.2 ～ 1.5g/kg，成人每日葡萄糖供给量 < 7g/kg，脂肪供给量 < 2.5g/kg。50% ～ 70% 的葡萄糖与 30% ～ 50%

的脂肪是患者非蛋白质热量功能的比例。脂肪比例一般不超过60%。

7. 镇痛

酒石酸布托啡诺注射液（1ml：1mg）：静脉注射、肌内注射，每 3～4 小时重复给药 1 次，单次剂量不超过 4mg（4 支）。

喷他佐辛注射液（1ml：30mg）：皮下、肌内注射或静脉给药，一日最大剂量不超过 240mg（8 支）。

地佐辛注射液（1ml：5mg）：肌内注射、静脉注射，一日最大剂量不超过 120mg（24 支）。

（二）手术治疗

手术治疗的适应证：

1. 经上述非手术治疗 6～8 小时后（一般不超过 12 小时），腹膜炎症状及体征不缓解，反而加重者。

2. 腹腔穿刺抽出不凝血，伴失血性休克者。

3. 腹腔内炎症较重，有大量积液、出现严重的肠麻痹或中毒症状，尤其是有休克表现者。

4. 腹膜刺激征不典型，腹痛、腹胀进行性加重，体温、白细胞计数上升，脉速，全身炎症反应重者。

5. 腹膜炎病因不明确且无局限趋势者。

四、诊治流程

空腔脏器穿孔诊治流程见图 8-5。

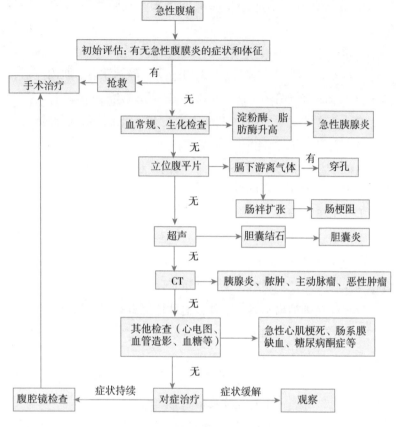

图 8-5　**空腔脏器穿孔诊治流程**

第六节　肠梗阻

一、疾病概述

（一）概念

任何原因引起的肠内容物通过障碍统称为肠梗阻（intestinal obstruction）。肠梗阻除引起肠管形态和功能上的改变外，还会导致全身生理病理改变，严重可危及生命。

（二）病因及分类

1. 按发病原因分类　见表 8-7。

表 8-7　肠梗阻按发病原因分类

病因类型	分类
肠壁本身病变	①先天性：肠闭锁、狭窄、转位不良，梅克尔憩室，肠管重复畸形、囊肿等 ②炎症性：细菌性、结核性、Crohn 病、放射性小肠病变 ③肿瘤 ④创伤及中毒：血肿、瘢痕性狭窄、腐蚀性所致的狭窄 ⑤其他：肠套叠、子宫内膜移位等
肠壁外病变	①先天性：环状胰腺、卵黄管未闭、腹膜包裹 ②肿块压迫：良恶性肿瘤、囊肿、脓肿和血肿 ③炎症性：如淀粉样腹膜炎、脾组织植入 ④粘连：先天性、手术后、炎症性 ⑤肠扭转 ⑥肠系膜血管病变，栓子栓塞、血栓形成 ⑦腹腔间隔室综合征 ⑧腹腔内异物等
肠腔内异物	①吞入或插入的异物 ②胆石、柿石、粪石、粪块、胎粪 ③钡剂 ④寄生虫 ⑤肠内憩室
神经肌肉紊乱	①大手术、严重创伤后 ②严重感染、炎症性疾病，如肺炎、胰腺炎 ③腹膜后恶性肿瘤侵犯、损害交感神经 ④肠壁或黏膜下神经丛异常及神经节退变

2. 其他分类

按病因类型：机械性、动力性、血供性、假性；

按血运：单纯性、绞窄性；

按梗阻程度：完全性、不完全性；

按梗阻部位：高位小肠、低位小肠、结肠（闭袢性）；

按发病急缓：急性、慢性。

注：结肠闭袢性梗阻指肠管两端受压、扭曲，中央肠管明显扩张，形成一个闭袢，以致扭转、内疝，形成结肠梗阻。

（三）发病机制及病理生理

1. 发病机制　由肠壁病变、肠腔堵塞、受压等导致肠管内容物无法顺利通过或由于神经抑制、毒素刺激使肠壁肌肉运动异常、减弱，以及由肠系膜血管缺血引起肠管血液循环受阻，肠道无法蠕动等各种原因均可引起肠道梗阻性病变，患者由此出现一系列消化道症状，包括腹痛、腹胀、呕吐、排气排便受阻，以及继发性水电解质紊乱、感染等，严重可导致死亡。

2. 病理生理

（1）肠道梗阻导致肠管局部蠕动增加或减弱、消失，梗阻以上肠袢扩张、积气、积液而压力升高、血流减少，导致肠壁充血、水肿、坏死甚至穿孔。

（2）患者因呕吐、胃肠减压而丢失导致水、电解质、代谢性酸碱失衡，电解质紊乱者可继发低钾、低镁血症而引起心律失常和全身肌肉无力、震颤。

（3）肠管梗阻、扩张，如梗阻未及时解除可能出现肠管坏死、穿孔，损伤肠黏膜屏障，致使肠道菌群失调、细菌移位而出现肠源性感染；伴发脓毒血症、腹腔室间隔综合征，可进一步导致多脏器功能衰竭甚至死亡。

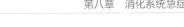

二、诊断和鉴别诊断要点

（一）临床表现

1. 症状 腹痛、腹胀，肛门停止排便、排气，部分患者有呕吐症状。

2. 体征 腹部膨隆、压痛，部分患者有肠型、蠕动波；机械性梗阻患者肠鸣音亢进、闻及气过水声，非机械性梗阻患者肠鸣音减弱、消失；合并腹膜炎者腹肌紧张、反跳痛阳性；绞窄性肠梗阻可合并腹水，腹腔穿刺可见血性液体。

（二）辅助检查

1. 实验室检查 白细胞计数、C反应蛋白、降钙素原、肝肾功能、电解质、乳酸、D-二聚体。

2. 影像学检查

（1）X线：最有效，梗阻部位以上肠管扩张，可见"气液平面"；空肠扩张时呈"鱼肋骨刺"状；小肠扭转呈"8"字征，可见空、回肠换位；部分患者于回盲部发现粪石；肠道占位性病变、扭转可经钡剂灌肠发现。

（2）CT：敏感性及特异性较高，表现为肠管扩张、气液平面、肠壁变薄；对判断梗阻原因有重要意义。

（3）B超：对粪石等引起的肠梗阻及积液情况有诊断价值，且对套叠、粘连及腹外疝嵌顿肠管有诊断价值。

（4）MRI：对炎症性肠病、脓肿、瘘管、肿瘤具有重要作用，常用于小肠梗阻病因诊断。

3. 肠镜 需要充分进行肠道准备，可直观、准确地发现肠壁炎症、肿瘤、出血等情况，并能配合内镜进行气囊扩张、内置支架等手段缓解梗阻，进行组织活检。

（三）诊断

症状、体征典型者结合病史可作出诊断；腹部影像学检查可辅助诊断与鉴别诊断。

（四）急诊常见高危疾病鉴别诊断

1. **主动脉夹层** 急性患者常表现为持续性剧烈胸背部、腹部疼痛，呈刀割、撕裂样，并伴胸闷、气短、呼吸困难，可有晕厥、失明，部分患者有肢体麻木、无力、面色苍白、烦躁不安，血压常不降低，亦可表现双上肢、双下肢血压不对称。血 D- 二聚体升高，临床常以 D- 二聚体 ＜ 500ng/ml 排除主动脉夹层。心脏 + 主动脉超声、胸腹部 CT、主动脉 CTA 可排除诊断。

2. **肠系膜血管栓塞** 急性起病，腹痛程度重、临床体征不明显，腹痛快速加重，伴恶心、呕吐。动脉栓塞占 40% ～ 45%，患者多有心脏基础疾病如心房颤动、心肌病、心脏肿瘤等；动脉血栓形成占 20% ～ 35%，动脉粥样硬化是其最常见原因。肠系膜血管超声、肠系膜血管 CTA 可明确栓塞情况，肠系膜血管造影为诊断金标准。

3. **异位妊娠破裂** 本病典型表现为停经后腹痛、阴道流血，伴晕厥，失血较多者可有休克表现如大汗、心率增快、皮肤苍白；患者既往常有妇科炎症、输卵管手术或功能异常、辅助生殖、避孕失败史。血清 HCG（＋），B 超诊断准确性高，急诊腹腔后穹窿穿刺可抽出血性液。需要急诊备血、备术。

4. **黄体破裂** 多于月经中后期、排卵后发病。患者发病前常有下腹隐痛，在剧烈运动、排便及外力作用后突发一侧腹痛，感肛门、下腹坠胀不适，失血过多可发生休克。血 HCG 阴性，急诊腹腔后穹隆穿刺见血性液，盆腔超声及经阴道超声、腹部 CT 可辅助诊断，腹腔镜检查为确诊金标准。

5. **卵巢囊肿蒂扭转** 表现为体位变动后突发一侧下腹疼痛，恶心、呕吐，严重者可有休克、意识丧失。触诊可扪及腹部肿块、压痛试验阳性；盆腔检查宫颈举痛、蒂部触痛。既往常有卵巢囊性病变，病史及体征、妇科超声多可诊断。

（五）并发症

1. 肠坏死、穿孔　梗阻长时间未解决可导致腹痛、肠壁缺血，需要急诊手术治疗。

2. 电解质紊乱　肠腔内液体大量丢失及梗阻患者禁饮食状态造成水、电解质的补充及丢失不平衡。

3. 腹腔间隔室综合征（ACS）　3%～13%腹内压增高患者可进展为腹腔间隔室综合征，即腹内压增高＞20mmHg并伴有相关脏器损伤；肠梗阻腹内压增高、膈肌上抬、下腔静脉回流受阻等进而导致心脏、肺、肝、肾器官功能障碍。

4. 脓毒血症　肠梗阻患者肠黏膜屏障受损，肠腔内细菌移位，且肠腔高压状态下液体外渗，坏死组织及渗出的液体、细菌毒素被腹膜吸收后引起腹膜炎，严重可致脓毒血症。

三、急诊治疗要点

（一）非手术治疗

1. 禁饮食、胃肠减压　使用肠梗阻导管或鼻胃管减压可缓解梗阻，减轻肠道压力，改善膈膨升导致的呼吸、循环障碍；动力性肠梗阻推荐肠梗阻导管引流减压，减轻肠腔压力，效果优于鼻胃管减压。胃肠减压12小时后复查腹部X线。

停止胃肠减压指征：引流液减少，腹胀消失，肠鸣音接近正常，肛门排气、排便，手术患者于术后3～4天根据患者情况拔除鼻胃管。肠梗阻导管于腹部摄片示腹部气体消失后先夹闭导管，正常饮水后引流液小于200ml/24h，则可拔管。

2. 解痉、镇痛　慎用阿片类镇痛药。在除外机械性及肠麻痹后，可予以抗胆碱药物或钙离子通道阻滞剂，常用的有：

硫酸阿托品注射液：每次0.3～0.5mg，皮下、肌内或静脉注射，每天0.5～3mg。

盐酸消旋山莨菪碱注射液：每次 5 ～ 10mg，肌内注射， qd-bid 或静脉注射 10mg，每 10 ～ 30 分钟 1 次。

间苯三酚注射液：每次 40 ～ 80mg，每日 40 ～ 120mg，肌肉、静脉注射或溶于葡萄糖注射液静脉滴注。

分次胃管注入石蜡油，每次 20 ～ 30ml，促进排便，可外用芒硝热敷。

3. 纠正水、电解质和酸碱失衡　补液基本原则为先盐后糖、先晶后胶、先快后慢、见尿补钾。先补充等渗液，可选择生理盐水、葡萄糖注射液、乳酸钠林格注射液，晶体液量∶胶体液量 =2∶1。第 1 个 8 小时补充总量 1/2，剩余量于 24 小时内补完。补液量在日需量 2000ml、消化道失液（呕吐、胃管引流量）、尿量、呼吸及皮肤失液的基础上，还需要根据肾功能、电解质及血气分析结果予以补充钠、钾、氯、镁、钙等离子，必要时补碱治疗。此外，也应考虑患者心功能情况，综合评估。血供性、绞窄性肠梗阻及肠穿孔、坏死患者需要同时补充血浆及全血，及时备术。

4. 营养支持　对禁食超过 1 周患者行肠外营养支持治疗，保证每日 25 ～ 30kcal/kg 营养支持（非蛋白热卡占 80% ～ 90%）。1g 脂肪约提供 9kcal 热量，1g 糖、蛋白约提供 4kcal 热量。能量需求：葡萄糖 3 ～ 5g/（kg·d），脂肪 0.8 ～ 1.0g/（kg·d），氨基酸 1.0 ～ 1.5g/（kg·d）。糖脂比 =50% ～ 70%∶50% ～ 30%，氮热比 =150kcal∶1g 氮 =6.25g 蛋白质。在肠道功能紊乱时可适当减少蛋白供应而降低氮负荷。此外，还需要补充微量元素。常规术前不推荐高营养支持治疗，以免加重内环境紊乱。

例如：体重 60kg 患者肠外营养支持约需要 1500kcal 非蛋白热量，需氮量 10g，还需要加入微量元素、谷氨酰胺等物质。根据《肠外营养多腔袋临床应用专家共识 2022》推荐，可换算成大致相同能量的多腔袋营养制剂。

处方配制：

a. 葡萄糖：糖（占 70%）=1050kcal=262.5g；50% 葡萄糖注射液（20ml，10g）120ml +10% 葡萄糖注射液 2000ml=260g（1040kcal）。

b. 脂肪：脂肪（占 30%）=4500kcal ≈ 50g；多种油类脂肪乳（C6 ～ 24）250ml ≈ 50g 脂肪。

c. 氨基酸：按照日需量或者氮热比计算；氮热比计算则需要 1500÷150=10（g：N）=62.5g 氨基酸；复方氨基酸（14AA-SF）250ml（21.2g）× 3=75ml（62.6g）。

5. 抗感染　经验性使用广谱抗生素：二代 / 三代头孢菌素，还需要覆盖厌氧菌治疗。根据血液、腹水培养及药敏结果及时调整抗生素治疗方案。

6. 抑制消化液分泌　在肠外营养的基础上使用生长抑素，抑制胃肠蠕动，减少消化液的分泌、聚集，减轻肠道压力；生长抑素 250μg/h 持续静脉滴注。此外还需要抑制胃酸分泌，常用奥美拉唑 / 注射用艾司奥美拉唑 40mg 静脉滴注，bid。

（二）外科干预治疗

去除病因、解除梗阻。

手术适应证：绞窄性、闭袢性；肿瘤所致；肠扭转、套叠、巨大粪石所致；腹内、外疝嵌顿所致；肠道畸形；24 ～ 48 小时内科非手术治疗无效者。

条件允许的粘连性肠梗阻可行腹腔镜治疗，其适应证：可以充分观察的轻度腹胀；近端肠梗阻；局部肠梗阻；预期为束带所致肠梗阻。

四、诊治流程

肠梗阻诊治流程见图 8-6。

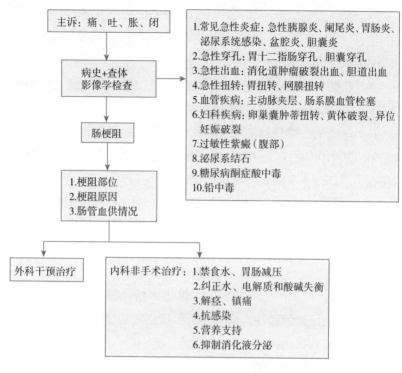

图 8-6　肠梗阻诊治流程图

第七节　急腹症

一、疾病概述

急腹症是急诊科常见急症，涉及多个学科。有些急腹症病情轻微，不危及生命；有些急腹症病情凶险，处理不及时则会危及患者生命。

急腹症是指腹腔内病变，包括腹外、胸部和系统性疾病引起的急性腹痛，发病时间短于 1 周，可能需要紧急干预，如手术。腹部疼痛往往来自消化系统疾病，但也可能是由腹外疾病引起的。急诊室收治患者中约 5% 以腹痛为主诉。急腹症的病因包括急性阑尾炎、胆石症、小肠梗阻、输尿管结石、胃炎、消化性溃疡穿孔、急性胰腺炎、憩室炎、产科和妇科疾病等。女性经常引起急性腹痛的疾病包括肠梗阻、盆腔炎、卵巢扭转、卵巢出血、急性胆管炎、急性胆囊炎、输尿管结石、消化性溃疡、胃肠道穿孔和急性阑尾炎，发病率与年龄和病因有关。除既往常见的急腹症外，近些年因血管性疾病导致的急腹症明显增多，如腹主动脉瘤、肠系膜动脉闭塞、非阻塞性肠系膜缺血、主动脉夹层破裂等，并且病死率较高。急腹症伴生命体征异常和肠绞窄肠坏死，也被认为是不良的预后因素。不良预后因素还包括：老年，一般情况不佳，类固醇的使用，呼吸循环功能障碍，高急性生理与慢性健康评分（APACHE Ⅱ）、序贯器官衰竭评分（SOFA）、POSSUM 或 E-PASS 评分，美国麻醉师协会（ASA）分级Ⅲ～Ⅳ级，器官衰竭和近期有侵入性外科手术。对急腹症的定义及常见病因的了解有助于急腹症的识别。

二、初步处理流程

推荐采用两步法。

步骤 1：检查生命体征和气道（A）、呼吸（B）、循环（C）、意识（D，中枢神经系统异常）。对于病情稳定者直接进入步骤 2。对于生命体征和 A、B、C、D 异常者，应紧急治疗、处理，包括气道保护或通气治疗（给氧）、建立静脉通路（快速输液）、进行紧急检查（便携式胸部 X 线、心电监护、腹部超声和 CT 检查）。在稳定生理状态的同时要进行病史采集和最基础的检查，做出初步诊断，区分超突发性疾病（急性心肌梗死、腹主动脉瘤破裂、肺栓塞、主动脉夹层、心脏压塞）与突发性疾病（肝癌破裂、宫外孕、缺血性肠病、严重急性胆管炎、腹膜炎伴脓毒症休克），并决定是急诊手术或放射性介入治疗还是转 ICU。难以进行紧急检查或救治时，患者在紧急处理后应转院治疗。

步骤 2：根据病史与体格检查进一步评估病情。当生命体征稳定时，应依据病史和腹部检查情况决定急诊手术或放射性介入治疗是否必要。急性腹痛发病突然或疼痛进行性加重者，常需要手术治疗。实验室检查和影像学检查有助于判断临床情况（出血、器官缺血、弥漫性腹膜炎、急性腹腔脏器炎症等）是否需要紧急手术。

（一）病史采集

掌握腹痛的性质和特点是每位接诊医师的基本功，不要因为使用仪器设备检查而忽视病史采集。要对腹痛的部位及特点、伴随症状（疼痛、迁移、突然发作、日益严重、伴呕血或便血、呕吐、腹泻或便秘），以及过敏史、用药史、既往腹部疾病史、饮食、育龄期妇女生育史进行评估。对疼痛剧烈和生命体征不稳定的患者，如果没有足够的时间完成详细而完整的病史采集，可以通过一个简短的医疗病史采集（如"SAMPLE"）来区分病例是否要求紧急处理。此外，"OPQRST"［O（发病），P（缓解/诱因），Q（性质/程度），R（部位/放射），S（相关的症状），T（持续时间）］也被推荐作为一种系统和全面的医学病史采集法。所有腹痛的患者应询问目前用药情况，特别是非甾体抗炎药和类固醇激素的类型和剂量。研究显示，使用非甾体抗炎药者上消化道出血或穿孔的风险增加了3.8倍。此外，类固醇激素的使用还会掩盖急腹症的症状和体征。一般说来，疼痛的严重程度与疾病严重程度相关，如果随着时间的推移腹痛加重，通常需要进行手术干预。严重的持续超过6小时的腹痛是手术干预的指征。

（二）体格检查

体格检查包括评估患者的一般状况、生命体征、疼痛严重程度、是否需要急诊手术。腹部体格检查包括视诊、听诊、触诊和叩诊。胸部、背部、直肠和泌尿生殖系统应按规定检查（5级，A）。第一印象（表达、肤色、呼吸、仪表等）可能会提供有关疼痛部位和腹膜刺激征的信息，这些信息对判断腹痛的紧迫性和严重性可能有用。呼吸急促提示肺炎、心肺功能衰竭和菌血症的可能性大。心动过速、低血压和体温与疾病严重程度和预后相关。因此，急腹症患者都应测量生命体征。触诊时患者闭眼，非器质性疾病可能性大（闭眼征；敏感性 33%，特异性 93.5%，2 级）。浅触诊必须确认是否存在肌抵抗、肌紧张、反跳痛等腹膜刺激征。深部触诊时检查是否有器官肿大或腹腔肿块。主动脉搏动的宽度而不是强度可用于诊断腹主动脉瘤。腹主动脉的触诊不会增加破裂的风险。右季肋部触及肿块对急性胆囊炎诊断的敏感性和特异性分别为 21% 和 80%，Murphy 征的敏感性和特异性分别为 65% 和 87%。超声显示 Murphy 征优于前两种体征。急腹症时可通过叩诊明确有无叩击痛和腹水。

腹膜刺激征提示腹膜炎，腹膜炎时出现反跳痛和叩击痛的概率相当，叩击痛阳性时，不一定引起反跳痛，而且反跳痛检查会增加患者痛苦，故推荐使用叩击痛来评估腹膜炎。一般来说，胃肠道穿孔时腹膜刺激征较为敏感，但是在 70 岁以上老年患者中，仅 21% 能观察到肌紧张。当临床疑诊为腹膜炎或肠系膜血管疾病时，建议进行影像学检查。腹壁压痛试验可用于腹壁疼痛或心理性腹痛的诊断和腹腔内病变的排除。当腹壁压痛试验阳性时，则须排除腹部壁肌血肿。如果肠蠕动的声音传导良好，在单一的位置听诊已足够。急腹症患者的肠蠕动经常无法听到，不建议多部位听诊或延长听诊时间。

三、诊断和鉴别诊断要点

（一）实验室检查

急腹症涉及的实验室检查项目很多。为了在第一时间内本着准确、不盲目追求全面的原则，应首先通过病史和查体得出第一印象，进而选择合适的实验室检查项目。即使使用近些年推出的床旁快速检验项目，也要先了解针对什么样的急腹症患者更合适。

2006 年美国 NHAMCS 数据显示，腹痛患者最常进行的血液检查是全血细胞计数（34%）、血尿素氮或肌酐（20.1%）、电解质（19.1%）、心肌酶（19%）、肝功能试验（11.5%）。降钙素原在诊断非穿孔性阑尾炎时并不优于 C 反应蛋白和白细胞计数，但在穿孔阑尾炎和阑尾脓肿形成及评估急性胰腺炎和腹膜炎的严重程度时，诊断价值更大。碱剩余、pH 和血清乳酸的检测对休克和肠缺血的诊断很有意义，临床高度怀疑这些疾病时常需进行血气分析检测。入院时血清乳酸 > 2.5mmol/L 提示预后不良。在肠缺血或扭转早期，血清乳酸水平可能不会增加，因此不应作为初始诊断标志物。此外，灌注阻断的肠扭转病例，即使存在肠缺血，血清乳酸水平也可能不会增加。此时需要进行增强 CT 来评估。增强 CT 可以观察肠扩张情况、肠壁厚度、肠系膜充血和腹水量，在急腹症的诊断中比其他标志物更有价值。血气分析特别是血清乳酸水平是急腹症诊断过程中一项简单易行和实用的方法。严重肝功能不全患者可观察到静脉 - 动脉血清乳酸差值变大。尿液分析：尿人绒毛膜促性腺激素的测定在妊娠诊断中常用。尿胆色素原测定用于急性卟啉病的诊断。尿的定性分析用于输尿管结石、尿路感染、酮症酸中毒的诊断。

（二）影像学检查

腹部 X 线检查因为简单、易行、低投入、低成本，可获得整个腹部的图像，已成为急腹症的一项常规检查，然而其诊断价值有限，只有 10% ～ 20.4% 的急腹症患者腹部 X 线检查有异常，对急腹症病因诊断的敏感性极低，仅约 30%。腹部 X 线检查可观察到肠内外气体、钙化和软组织肿块，对肠梗阻、胃肠道穿孔、泌尿系结石、异物的诊断较为实用（2 ～ 3 级），而对消化道出血、消化性溃疡、阑尾炎、憩室炎、急性胰腺炎、尿路感染、非特异性腹痛和盆腔疼痛的诊断价值低。当怀疑为胃肠穿孔或胸部疾病，如肺炎、心包炎、心肌梗死和肺栓塞，可能出现急腹症样症状时，应考虑胸部 X 线摄片。立位腹平片因肝脏非透过区的影响，腹内游离气体的诊断是具有挑战性的。但立位胸部 X 线平片上则很容易发现游离气体。推荐胸部 X 线摄片用于腹腔游离气体的诊断。超声检查被推荐用于急腹症的筛查，尤其在怀疑腹主动脉瘤破裂或胆囊炎时。在孕妇、青年女性或儿童等不宜接受放射线暴露的人群中推荐超声检查。当生命体征不稳定的患者搬运存在风险，不能行 CT 检查时，可以行床边超声检查。超声可用于急性阑尾炎、憩室炎、主动脉瘤破裂、胆道疾病（如胆石症、急性胆囊炎）、急性尿道疾病（如肾积水或肾结石）、妇产科疾病的诊断（3～5 级）。此外，超声还适用于胃肠道穿孔、急性胰腺炎、腹腔内脓肿、肠系膜动脉闭塞、肠梗阻的诊断。还可能用于腹水及腹腔积血的快速评价，以及下腔静脉血管内容量的评估。CT 检查可用于所有急腹症患者。CT 在急腹症诊断中的敏感性为 90%。实验室检查往往不能反映老年人急腹症的潜在病因。研究发现，75 岁以上老年急腹症患者有或没有临床和实验室检查数据，其 CT 诊断的准确率都无明显变化。因此，一些研究已经提出了无须等待实验室检查数据，即可应用 CT 对急腹症进行诊断，以更早展开治疗。CT 对肠缺血、胃肠道穿孔、急性阑尾炎、憩室炎、胆道结石与急性胰腺炎等的诊断价值高。CT 检查结果没有异常时，上述大多数疾病均可基本排除。成人疑似急性胰腺炎与消化道疾病如憩室炎、胃肠道穿孔、肠梗阻、肠缺血时，推荐进行增强 CT 检查。影像学检查的选择根据病因的不同而不同。超声最适用于评估胆囊是否存在胆道疾病。对于急性阑尾炎，增强 CT 可靠性更高，特别是穿孔性阑尾炎。孕妇辐射暴露小于 50～100mGy 时，胎儿畸形与中枢神经系统疾病的发生率没有增加。据报道，行腹部 CT 时胎儿的辐射剂量平均为 8mGy，最大为 49mGy。因此，在利大于弊的情况下，即使在妊娠期，CT 相关的辐射暴露也是可以接受的。超声和 CT 不能明确诊断的或妊娠期妇女的肝胆疾病和妇科疾病引起的急腹症，可以考虑行 MRI 检查。MRI 可与 CT 结合使用检查妇科疾病，如盆腔炎、异位妊娠、卵巢扭转、卵巢出血等。

虽然妊娠的任何阶段均没有 MRI 检查的禁忌，但其在妊娠早期的安全性尚未完全确认，应首选超声检查。超声诊断未能明确时，可考虑非增强型 MRI。急诊血管造影：若怀疑为非梗阻性肠系膜缺血与动脉性腹腔出血造成的疼痛，诊断时需要行急诊血管造影。肝癌破裂、肠系膜上动脉血栓栓塞、非梗阻性肠系膜缺血、急性胰腺炎时可能需要急诊血管造影以留置导管注药控制出血。主动脉夹层与动脉瘤时可能需要急诊血管造影以放置支架或弹簧圈栓塞，消化道出血内镜不能控制出血时可能也需要急诊血管造影。

四、急诊治疗要点

1. 急腹症的初始治疗与病情评估密切相关　对于危及生命的急腹症要紧急处理，对于病情相对稳定的急腹症要判断有无进行手术的必要性，同时关注患者的全身情况，给予对症治疗（两步法）。早期对患者给予镇痛药，缓解疼痛，有利于病情的观察。与感染相关的急腹症早期使用抗生素治疗。急性腹痛患者常有脱水和食欲减退，液体摄入量减少，同时由于恶心、呕吐和腹泻，以及发热出汗而使水排泄增加。当腹腔感染时，即使循环动力学稳定，外科感染学会（SIS）和美国感染性疾病学会（IDSA）指南亦推荐立即启动输液初始治疗。稳定的循环动力学对休克病例极为重要（5级，A），对于失血性休克或腹腔感染引起的脓毒性休克患者，应快速输液（必要时输血）稳定循环动力学。应使用晶体溶液，如林格溶液（1级，A）；不推荐使用羟乙基淀粉（1级，D）。与晶体溶液相比，白蛋白制剂并没有降低患者病死率或不良事件的发生率，而且成本较高。需要大量输液或有低蛋白血症患者可考虑白蛋白制剂（1级，C1）。输血应在血红蛋白低于 70g/L 时实施，目标为血红蛋白升至 70～90g/L。

2. 镇痛药的使用　无论病因，在明确诊断之前，推荐早期使用镇痛药。无论疼痛严重程度如何，建议静脉给予 1000mg 对乙酰氨基酚（1级，A）。静脉麻醉性镇痛药应按疼痛严重程度给予。抗痉挛药，如丁溴东莨菪碱可作为一种绞痛的辅助治疗，而不是腹痛的首选药物（1级，A）。吗啡、阿片类药物如芬太尼（1级，A）、拮抗镇痛药如喷他佐辛和丁丙诺啡在急性腹痛时也可考虑使用。非甾体抗炎药缓解胆绞痛和阿片类药物一样有效，可首选。

3. 抗生素的使用　当怀疑或诊断腹部感染时，应采取血培养和应用抗菌药物。急性腹部感染所致的感染性休克，应在1小时内给予抗生素。当进行手术时，应在手术前给予额外的抗菌药物以预防手术部位感染。

4. 关注老年患者急腹症　老年急腹症患者多合并血管性疾病和（或）其他并发症，易使病情复杂化且更加凶险，同时老年急腹症患者相关症状和体征可不典型，腹部体格检查和实验室检查结果往往不能反映病情的严重程度，对手术指征和预后的判断及明确诊断具有挑战性。老年患者弥漫性腹膜炎的病死率和发病率也更高，非甾体抗炎药导致的上消化道出血或穿孔的风险增加比年轻人更明显。老年患者的腹痛经常需要紧急住院和手术干预，病死率也随着年龄增长而增加。死亡风险增加的相关因素包括"腹部X线片示腹腔游离气体""年龄大于84岁""影像学检查明显异常""白细胞计数增多"。因此，对老年患者急腹症要给予更多的关注，腹部CT检查有助于老年患者急腹症的诊断及治疗。此外，指南还就教育培训能否改进医师对急性腹痛的诊断和管理技能进行了评价。Meta分析发现，对急腹症的诊断和管理缺乏经验的医护人员，采用结构化数据收集表格、实时计算机辅助决策支持、以计算机为基础的教学软件包中的任何一种方式，都可改进其诊断准确性和决策制定。计算机辅助决策系统可使急腹症的诊断精度提高17.25%。因为急腹症涉及科室多，病因复杂，症状多变，误诊和漏诊率较高，加强对年轻医师的相关培训，形成正确的临床思维实属必要。

第九章

>>>>>>>>>

神经系统急症

|||||||||||||||||||||||||||||||||||||||||||||||||||||||||||||||||||||||||||||||||||

第一节 中枢神经系统感染

一、疾病概述

中枢神经系统感染是指各种病原体引起的中枢神经系统（CNS）的急性或慢性炎症性（或非炎症性）疾病，可侵犯脑实质和（或）脊髓，也可侵犯软膜和血管；可通过血行感染、直接感染及神经干逆行感染。主要临床表现有发热、头痛、呕吐、颈强直、痫样发作、谵妄、意识障碍等。依据感染部位，其可分为脑炎、脑膜炎和脑膜脑炎。依据病原体的种类，其可分为：①病毒感染性疾病，如单纯疱疹病毒性脑炎、病毒性脑膜炎；②细菌感染性疾病，如化脓性脑膜炎、结核性脑膜炎；③真菌感染性疾病，新型隐球菌脑膜炎；④其他，如自身免疫性脑炎、朊蛋白病、螺旋体感染性疾病、脑寄生虫病。

二、单纯疱疹病毒性脑炎

单纯疱疹病毒性脑炎（HSE）又称急性坏死性脑炎，是由单纯疱疹病毒（HSV）感染引起的一种急性 CNS 感染性疾病，首先感染皮肤、呼吸道或胃肠道黏膜，经神经末梢进入神经干，然后逆行进入颅内。

（一）临床表现

有前驱史及前驱症状：口腔和呼吸道、生殖器原发单纯疱疹病毒感染。常见发热、头痛、呕吐、精神状态改变，经常伴有癫痫和局灶性神经症状，脑膜刺激征较轻。

（二）辅助检查

1. 脑脊液（CSF）检查　见表9-1。

表9-1　单纯疱疹病毒性脑炎脑脊液特点

外观	压力	细胞数	细胞分类	蛋白	糖和氯化物
黄色	正常或轻度增高	增多，一般（50～100）×10⁶/L	淋巴细胞为主，早期可有大量红细胞	轻至中度增加	正常

5%～10%病例初期脑脊液检查可完全正常，需要复查脑脊液。

2. 病毒学检查

（1）检测HSV特异性IgM IgG抗体。

（2）检测脑脊液中HSV-DNA。

3. 脑电图（ECG）　典型改变示α节律丧失，弥漫性慢波，在额、颞叶出现高波幅周期性棘波和慢波。

4. 影像学检查　90%患者于病后数日CT扫描可见单侧或双侧颞叶、海马及边缘系统局灶性低密度区，扩展至额叶或顶叶，伴占位效应或强化，部分病例示出血性变化；脑MRI，特别是FLAIR可早期出现颞叶内侧、额叶眶面、边缘系统异常高信号。

5. 脑活检　是诊断HSE的金标准。电镜下可发现细胞内病毒颗粒。

（三）诊断

1. 口唇或生殖道疱疹史，或本次发病有皮肤、黏膜疱疹。

2. 起病急，病情重，有发热、咳嗽等上呼吸道感染的前驱症状。

3. 明显的精神行为异常、抽搐、意识障碍及早期出现的局灶性神经系统损害体征。

4. 脑脊液红细胞、白细胞数增多，糖和氯化物正常。

5. 脑电图以颞、额区损害为主的脑弥漫性异常。

6. 脑 CT 或 MRI 发现颞叶局灶性出血性脑软化灶。

7. 特异性抗病毒药物治疗有效支持诊断。

（四）治疗

治疗原则：主要包括抗病毒治疗，辅以免疫治疗和对症支持治疗。

1. 抗病毒治疗

（1）阿昔洛韦：常用剂量为 15～30mg/（kg·d），分 3 次静脉滴注，连用 14～21 天。若病情较重，可延长治疗时间或再重复治疗 1 个疗程。不良反应有谵妄、震颤、皮疹、血尿、血清转氨酶暂时性升高等。对临床疑诊的病例可用阿昔洛韦进行诊断性治疗。对阿昔洛韦耐药的 HSV 株，可试用膦甲酸钠和西多福韦治疗。

（2）更昔洛韦：对阿昔洛韦耐药并有 DNA 聚合酶改变的 HSV 突变株对更昔洛韦亦敏感。

用法：5～10mg/（kg·d），每 12 小时 1 次，静脉滴注，疗程 14～21 天。主要不良反应有肾功能损害和骨髓抑制（中性粒细胞、血小板计数减少），并与剂量相关，停药后可恢复。

2. 肾上腺皮质激素 可控制 HSE 炎症反应和减轻水肿，对病情危重、脑 CT 见出血性坏死灶，以及脑脊液白细胞和红细胞明显增多者可酌情使用。

用法：地塞米松 10～15mg，静脉滴注，每日 1 次，10～14 天或甲泼尼龙冲击疗法，800～1000mg，静脉滴注，每日 1 次，连用 3～5 天后改用泼尼松口服，每日 60mg 清晨顿服，以后逐渐减量。

3. 对症支持治疗

（1）昏迷：保证呼吸道通畅，必要时气管插管，营养支持，维持水电解质平衡。

（2）发热：物理降温或给予退热药。

（3）颅压高：甘露醇、高渗葡萄糖液、甘油果糖。

（4）癫痫发作：镇静、抗癫痫治疗。

三、病毒性脑膜炎

病毒性脑炎是一组由各种病毒（85% ~ 95% 为肠道病毒）感染引起的脑膜急性炎症性疾病，临床以发热、头痛和脑膜刺激征为主要表现。为一种良性自限性疾病，主要经粪 – 口途径传播。

（一）临床表现

1. 本病以夏、秋季为高发季节，儿童多见，成人也可罹患。

2. 急性起病，出现病毒感染的全身中毒症状如发热、头痛、畏光、肌痛、恶心、呕吐、食欲减退、腹泻和全身乏力等。

3. 脑膜刺激征。

4. 可因患者的年龄、免疫状态和病毒种类及亚型的不同而临床表现各异。如幼儿可出现发热、呕吐、皮疹等症状，而颈强轻微甚至缺如，手 – 足 – 口综合征常发生于肠道病毒 71 型脑膜炎，非特异性皮疹常见于埃可病毒 9 型脑膜炎。

（二）辅助检查

1. 脑脊液检查　见表 9-2。

表 9-2　病毒性脑膜炎脑脊液特点

外观	压力	细胞数	细胞分类	蛋白	糖和氯化物
无色透明	正常或轻度增高	正常或增多	淋巴细胞为主，早期以中性粒细胞为主	轻度增高	正常

2. 血液学检查　周围血白细胞计数正常或中度增高，红细胞沉降率增快；急性期脑脊液与血液的病毒分离、恢复期的血清中和抗体滴定和补体结合反应检测可有阳性发现。

（三）诊断

主要根据急性起病的全身感染中毒症状，脑膜刺激征，脑脊液淋巴细胞数轻、中度升高，除外其他疾病，确诊需要脑脊液病原学检查。

（四）治疗

本病是一种自限性疾病，主要是对症治疗、支持治疗和防治并发症。

1. 对症支持治疗　卧床休息，富维生素饮食。头痛剧烈时可给予镇痛药，高热用物理降温或给予退热药。临床症状严重者，可短期内用小剂量地塞米松 5 ～ 10mg/d 加入液体静脉滴注。

2. 降颅内压　有颅内压增高者，可用甘露醇、高渗葡萄糖液等行脱水疗法。

3. 抗病毒治疗　可明显缩短病程和缓解症状。目前针对肠道病毒感染临床上使用或试验性使用的药物有免疫血清球蛋白和抗微小 RNA 病毒药物普来可那立。

四、化脓性脑膜炎

常见致病菌为肺炎球菌、脑膜炎双球菌及流感嗜血杆菌 B 型，其次为金黄色葡萄球菌、链球菌、大肠埃希菌、变形杆菌、厌氧菌、沙门菌及铜绿假单胞菌等。感染途径：可因心脏、肺及其他脏器感染波及脑室和蛛网膜下腔系统；由颅骨、椎骨或脑实质感染病灶直接蔓延引起，部分也可以通过颅骨、鼻窦或乳突骨折或神经外科手术侵入蛛网膜下腔引起感染，由腰椎穿刺引起者罕见。

（一）临床表现

1. 感染症状　如发热、寒战或上呼吸道感染表现等。

2. 脑膜刺激征　表现为颈项强直，Kernig 征和 Brudzinski 征阳性。但新生儿、老年人或昏迷患者脑膜刺激征常不明显。

3. 颅内压增高　表现为剧烈头痛、呕吐、意识障碍等。腰椎穿刺时检测颅内压明显升高，有的甚至形成脑疝。

4. 局灶症状　部分患者可出现局灶性神经功能损害的症状，如偏瘫、失语等。

5. 其他症状　部分患者有比较特殊的临床特征，如脑膜炎双球菌脑膜炎（又称为流行性脑脊髓膜炎）菌血症时出现的皮疹。

（二）辅助检查

1. 脑脊液检查　见表 9-3。

表 9-3　化脓性脑膜炎脑脊液特点

外观	压力	细胞数	细胞分类	蛋白	糖和氯化物
混浊或呈脓性	升高	明显升高	中性粒细胞为主，通常为（1000 ～ 10000）× 10^6/L	升高	降低

涂片革兰染色阳性率在 60% 以上，细菌培养阳性率在 80% 以上。

2. 血常规检查　白细胞计数增加，通常为（10 ～ 30）× 10^9/L，以中性粒细胞为主，偶可正常或超过 $40 × 10^9$/L。

3. 影像学检查　MRI 诊价值高于 CT，早期可正常，随病情进展 MRI 的 T1 加权像上显示蛛网膜下腔高信号，可不规则强化，T2加权像呈脑膜高信号。后期可显示弥散性脑膜强化、脑水肿等。

4. 其他　血细菌培养常可检出致病菌；如有皮肤瘀点，应活检并行细菌染色检查。

（三）诊断

急性起病的发热、头痛、呕吐，查体有脑膜刺激征阳性，颅内压增高，白细胞计数升高即应考虑本病；确诊须有病原学证据。

（四）治疗

1. 抗菌治疗　应掌握的原则是及早使用抗生素。通常在确定病原菌之前使用广谱抗生素，若明确病原菌则应选用敏感的抗生素。

（1）未确定病原菌：三代的头孢曲松或头孢噻肟常作为化脓性脑膜炎首选用药。

（2）确定病原菌：应根据病原菌选择敏感的抗生素。

①肺炎球菌：对青霉素敏感者可用大剂量青霉素，成人每天2000万～2400万 U，儿童每天40万 U/kg，分次静脉滴注。对青霉素耐药者，可考虑用头孢曲松，必要时联合万古霉素治疗。2周为1个疗程。通常开始抗生素治疗后24～36小时内复查脑脊液，以评价治疗效果。

②脑膜炎球菌：首选青霉素，耐药者选用头孢噻肟或头孢曲松，可与氨苄西林或氯霉素联用。对青霉素或 β- 内酰胺类抗生素过敏者可用氯霉素。

③革兰阴性杆菌：对铜绿假单胞菌引起的脑膜炎可使用头孢他啶，其他革兰阴性杆菌脑膜炎可用头孢曲松或头孢噻肟或头孢他啶。疗程常为3周。

2. 激素治疗　激素可以抑制炎性细胞因子的释放，稳定血脑屏障。对病情较重且没有明显激素禁忌证的患者可考虑应用。通常给予地塞米松10mg，静脉滴注，连用3～5天。

3. 对症支持治疗　包括保证足够的液体量和热量，维持水、电解质和酸碱平衡，退热，抗惊厥，脱水降颅压等。

五、结核性脑膜炎

结核性脑膜炎（TBM）是由结核杆菌引起的脑膜和脊膜的非化脓性炎症性疾病。

（一）临床表现

多起病隐匿，慢性病程，也可急性或亚急性起病，可缺乏结核接触史，症状往往轻重不一，其自然病程发展一般表现如下。

1. 结核中毒症状　低热、盗汗、食欲减退、全身倦怠无力、精神萎靡不振。

2. 脑膜刺激症状和颅内压增高　早期表现为发热、头痛、呕吐及脑膜刺激征。

3. 脑实质损害　如早期未能及时治疗，发病 4～8 周时常出现脑实质损害症状，如精神萎靡、淡漠、谵妄或妄想，部分性、全身性癫痫发作或癫痫持续状态，昏睡或意识模糊。肢体瘫痪如因结核性动脉炎所致，可呈卒中样发病，出现偏瘫、交叉瘫等；如由结核瘤或脑脊髓蛛网膜炎引起，表现为类似肿瘤的慢性瘫痪。

4. 脑神经损害　以动眼、外展、面和视神经最易受累，表现为视力减退、复视和面神经麻痹等。

5. 老年人结核性脑膜炎（TBM）的特点　头痛、呕吐较轻，颅内压增高症状不明显，约半数患者脑脊液改变不典型，但在动脉硬化基础上发生结核性动脉内膜炎而引起脑梗死较多。

（二）辅助检查

1. 脑脊液检查：见表 9-4。

表 9-4　结核性脑膜炎脑脊液特点

外观	压力	细胞数	细胞分类	蛋白	糖和氯化物
无色透明或微黄，静置后有薄膜形成	升高，可达 400mmH$_2$O	明显升高	淋巴细胞为主，通常为（50～500）×10^6/L	升高	降低

脑脊液抗酸染色仅少数为阳性，脑脊液培养出结核菌可确诊，

但需要大量脑脊液和数周时间。

2. CT 和 MRI 可显示基底池、皮质脑膜、脑实质多灶的对比增强和脑积水。

3. 血常规检查大多正常，部分患者红细胞沉降率可增高，伴有抗利尿激素异常分泌综合征的患者可出现低钠和低氯血症。约半数患者皮肤结核菌素试验阳性或胸部 X 线片可见活动性或陈旧性结核感染证据。

（三）诊断

根据结核病病史或接触史，出现头痛、呕吐等脑膜刺激征，结合脑脊液淋巴细胞数增多、蛋白质增高及糖含量减低等特征性改变，脑脊液抗酸涂片、结核分枝杆菌培养和 PCR 检查等可作出诊断。

（四）治疗

治疗原则是早期给药、合理选药、联合用药及系统治疗，只要患者临床症状、体征及实验室检查高度提示本病，即使抗酸染色阴性亦应立即开始抗结核治疗。

1. 抗结核治疗：见表 9-5。

表 9-5　抗结核药物用法用量信息表

药物	儿童用量	成人用量	用药途径	用药时间
异烟肼	10～20mg/kg	600mg，qd	静脉滴注，口服	1～2 年
利福平	10～20mg/kg	450～600mg，qd	口服	6～12 个月
吡嗪酰胺	20～30mg/kg	1500mg/d，500mg tid	口服	2～3 个月
乙胺丁醇	15～20mg/kg	750mg，qd	口服	2～3 个月

建议应至少选择 3 种药物联合治疗，常用异烟肼、利福平和吡嗪酰胺。轻症患者治疗 3 个月后可停用吡嗪酰胺，再继续用异

烟肼和利福平 7 个月。耐药菌株可加用第四种药如链霉素或乙胺丁醇。

2. 皮质类固醇激素：用于脑水肿引起的颅内压增高，伴局灶性神经体征和蛛网膜下腔阻塞的重症患者，可减轻中毒症状，抑制炎性反应及减轻脑水肿。成人常选用泼尼松 60mg 口服，3～4周后逐渐减量，2～3 周内停药。

3. 药物鞘内注射：蛋白质定量明显增高、有早期椎管梗阻、肝功能异常致使部分抗结核药物停用、慢性、复发或耐药的情况下，在全身药物治疗的同时可辅以鞘内注射，异烟肼 50mg、地塞米松 5～10mg、α- 糜蛋白酶 4000U、透明质酸酶 1500U，每隔 2～3 天 1 次，注药宜缓慢；症状消失后每周 2 次，体征消失后 1～2 周 1 次，直至脑脊液检查正常。脑脊液压力较高的患者慎用此法。

4. 对症及全身支持治疗。

六、新型隐球菌脑膜炎

新型隐性球菌脑膜炎是中枢神经系统最常见的真菌感染，由新型隐球菌感染引起，病情重，病死率高。新型隐球菌中枢神经系统感染可单独发生，但更常见于全身性免疫缺陷性疾病、慢性衰竭性疾病时，如获得性免疫缺陷综合征、淋巴肉瘤等。最初常感染皮肤和黏膜，经上呼吸道侵入体内。

（一）临床表现

1. 起病隐匿，进展缓慢。早期有不规则低热或间歇性头痛，后持续并进行性加重。免疫功能低下的患者可呈急性发病，常以发热、头痛、恶心、呕吐为首发症状。

2. 神经系统检查多数患者有明显的颈强直和 Kernig 征。少数出现精神症状如烦躁不安、人格改变、记忆衰退。大脑、小脑或脑干的较大肉芽肿引起肢体瘫痪和共济失调等局灶性体征。大多数患者出现颅内压增高症状和体征，如视盘水肿及后期视神经萎缩，不同程度的意识障碍，脑室系统梗阻出现脑积水。由于脑底部蛛网膜下腔渗出明显，常有蛛网膜粘连而引起多数脑神经受损的症状，常累及听神经、面神经和动眼神经等。

（二）辅助检查

1. 脑脊液检查　压力常增高，淋巴细胞数轻度、中度增多，一般为（10～500）×10⁶/L，以淋巴细胞为主，蛋白质含量增高，糖含量降低。脑脊液离心沉淀后涂片做墨汁染色，检出隐球菌可确定诊断。脑脊液真菌培养亦是常用的检查方法。

2. 影像学检查　CT 和 MRI 可帮助诊断脑积水。多数患者的肺部 X 线检查可有异常，可类似于结核性病灶、肺炎样改变或肺部占位病灶。

（三）诊断

依据慢性消耗性疾病或全身性免疫缺陷性疾病的病史，慢性隐匿病程，临床表现脑膜炎的症状和体征，脑脊液墨汁染色检出隐球菌可确诊。

（四）治疗

1. 抗真菌治疗

（1）两性霉素 B：是目前药效最强的抗真菌药物，但因其不良反应多且严重，主张与 5- 氟胞嘧啶联合治疗，以减少其用量。用法：成人首次用两性霉素 B 1 ～ 2mg/d 加入 5% 葡萄糖注射液 500ml 内静脉滴注。6 小时滴完，以后每日增加剂量 2 ～ 5mg，直至 1mg/（kg·d），通常维持 12 周；也可经小脑延髓池、侧脑室或椎管内给药，以增加脑的局部或脑脊液中药物浓度。该药副作用较大，可引起高热、寒战、血栓性静脉炎、头痛、恶心、呕吐、血压降低、低钾血症、氮质血症等，偶可出现心律失常、癫痫发作、白细胞计数或血小板计数减少等。

（2）氟康唑：为广谱抗真菌药，耐受性好，口服吸收良好，血及脑脊液中药浓度高，对隐球菌脑膜炎有特效。用法：每日

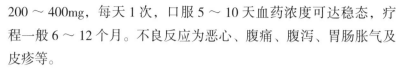

200～400mg，每天 1 次，口服 5～10 天血药浓度可达稳态，疗程一般 6～12 个月。不良反应为恶心、腹痛、腹泻、胃肠胀气及皮疹等。

（3）5- 氟胞嘧啶：单用疗效差，且易产生耐药性，与两性霉素 B 合用可增强疗效。用法：50～150mg/（kg·d），分 3～4 次，1 个疗程为数周至数月。不良反应有恶心、厌食、白细胞计数及血小板计数减少、皮疹及肝肾功能损害。

2. 对症及全身支持治疗　颅内压增高者可用脱水剂，并注意防治脑疝；有脑积水者可行侧脑室分流减压术，并注意水、电解质平衡。因本病病程较长，病情重，机体慢性消耗很大，应注意患者的全身营养、全面护理，防治肺部感染及泌尿系统感染。

七、自身免疫性脑炎

自身免疫性脑炎是一类由自身免疫机制介导的针对中枢神经系统抗原产生免疫反应所导致的脑炎，临床主要表现为精神行为异常、认知功能障碍和急性或亚急性发作的癫痫等。自身免疫性脑炎占所有脑炎病例的 10%～20%，其中以抗 N- 甲基 -D- 天冬氨酸受体（NMDAR）脑炎最为常见，约占所有自身免疫性脑炎病例的 80%，主要累及边缘系统。

（一）临床表现

1. 抗 NMDAR 脑炎常有发热、头痛等前驱症状。

2. 自身免疫性脑炎发病时主要表现为精神行为异常、认知功能障碍、近事记忆力下降、急性或亚急性癫痫发作、语言功能障碍、运动障碍、不自主运动、自主神经功能障碍及不同程度的意识障碍甚至昏迷等。

3. 自身免疫性脑炎可出现睡眠障碍，主要表现为嗜睡、睡眠觉醒周期紊乱和白天过度睡眠等。

（二）辅助检查

1. 脑脊液检查　脑脊液有核细胞可以正常或增多，脑脊液自身免疫性脑炎相关抗体检测阳性。

2. 影像学检查　脑 MRI T2 或者 FLAIR 可见边缘系统有异常信号。

3. 脑电图检查　可见癫痫样放电、弥漫性或者多灶分布的慢波节律。

（三）诊断

诊断主要是根据患者的临床表现，结合脑脊液、影像学及脑电图检查，确诊主要依据为脑脊液中自身免疫性脑炎相关抗体检测阳性。

（四）治疗及预后

1. 免疫治疗

（1）糖皮质激素：可采用甲泼尼龙冲击治疗。开始为甲泼尼龙 1000mg/d 静脉滴注，连续 1 天后改为甲泼尼龙 500mg/d，连续滴注 3 天之后改为泼尼松口服，逐渐减量。

（2）免疫球蛋白：总剂量按患者体重 2g/kg 计算，分 3～5 天静脉滴注。对于重症患者，可联合使用免疫球蛋白与糖皮质激素。

2. 对症支持治疗　癫痫发作者可给予抗癫痫治疗。精神症状明显者可给予相关抗精神症状治疗。

3. 预后　大部分患者预后良好，部分患者病情好转或稳定后可以复发。

八、小结

见表 9-6。

表 9-6　中枢神经系统感染性疾病的鉴别

	临床表现	脑脊液	病原学	特异性治疗
化脓性脑膜炎	急性起病的发热、呕吐 + 脑膜刺激征	压力升高；外观混浊或呈脓性，中性粒细胞为主，蛋白质升高；糖和氯化物降低	脑脊液细菌涂片、血培养阳性	抗菌（头孢曲松、头孢噻肟）
结核性脑膜炎	多隐匿起病，结核病病史或接触史 + 头痛、呕吐 + 脑膜刺激征	压力增高，≥ 400mm H$_2$O，外观无色透明或微黄，静置后可有薄膜形成；淋巴细胞数显著增多。蛋白质升高；糖和氯化物降低	脑脊液抗酸涂片、结核分枝杆菌培养、PCR 检查	抗结核治疗：1. 口服（异烟肼、利福平、吡嗪酰胺、乙胺丁醇）2. 鞘内注射（异烟肼 + 地塞米松）
新型隐球菌性脑膜炎	慢性隐匿病史，慢性消耗性疾病或全身免疫缺陷性疾病 + 发热、呕吐 + 脑膜刺激征	压力增高，以淋巴细胞为主，蛋白质含量增高，糖含量降低	脑脊液墨汁染色检出隐球菌；真菌培养阳性	抗真菌治疗：1. 两性霉素 B 联合 5- 氟胞嘧啶 2. 氟康唑
单纯疱疹病毒性脑炎	黏膜疱疹病史 + 急性起病、有前驱感染 + 意识障碍 + 局灶性神经系统损害	压力轻度增高，红细胞、白细胞（淋巴细胞为主）增多，蛋白质增高，糖和氯化物含量正常	检测 HSV 特异性 IgM、IgG 抗体；PCR 检测脑脊液中 HSV-DNA	抗病毒治疗（阿昔洛韦、更昔洛韦）
病毒性脑膜炎	急性起病的全身感染中毒症状、脑膜刺激症状	压力正常或轻度升高，淋巴细胞数轻、中度升高	脑脊液相关病毒核酸检测阳性	自限性疾病，对症治疗为主

续表

	临床表现	脑脊液	病原学	特异性治疗
自身免疫性脑炎	发热、头痛等前驱症状+精神行为异常、意识障碍	有核细胞正常或增多	脑脊液自身免疫性脑炎相关抗体阳性	糖皮质激素、免疫球蛋白，重症患者可联用

第二节　缺血性脑卒中

一、疾病概述

（一）脑梗死

依据局部脑组织发生缺血坏死的机制可将脑梗死分为三种类型：脑血栓形成、脑栓塞和血流动力学机制所致的脑梗死。

脑血栓形成是指脑动脉主干或分支动脉管腔狭窄、闭塞或血栓形成，是急性缺血性脑卒中中常见的类型，占60%。病死率约为10%，致残率达50%以上。存活者中40%以上可复发，且复发次数越多，病死率和致残率越高。脑栓塞是指栓子沿血循环进入脑动脉系统使血供骤然阻滞所引起的脑梗死，约占15%～20%。常突然发作，一开始即为完全性卒中，症状即刻到高峰。由于有栓子来源常反复发作，约2/3复发于首次发病后1年之内。脑栓塞的预后与被栓塞血管大小、栓子数目及栓子性质有关。脑栓塞急性期病死率为5%～15%，多死于严重脑水肿、脑疝、肺部感染和心力衰竭。血流动力学机制所致的脑梗死，其供血动脉没有发生急性闭塞或严重狭窄，是由于近端大血管严重狭窄加上血压下降，导致局部脑组织低灌注，从而出现的缺血坏死，约占全部急性脑梗死的10%～20%。

（二）缺血性脑卒中的概念及病因

缺血性脑卒中（ischemic stroke）是指由于脑的供血动脉（颈动脉＋椎动脉）狭窄或闭塞、脑供血不足导致的脑组织坏死的总称。有 4 种类型的脑缺血：短暂性脑缺血发作（TIA）；可逆性神经功能障碍（RIND）；进展性卒中（SIE）；完全性卒中（CS）。TIA无脑梗死存在，而 RIND、SIE 和 CS 有不同程度的脑梗死存在。

1. 短暂性脑缺血发作（TIA）　主要表现为短暂，一过性局限性神经功能障碍，持续时间不超过 24 小时，症状自行缓解，不遗留神经系统阳性体征。TIA 可反复发作，间歇时间无规律。

（1）颈动脉性 TIA：突发的对侧肢体麻木、肌力弱、感觉障碍、单眼黑矇，如在优势半球可有失语。

（2）椎动脉性 TIA：突发眩晕、复视、双眼黑矇、共济障碍、构音及吞咽困难，可有同向偏盲，每次发作轻瘫的部位不恒定，常伴有枕部头痛。

2. 可逆性神经功能障碍（RIND）　发病似卒中，临床表现与 TIA 相似，但神经功能障碍时间超过 24 小时，一般在 1 周左右恢复正常。脑 CT 或 MR 扫描可发现脑内有小梗死灶。

3. 进展性卒中（SIE）　神经功能障碍逐渐发展，呈阶梯样加重，需要 6 小时以上病情发展达高峰。主要原因为颈内动脉和大脑中动脉闭塞。

4. 完全性卒中（CS）　突然出现中度以上的局限性神经功能障碍，病情发展在 6 小时内达到高峰，以后神经功能障碍长期存在，很少恢复。主要表现有偏瘫、偏盲、失语、感觉障碍，常有意识障碍。

二、诊断和鉴别诊断要点

（一）临床表现

若患者突然出现以下症状，应考虑脑卒中可能。

1. 一侧肢体（伴或不伴面部）无力、麻木。

2. 言语不清、饮水呛咳、吞咽困难。

3. 一侧或双侧视力丧失或模糊、复视、双眼向一侧凝视。

4. 理解语言困难、言语不能。

5. 眩晕伴呕吐、行走不稳。

6. 既往少见的严重头痛、呕吐。

7. 意识障碍或抽搐。

（二）评估及诊断流程

1. 病史采集

（1）症状首次出现时间（精确到几点几分，对于缺血性脑卒中溶栓时间窗的计算至关重要）。

（2）神经功能缺损症状的出现及进展。

（3）各种心脑血管危险因素，近期卒中 / 心肌梗死 / 手术 / 创伤 / 出血、既往史（高血压 / 糖尿病）。

（4）用药史（抗凝、胰岛素、降压药）。

2. 体格检查

（1）进行详细的神经系统体格检查。

（2）注意床旁饮水试验评估吞咽功能。

（3）进行 NIHSS 评分（表 9-7）以评估神经功能缺损的严重程度。

3. 辅助检查

（1）脑 CT：首选，目的是排除脑出血，鉴别非血管性病变（如脑肿瘤，图 9-1）。

（2）实验室检查：血常规、肝肾功能、电解质、血糖、心电图及心肌酶、凝血。

（3）脑 MRI（包含 DWI+ADC 序列）：如图 9-2。DWI 在症状出现数分钟内出现高信号，对应 ADC 低信号。但 MRI 检查时间长，不适合病情危重或急需治疗患者。

表 9-7 NHISS 评分

项目	检查说明	评分
1a. 意识水平	评估患者觉醒状态。 给予言语、疼痛刺激。 即使不能全面评价（如气管插管、语言障碍、气管创伤、绷带包扎等），检查者也必须选择一个反应。 只有患者对伤害刺激没有任何反应 / 动作时（除了反射性姿势），才给予 3 分。	0= 清醒，反应灵敏 1= 不清醒，但给予很小的刺激能唤醒患者完成指令、回答问题或有反应 2= 不清醒，需要反复刺激才有反应，或反应迟钝并需要强烈或疼痛刺激才能做出动作（非刻板的） 3= 仅有反射活动或自发反应，或完全没反应、软瘫、无反射
1b. 意识水平提问	询问月份和年龄。 答案必须是正确的（没有近似正确）。 失语和无法理解问题的昏睡患者记 2 分。 因气管插管、口 / 气管外伤、任何原因造成的严重构音障碍、语言障碍或任何其他不继发于失语症的问题而无法说话的患者记 1 分。 只对最初的答案进行评分，检查中不要用语言或非语言提示"帮助"患者。	0= 都正确 1= 正确回答一个 2= 两个都不正确

续表

项目	检查说明	评分
1c. 意识水平指令	要求患者睁眼/闭眼和握拳/张手（非麻痹侧）；若手不能检查，替换一个简单命令。 若有明确的尝试但由于力弱而未完成，也给予评分。如果患者对命令没有反应，可以向患者演示该任务（哑剧形式），并记录结果（即遵循一个或两个命令，或两个都不遵循）。 应给予患有创伤、截肢或其他身体障碍的患者合适的简单指令。 仅对第一次尝试评分。	0= 正确完成两个任务 1= 正确完成一个任务 2= 两个任务都不能正确完成
2. 凝视	测试水平眼球运动。 对自主或反射性（头眼）眼球运动记分。 如果患者有眼同向运动障碍但可以通过自发或反射活动纠正，记1分。 若为孤立性周围神经麻痹（即Ⅲ、Ⅳ、Ⅵ脑神经麻痹），记1分。 所有失语者都需要检查凝视。 对眼球创伤、绷带包扎、盲人或有视觉或视野疾病的患者，由检查者选择一种反射性运动来测试。 与患者建立眼神交流，然后从患者一侧移动至另一侧，偶尔会发现部分注视麻痹。	0= 正常 1= 部分凝视麻痹；一只或两只眼睛的凝视异常，但不存在被动凝视或完全凝视麻痹 2= 被动凝视或完全凝视麻痹且不能被头眼反射克服

项目	检查说明	评分
3. 视野	视野检查：视情况用指数或视威胁方法检测上、下象限视野。 如果患者能看到侧面移动的手指，记录正常。 如果单眼盲或眼球摘除，检查另一只眼。 明确的非对称盲（包括象限盲）记1分。 全盲（任何原因）记3分。 同时刺激双眼，若有忽视记1分。	0= 无视野缺失 1= 部分偏盲 2= 完全偏盲 3= 双侧全盲（包括皮质盲）
4. 面瘫	要求或示意患者示齿、扬眉和睁闭眼。 对反应差或不能理解的患者，根据伤害刺激时表情的对称情况评分。 有面部创伤/绷带、经口气管插管、胶布或其他物理障碍影响面部检查时，应尽可能移至可评估的状态。	0= 正常对称运动 1= 轻微麻痹（鼻唇沟变浅，微笑时不对称） 2= 部分瘫痪（下面部完全或接近完全瘫痪） 3= 一侧或两侧完全瘫痪（上下面部均无面部运动）
5. 上肢运动 5a 左上肢 5b 右上肢	上肢伸展（掌心向下）：要求在坐位90°，或卧位时45°，坚持10秒。 对失语的患者用语言或动作鼓励，不用伤害刺激。 依次测试每个肢体，从非瘫痪侧的上肢开始。 只有在截肢或肩关节融合的情况下，才记录为无法测试（UN），并清楚地写下该选择的原因。	0= 上肢于要求位置坚持10秒，无掉落 1= 上肢能抬起，但不能坚持10秒，下落时不撞击床或其他支持物 2= 上肢不能达到或维持坐位90°/或卧位45°，掉落到床上，但经努力可对抗重力 3= 不能对抗重力，上肢坠落 4= 无运动 UN= 截肢或关节融合，说明

项目	检查说明	评分
6. 下肢运动 6a 左下肢 6b 右下肢	下肢卧位抬高 30° 持续 5 秒。 对失语的患者用语言或动作鼓励，不用伤害刺激。 依次测试每个肢体，从非瘫痪侧下肢开始。 只有在截肢或髋关节融合的情况下，才记录为无法测试（UN），并清楚地写下该选择的原因。	0= 于要求位置坚持 5 秒，不掉落 1= 在 5 秒末期下落，不撞击床 2=5 秒内下落到床上，但可抗重力 3= 不能抗重力，腿立即落到床上 4= 无运动 UN= 截肢或关节融合，说明
7. 肢体共济失调	本项是为了找到单侧小脑损害的证据。 睁眼测试，如果出现视觉缺陷，确保在完整的视野中进行测试。 对两侧进行指 – 鼻 – 指和跟膝胫试验，只有当出现与无力不成比例的共济失调时才记分。 无法理解或瘫痪的患者表现不出共济失调。在失明的情况下，让患者从伸出的手臂位置触摸鼻子进行测试。 只有在截肢或关节融合的情况下，才记录为无法测试（UN），并清楚地写下该选择的原因。	0= 没有共济失调 1= 一个肢体出现共济失调 2= 两个肢体出现共济失调 UN= 截肢或关节融合，说明

续表

项目	检查说明	评分
8.感觉	用针检查，询问感觉或观察表情或躲避伤害刺激（反应迟钝或失语患者）。 只对与卒中有关的感觉缺失评分。 偏身感觉缺失者需要精确检查，应尽可能测试身体多处部位：上肢（而非手）、下肢、躯干、面部。 严重或完的感觉缺失，记2分。 昏睡或失语者，可记1或0分。 脑干卒中并双侧感觉缺失者，记2分。 无反应及四肢瘫痪者，记2分。 昏迷患者（1a=3），记2分。	0= 正常，没有感觉缺失 1= 轻度至中度感觉丧失，患者感觉患侧针刺不尖锐或钝；或针刺后表面疼痛消失但患者意识到被触摸 2= 严重至完全感觉丧失，患者不知道面部、上肢和腿部被触摸
9.言语	在前面的检查项目中可获得有关理解的大量信息。 该项中，要求患者描写附图中的事件、叫出附图中物品名称、读所列的句子。 理解是根据该项检查及对前面总体神经检查中的所有命令的反应来进行判断。 若视觉缺损影响测试，可让患者识别放在手上的物品，重复和发音。 气管插管者手写回答。 昏迷患者（1a=3）给3分。 给昏睡或合作困难者选择一个记分，但3分仅给哑或一步都不能执行指令的人。	0= 正常，无失语 1= 轻到中度失语：流利程度或理解能力明显下降，但表达想法或表达形式无明显受限；言语或理解力的减少会使对话变得困难或不可能。例如，在所提供材料的交流中，检查者可以通过患者的反应来识别图片或命名卡片内容 2= 严重失语，所有的交流表达都是碎片化的，听者须推理、询问、猜测，能交换的信息范围有限,交流困难,检查者不能通过患者的反应来识别所提供的材料 3= 哑或完全失语，不能讲或无法理解

项目	检查说明	评分
10. 构音障碍	要求患者阅读或重复附表中的单词以获得足够的语音样本量来判断患者是否正常。 如果患者有严重的失语，可以对自发言语的清晰度进行评分。 只有当插管或有其他身体障碍无法产生言语时，才可以记录为不可测试（UN），并清楚地写出对此选择的解释。 不要告诉患者他/她正在被测试的原因。	0= 正常 1= 轻到中度构音障碍，能发一些含糊不清的词，虽有困难但能被理解 2= 严重构音障碍；患者的言语含糊不清难以理解，或者是哑/无声 UN= 插管或其他身体障碍，解释
11. 忽视和未注意	在之前的测试中可以获得足够的信息来识别忽视。 如果患者有严重的视力丧失而无法进行视觉同时双重刺激，同时皮肤刺激正常，则评分正常。 如果患者有失语但确实注意到两侧，评分为正常。 视觉空间忽略或失认的存在也可作为异常的证据。 由于仅在有异常表现才进行评分，该项目从不会是不可测试的。	0= 无异常 1= 双侧同时给予刺激（视觉、触觉、听觉、空间）之一时，患者未注意、或对一侧的忽视 2= 对以上一种以上感知的严重偏侧忽略或未注意；不认识自己的手或仅定向到一侧空间

（4）血管评估：如图 9-3。颈部血管超声、MRA、CTA，寻找血管内动脉粥样硬化斑块形成或狭窄的证据。

（三）鉴别诊断

1. 脑出血 患者多有头痛、恶心、呕吐的症状，也会出现意识障碍、一侧肢体偏瘫的表现，根据脑 CT 或 MRI 检查结果不难鉴别。

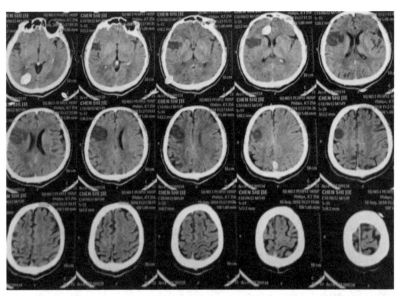

图 9-1 脑肿瘤患者 CT 影像

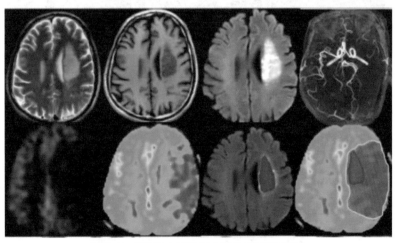

图 9-2 急性缺血性脑卒中患者头颅核磁影像

2. 颅内占位病变 脑肿瘤、硬膜下血肿和脑脓肿可呈卒中样发病，出现偏瘫等局灶性体征，颅内压增高征象不明显时易与脑梗死混淆。应详询病史，如硬膜下血肿有许多病例外伤轻微，患者毫不介意或已遗忘，或发病是在外伤数月之后，不追问外伤病史则易误诊。CT 或 MRI 检查有助于确诊。

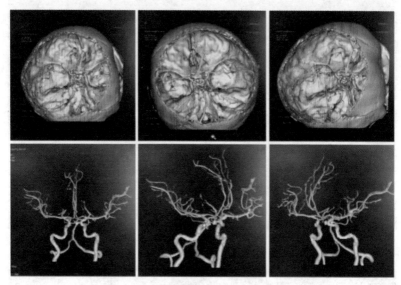

图 9-3   急性缺血性脑卒中患者颅内血管成像影像

3. 高血压脑病   可有偏瘫、偏盲，发病突然，需要与脑梗死鉴别。但其常有高血压，可达 200/120mmHg 以上，降压后神经障碍迅速恢复，眼底可见视盘水肿、视网膜出血及渗出物。CT 或 MRI 检查可助鉴别。

三、急诊治疗要点

（一）一般治疗

监测生命体征，必要时给予气道支持及辅助通气。

1. 血压控制   缺血性脑卒中发病后血压升高，大多在卒中后24 小时内自发降低；原则上 24 小时内降压幅度小于 15%；长期的管理目标小于 140/90mmHg。卒中后降压策略尚缺乏可靠研究证据，国内指南推荐如下：

（1）准备溶栓者：SBP ＜ 180mmHg，DBP ＜ 100mmHg。

（2）持续 SBP ≥ 200mmHg 或 DBP ≥ 110mmHg，或伴有心肌梗死、严重心功能不全、主动脉夹层、高血压脑病、急性肾衰竭，可缓慢降压。

（3）脑卒中 24 小时后的高血压患者可开始恢复降压药物治疗。

（4）脑卒中后低血压者应积极寻找原因，必要时可扩容升压。

2. 血糖控制　血糖超过 11.1mmol/L 给予胰岛素治疗，血糖低于 2.8mmol/L 给予葡萄糖口服 / 注射，应避免低血糖。

3. 营养支持　吞咽困难、饮水呛咳等应予以鼻饲补充营养。

（1）通常将 250mg 乌拉地尔加入静脉输液中，如生理盐水、5％或 10％葡萄糖注射液；如用输液泵，将 20ml 注射液（＝ 100mg 乌拉地尔）加入输液泵中，再稀释至 50ml。静脉输液的最大药物浓度为 4mg/ml 乌拉地尔。输液速度根据患者的血压酌情调整。初始输液速度可达 2mg/min，维持给药速度为 9mg/h。

（二）溶栓

1. 评估时间窗（若起床时出现症状或不能给出准确的起病时间，以无症状的最后时间开始计时）　静脉溶栓（r–tPA ＜ 4.5 小时；尿激酶＜ 6 小时）；动脉溶栓（大脑中动脉闭塞且不合适静脉溶栓者，＜ 6 小时；后循环动脉闭塞致严重卒中且不合适静脉溶栓者，＜ 24 小时）。

rt–PA 用量 0.9mg/kg，先静脉推注 10％，后静脉注射 90％。

尿激酶用量 100 万～ 150 万 U 溶于生理盐水 100 ～ 200ml，持续静脉滴注 30 分钟。

2. 适应证　符合时间窗；18 ～ 80 岁；NIHSS 7 ～ 22 分；脑 CT 已排除颅内出血，且无早期大面积脑梗死影像学改变；已签署知情同意书。

3. 禁忌证

（1）既往有颅内出血，包括可疑 SAH；近 3 个月有头颅外伤史；

近 3 周内有胃肠或泌尿系统出血；近 2 周内进行过大的外科手术；近 1 周内有不易压迫部位动脉穿刺。

（2）近 3 个月脑梗死或心肌梗死史，但陈旧小腔隙未遗留神经功能体征者除外。

（3）严重心、肝、肾功能不全或严重糖尿病患者。

（4）体检发现有活动性出血或外伤（骨折）的证据。

（5）已口服抗凝药，且 INR > 1.5；48 小时内接受过肝素治疗（ATPP >正常范围）。

（6）血小板计数< 100×10^9/L，血糖< 2.7mmol/L。

（7）血压：SBP > 180mmHg，或 DBP > 100mmHg。

（8）妊娠。

（9）不合作。

（三）抗血小板

口服阿司匹林 150 ～ 300mg/d，急性期后可改为预防剂量 50 ～ 150mg/d；溶栓者在溶栓后 24 小时开始抗血小板治疗，不能耐受阿司匹林者可选用氯吡格雷。

（四）降脂稳定斑块

动脉粥样硬化性缺血性卒中患者，推荐使用他汀类药物（阿托伐他汀 20mg，口服，每晚 1 次）。

（五）抗凝

1. 对于大多数缺血性脑卒中不推荐抗凝，特殊患者需要谨慎评估风险慎重抗凝。

2. 急性期低分子肝素（低分子肝素 0.4ml，皮下注射，每 12 小时 1 次），过渡至华法林，常规 INR 2 ～ 3。

3. 心源性卒中（心脏内血栓）不溶栓者尽快抗凝，溶栓者溶栓 24 小时后开始抗凝。

4. 大面积心源性脑栓塞后 48 小时内抗凝应慎重，因为有可能增加栓塞后出血风险，可急性期抗血小板治疗，病情稳定后抗凝。

（六）扩容

对于大多数缺血性脑卒中患者不推荐扩容，但对于低血压或脑灌注低所致分水岭梗死等类型可扩容治疗。补液避免使用低渗液（5%GS），会增加脑水肿。

（七）其他辅助治疗

依达拉奉（30mg，每天2次）、丁苯酞（丁苯酞氯化钠注射液25mg，每天2次）、银杏叶制剂（银杏叶提取物注射液35mg，每天2次）。

（八）并发症的预防及对症处理

1. 脑水肿与颅内高压 甘露醇（甘露醇注射液0.25～2g/kg）、甘油果糖（甘油果糖氯化钠注射液250ml静脉输注，每天2次），呋塞米（20mg，静脉注射），必要时请神经外科会诊是否行减压术。

2. 出血转化 应首先通过影像学确定有无症状性颅内出血（sICH），影像学发现的无症状性或出血性梗死，无需特殊干预，应遵循指南在溶栓后24小时常规启动并维持抗血小板治疗。对于sICH或脑实质血肿形成，应暂缓使用或停用抗血小板治疗，并积极控制血压，必要时手术清除血肿。病情稳定后7～10天开始抗栓治疗。

3. 癫痫 对症抗癫痫治疗（丙戊酸钠0.4g+0.9%氯化钠注射液250ml静脉输注）。

4. 吞咽困难 饮食试验评估吞咽功能，必要时鼻饲补充营养。

5. 肺炎 早期处理吞咽困难，避免误吸，及时使用抗生素治疗（头孢曲松2g溶于100ml生理盐水静脉输注，每天1～2次）。

6. 排尿困难及泌尿系感染 必要时留置尿管，尿路感染者给予抗生素。

7. 深静脉血栓形成和肺栓塞 鼓励尽早活动避免深静脉血栓形成，已形成血栓者给予抗凝（低分子肝素100U/kg，每12小时1

次，皮下注射，肾功能不全者慎用），有禁忌给予阿司匹林治疗。

8. 康复治疗　卒中后 24 ~ 48 小时内开始活动。

四、脑卒中急诊救治流程

见表 9-8。

表 9-8　脑卒中急诊救治绿色流程

进入脑卒中急诊救治绿色流程：

1. 病史采集和体格检查，进行 NIHSS 评估
2. 行 CT、MRI、血常规、血型、凝血系列化验、血管超声、经颅多普勒等检查
3. 测量生命体征
4. 检查心电图
5. 急性期伴脑水肿者可用 20% 甘露醇静脉滴注，或呋塞米（速尿）、地塞米松静脉注射，保护脑细胞药物等。必要时通知神经内科医师联合抢救（45分钟内完成）

TIA：	急性缺血性脑卒中：	脑出血：	蛛网膜下腔出血：
·留观或收住院（神经内科） ·一般治疗 ·抗血小板聚集药物 ·神经细胞保护剂 ·调控血压 ·活血化瘀中药 ·健康指导	·收住院(神经内科) ·抗血小板聚集药物 ·符合溶栓标准者尿激酶 150 万 U 或 rt-RA 药物溶栓（发病时间 < 3 小时，18 岁 < 年龄 < 80 岁，无出血倾向者） ·神经细胞保护剂 ·调控血压 ·活血化瘀中药 ·血管内介入 ·健康指导	·收住院（神经内科或神经外科） ·一般治疗 ·调控血压 ·止血药物 ·神经细胞保护剂 ·中成药治疗 ·处理并发症 ·有手术指征者行外科手术	·收住院（神经外科） ·一般治疗 ·调控血压 ·抗脑血管痉挛药物 ·止血药物 ·神经细胞保护剂 ·中成药治疗 ·处理并发症 ·血管内介入治疗 ·有手术指征者行外科手术

新编急诊科医师手册

436

【附】洼田饮水试验和 NIHSS 评分

（一）检查方法

患者端坐，喝下 30ml 温开水，观察所需时间和呛咳情况。

1 级（优）：能顺利地一次将水咽下。

2 级（良）：分两次以上，能不呛咳地咽下。

3 级（中）：能一次咽下，但有呛咳。

4 级（可）：分两次以上咽下，但有呛咳。

5 级（差）：频繁呛咳，不能全部咽下。

（二）评定

正常：1 级，5 秒之内。

可疑：1 级，5 秒以上或 2 级。

异常：3 ～ 5 级。

（三）深昏迷患者评分参考

第 1 项：

1a 计 3 分；

1b 计 2 分；

1c 计 2 分；

第 2 项凝视：若有凝视计 2 分，无凝视有眼球运动计 0 分，眼球运动受限计 1 分。

第 3 项视野：不能检查，不给评分。

第 4 项面瘫：给予疼痛刺激，根据面部反应判断面瘫程度进行评分，全瘫计 3 分。

第 5 项和第 6 项运动：给予疼痛刺激进行评分，昏迷患者需要两侧均检查评分，脑干受损出现双侧全瘫时最大评分为 16 分（左上、右上、左下、右下各评 4 分）。

第 7 项肢体共济失调：不能检查，不给评分。

第 8 项感觉：计 2 分。

第 9 项言语：失语计 3 分。

第 10 项构音障碍：不能检查，不给评分。

第 11 项忽视和未注意：不能检查，不给评分。

深昏迷患者最大记分为：NIHSS=33（1a=3，1b=2，1c=2，I2=2，I4=3，5a=4，5b=4，6a=4，6b=4，I8=2，I9=3 分）。

注：括弧内数字 + 字母对应 NIHSS 评分表（表 19-7）中各评分项目（1a 意识水平、1b 意识水平 - 提问、1c 意识水平 - 指令、I2 凝视、I4 面瘫、5a 左上肢、5b 右上肢、6a 左下肢、6b 右下肢、I8 感觉、I9 言语），等号后为该项目最大评分值，总计评分为 33 分，其中第 3、7、10、11 项不能检查，因此不计入评分。

第三节　脑出血

一、疾病概述

脑出血，也常被称为自发性脑出血，是由于大脑血管破裂导致血液流出的疾病，占急性脑血管病的 20% ～ 30%。

（一）病因

脑出血有多种危险因素和原因。常见的病因包括：

1. 头部外伤：对于 50 岁以下的人来说，损伤是脑部出血的最常见原因。

2. 高血压：未经治疗的高血压是脑出血的一个主要原因。这种慢性疾病持续很长一段时间会导致血管壁的弹性下降。

3. 动脉瘤。

4. 血管异常：（动静脉畸形）大脑内部和周围的血管薄弱处可能在出生时就存在，只有在出现症状时才能诊断。

5. 淀粉样血管病：血管壁的异常，有时会随着年龄的增长和高血压而发生。在造成大出血之前，它可能会导致许多不被注意的小出血。

6. 血液或出血性疾病：血友病和镰状细胞性贫血都会导致血

小板计数和凝血水平降低。血液稀释剂也是一个危险因素。

7. 肝病：这种情况通常与出血增加有关。

8. 脑瘤。

（二）临床表现

脑出血的症状可能有所不同，取决于出血的位置、出血的严重程度及受影响的组织数量。症状往往突然出现，并且可能会逐渐恶化。症状包括：

1. 突然剧烈的头痛。

2. 既往无癫痫发作史的癫痫发作。

3. 手臂或腿部无力。

4. 恶心或呕吐。

5. 意识障碍或昏迷。

6. 视力下降。

7. 刺痛或麻木。

8. 说话困难或语言障碍；书写或阅读困难。

9. 精细运动丧失，如手部颤抖。

10. 失去协调性、平衡；味觉丧失等。

（三）类型

1. 根据部位分型

（1）脑内出血（图9-4）：

①基底节区出血：a. 壳核出血；b. 尾状核头出血。

②丘脑出血。

③脑叶出血：a. 额叶出血；b. 顶叶出血；c. 颞叶出血；c. 枕叶出血。

④脑干出血：a. 脑桥出血；b. 中脑出血；c. 延髓出血。

⑤垂体出血。

⑥小脑出血。

（2）脑外出血（图9-5）：

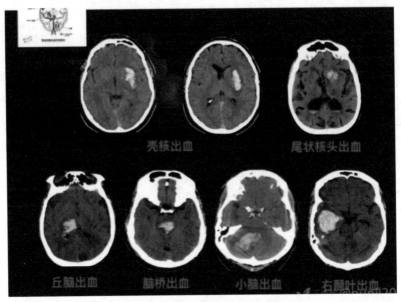

亮核出血　　　　　　　　　尾状核头出血

丘脑出血　　脑桥出血　　小脑出血　　右颞叶出血

图 9-4　脑内出血

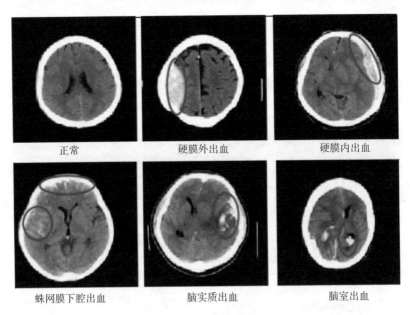

正常　　　　　　　硬膜外出血　　　　　　硬膜内出血

蛛网膜下腔出血　　　　脑实质出血　　　　　脑室出血

图 9-5　脑外出血

①硬膜外出血。

②硬膜下出血。

③蛛网膜下腔出血。

④脑室出血。

3. 根据病因分型

（1）原发性脑出血：主要是指高血压性脑出血（占80%以上），少数为脑淀粉样变性及不明原因的脑出血。

（2）继发性脑出血：是指继发于以下原因的脑出血，如血管畸形、动脉瘤、凝血功能障碍、抗凝或抗血小板药物治疗后、溶栓治疗后、梗死后出血转化、血液病、烟雾病、原发性或转移性肿瘤、静脉窦血栓形成、血管炎、妊娠及其他明确的病因。

（四）预后

及时就医并经正规治疗，可明显改善脑出血患者的长期结局，甚至有可能完全恢复正常，但脑出血总体预后较差。脑水肿、颅内压增高和脑疝形成是致死的主要原因。预后与出血量、出血部位、意识状态及有无并发症有关。脑干、丘脑和大量脑室出血预后较差。与脑梗死不同，不少脑出血患者起初的严重神经功能缺损可以相对恢复良好，甚至可以完全恢复正常。如果血压控制良好，一般高血压脑出血的复发率相对较低，但动-静脉血管畸形所致的脑出血例外，年再发率接近2%。

二、诊断和鉴别诊断要点

（一）诊断标准

1. 急性起病。

2. 局部神经功能缺损症状（少数为全面神经功能缺损），常伴有头痛、呕吐、血压升高及不同程度意识障碍。

3. 脑CT或MRI显示出血灶。

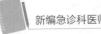

4. 排除非血管性脑部病因。

（二）诊断流程

第一步，是否为脑卒中？

第二步，是否为脑出血？行脑 CT 或 MRI 以明确诊断。

第三步，脑出血的严重程度？可根据 GCS 或 NIHSS 等量表评估。

第四步，脑出血的分型。

推荐意见：

1. 尽早对脑出血患者进行全面评估，包括病史、一般检查、神经系统检查和有关实验室检查，特别是血常规、凝血功能检查和影像学检查（Ⅰ级推荐，C 级证据）。

2. 对疑似脑卒中患者应尽早行 CT 或 MRI 检查，以明确诊断（Ⅰ级推荐，A 级证据）。

3. 脑出血后数小时内常规出现血肿扩大，脑神经功能损伤，应密切监测（Ⅰ级推荐，A 级证据）。CTA 和增强 CT 的"点征"（spot sign）有助于预测血肿扩大风险，必要时可行有关评估（Ⅱ级推荐，B 级证据）。

4. 如有疑血管病变（如血管畸形等）、肿瘤或 CAA 者，可根据需要选择行 CTA、CTV、增强 CT、增强 MRI、MRA、MRV、DSA、GRE-T2* 或 SWI 检查，以明确诊断（Ⅱ级推荐，B 级证据）。

5. 可应用 GCS 或 NIHSS 等量表评估病情的严重程度（Ⅱ级推荐，C 级证据）。

（三）辅助检查

1. 实验室检查

（1）血常规、血糖、肝肾功能和电解质。

（2）心电图和心肌缺血标志物。

（3）凝血酶原时间、国际标准化比率（INR）和活化部分凝血活酶时间。

（4）氧饱和度。必要时应进行特殊检查，如疑似脑血管淀粉样变，可行 APOE 基因检测；疑似毒药物滥用时应行毒药物检查。

2. 影像学检查

（1）脑出血检查

①CT 平扫：可迅速、准确地显示血肿的部位、出血量、占位效应、是否破入脑室或蛛网膜下腔及周围脑组织受损等情况，是首选的影像学检查方法。

②增强 CT 和灌注 CT：增强 CT 扫描发现造影剂外溢的"点征"是提示血肿扩大高风险的重要证据。

③标准 MRI：在慢性出血及发现血管畸形方面优于 CT。

④多模式 MRI：包括弥散加权成像、灌注加权成像、FLAIR 和梯度回波序列（GRE）等，有助于提供脑出血更多的信息，但不作为急诊检查手段。

（2）脑血管检查

①CTA 和 MRA：两者是快速、无创性评价颅内、外血管的可靠方法，可用于筛查可能存在的脑血管畸形或动脉瘤，但阴性结果不能完全排除病变的存在。与 CTA 早期（动脉期）发现的"点征"相比，延迟 CTA 显示的"渗漏征"预示血肿扩大风险的敏感度和特异度更高；多时相 CTA（包括动脉晚期、静脉早期及延迟像）也更易检出"点征"。如果血肿部位、组织水肿程度或颅内静脉窦内异常信号提示静脉血栓形成，应该考虑行 MRV 或 CTV 检查。

②DSA：能清晰显示脑血管各级分支及动脉瘤的位置、大小、形态及分布，畸形血管的供血动脉及引流静脉，了解血流动力学改变，为血管内栓塞治疗或外科手术治疗提供可靠的病因病理解剖，是当前血管病变检查的"金标准"。

三、急诊治疗要点

（一）内科治疗

1. 一般治疗　应常规予以持续生命体征监测、神经系统评估、持续心肺监护，包括袖带血压监测、心电图监测、氧饱和度监测。

2. 血压管理

（1）降压策略：

①应综合管理脑出血患者的血压，分析血压升高的原因，再根据血压情况决定是否进行降压治疗（Ⅰ级推荐，C级证据）。

②对于收缩压150～220mmHg的住院患者，在没有急性降压禁忌证的情况下，数小时内降压至130～140mmHg是安全的，其改善患者神经功能的有效性尚待进一步验证。

③对于收缩压＞220mmHg的脑出血患者，在密切监测血压的情况下，持续静脉输注药物控制血压可能是合理的，收缩压目标值为160mmHg。

④在降压治疗期间应严密观察血压水平的变化，避免血压波动，每隔5～15分钟进行1次血压监测。

（2）常用降压药及使用方法：

①尼卡地平配制方法：0.9%NS/5%GS 100ml+尼卡地平20mg，浓度为0.167mg/ml。1分钟以0.18～2.16ml滴注速度给予，即为2.7～32.4滴/分速度进行滴注。

②拉贝洛尔配制方法：

a.10%GS 20ml+25～50mg于5～10分钟缓慢推注，一般推注后5分钟内出现最大作用，约维持6小时，效果不满意，可重复1次，总剂量不超过200mg。

b. 0.9%NS/5%GS 250ml+拉贝洛尔100mg，浓度0.4mg/ml。静脉滴注速度为1～4mg/min。

3. 血糖控制　血糖值可控制在7.8～10.0mmol/L。应加强血糖监测并给予相应处理。

（1）血糖超过10mmol/L时可给予胰岛素治疗。

（2）血糖低于3.3mmol/L时，可给予10%～20%葡萄糖口服或注射治疗。目标是达到正常血糖水平。

4. 体温 脑出血患者早期可出现中枢性发热，特别是大量脑出血、丘脑出血或脑干出血者容易出现。入院 72 小时内患者的发热持续时间与临床转归相关。然而，尚无资料表明治疗发热能改善临床转归。发病 3 天后，患者也可因感染等原因引起发热，此时应针对病因治疗。

5. 病因治疗

（1）使用抗栓药物发生脑出血时，应立即停药。

（2）华法林相关性脑出血患者可考虑将人凝血酶原复合物（PCC）作为新鲜冰冻血浆（FFP）的一种替代选择，同时静脉应用维生素 K。对新型口服抗凝药物（达比加群、阿哌沙班、利伐沙班）相关脑出血，有条件者可应用相应拮抗药物（如依达赛珠单抗）。

（3）不推荐 rF Ⅶ a 单药治疗口服抗凝药相关性脑出血。

（4）对普通肝素相关性脑出血，推荐使用硫酸鱼精蛋白治疗。

（5）对溶栓药物相关脑出血，可选择输注凝血因子和血小板治疗。

（6）对于使用抗血小板药物相关性脑出血，不推荐常规输注血小板治疗。

（二）外科治疗

1. 手术适应证

（1）幕上出血量≥ 30ml，幕下出血量≥ 10ml。

（2）中线移位超过 5mm。

（3）环池或侧裂池消失。

（4）伴有梗阻性脑积水。

（5）严重颅高压甚至脑疝。

2. 手术方式的选择

（1）大骨瓣开颅血肿清除术：适用于出血量较大，中线结构偏移大于 1cm 的患者。

（2）小骨窗开颅血肿清除术：这是一种微创手术，主要适用于基底节区与颞叶出血。

（3）立体定向血肿引流术：适用于脑内绝大多数部位出血。

（4）神经内镜下颅内血肿清除术：适用于绝大多数脑内部位的出血。

（三）并发症的治疗

1. 颅内高压

（1）应卧床、适度抬高床头、严密观察生命体征。需要脱水降颅压时，应给予甘露醇和高渗盐水静脉滴注，用量及疗程依个体化而定。

（2）注意监测心脏、肾及电解质情况。必要时，也可用呋塞米、甘油果糖和（或）白蛋白。对伴有意识障碍的脑积水患者可行脑室引流以缓解颅内压增高。

（3）一般在静脉注射后 20 分钟内起作用，2～3 小时降压作用达到高峰，可维持 4～6 小时。常用剂量为每次 0.25～0.5g/kg，成人一次用量。一般要求在 20 分钟内滴完。颅内高压患者静脉注射甘露醇降脑压时，剂量以 400mg/kg，输入速率不要超过 50mg/（kg·min）为宜，这样既可达到最佳降压效果，又可防止脑压反跳。脱水剂一般应用 5～7 天。但若合并肺部感染或频繁癫痫发作，脱水剂的应用时间可适当延长。

（4）有意识障碍者，提示病灶范围较大，中线结构已受影响，可给予 20% 甘露醇 125ml，静脉滴注，4～6 小时，并观察病情和意识障碍的动态改变，注意用药后症状是否缓解，以便调整用量和用药间隔时间。

（5）若患者昏迷程度加深，腱反射和肌张力逐渐降低，出现对侧锥体束征或去大脑强直样反应时，为病灶扩大或中线结构移位加重的征象。除应给予 20% 甘露醇 250ml 静脉滴注，进行积极的脱水治疗外，并应加用呋塞米 40mg，每日 1～2 次，以上两药可同时或交替应用。

甘露醇禁用情况：①活动性脑出血禁用。②临床症状较轻，患者神志清楚，无剧烈头痛、呕吐，眼底检查未见视乳头水肿者，尤其是腔隙性脑梗死或小灶脑梗死不用脱水剂。

2. 痫性发作 不推荐预防性应用抗癫痫药物治疗。若出现临床痫性发作或脑电图提示痫性发作伴有认知行为改变，均须给予抗癫痫药物治疗。早发痫性发作（＜7天）由脑出血所致的组织损伤所致，应给予3～6个月抗癫痫药物治疗。对于晚发痫性发作（＞7天），药物治疗原则与其他癫痫患者相同。

3. 深静脉血栓和肺栓塞的防治

（1）卧床患者应注意预防深静脉血栓；如疑似患者可做 D-二聚体检测及肢体多普勒超声检查。

（2）鼓励患者尽早活动、腿抬高；尽可能避免下肢静脉输液，特别是瘫痪侧肢体。

（3）瘫痪患者入院后即应用气压泵装置，可预防深静脉血栓及相关栓塞事件；不推荐弹力袜预防深静脉血栓。

（4）对易发生深静脉血栓的高危患者，血肿稳定后可考虑发病后1～4天皮下注射小剂量低分子肝素或普通肝素预防深静脉血栓，但应注意出血的风险。

（5）当患者出现深静脉血栓或肺动脉栓塞症状时，可使用系统性抗凝治疗或下腔静脉滤器置入；合适治疗方案的选择取决于多重因素（出血时间、血肿稳定性、出血原因及全身情况）。

（四）康复治疗

脑出血后只要患者的生命体征平稳、病情不再进展，宜尽早进行康复治疗。

早期分阶段综合康复治疗对恢复患者的神经功能和提高生活质量有益。

1. 功能训练 面瘫功能训练、语言吞咽功能训练、认知功能训练、肢体功能锻炼、手功能训练和步行功能训练等。

2. 协调训练　转移训练和平衡协调能力的训练。

3. 运动训练　诱发患者的主动运动和关节被动活动。

4. 物理治疗　包括功能性电刺激、生物反馈、经颅磁刺激、顺序循环治疗仪治疗等。

（五）高压氧治疗

1. 该疗法的作用是提高血液中氧气含量，改善脑组织缺血状况，受伤后 14 小时以内治疗效果最好。

2. 高压氧治疗需要在医院进行。医生会根据病情在受伤的最初 2 ～ 3 天，每天进行 2 次高压氧治疗。一般需要 6 个以上疗程。

3. 连续完成 2 ～ 3 个疗程后可以休息 7 ～ 10 天，再开始下一阶段的高压氧治疗。

第四节　重症肌无力

一、疾病概述

重症肌无力（myasthenia gravis，MG）是一种获得性自身免疫性疾病，由于神经肌肉接头传递功能障碍而导致肌肉收缩无力，由自身抗体和细胞介导的乙酰胆碱受体（AChR）破坏引起的间歇性肌肉无力和易疲劳。本病可在任何年龄起病，但常见于年轻女性和老年男性。其症状可在运动后加重，休息后缓解。诱因包括感染，手术，或由特定药物引起：麻醉剂、镇静药、镇痛药、抗生素（如氨基糖苷类、奎宁、硫酸镁、普鲁卡因胺、钙离子拮抗剂、免疫检查点抑制剂）。

二、诊断和鉴别诊断要点

（一）临床表现
受累骨骼肌病态疲劳，表现为"晨轻暮重"。

最常见的症状：眼睑下垂；复视；受累肌运动后肌无力（表9-9）。

表9-9　重症肌无力临床表现

受累肌肉	表现
一侧或双侧眼外肌无力	上睑下垂、斜视和复视，重者眼球运动明显受限，甚至眼球固定，但瞳孔括约肌不受累
面部肌肉和口咽肌	表情淡漠、苦笑面容、咀嚼无力、饮水呛咳、吞咽困难、说话带鼻音、发音障碍
胸锁乳突肌和斜方肌	颈软、抬头困难，转颈、耸肩无力
四肢肌肉受累	近端无力为重，抬臂、梳头、上楼梯困难。腱反射通常不受影响，感觉正常

（二）重症肌无力危象

重症肌无力危象是指呼吸肌受累时出现咳嗽无力甚至呼吸困难，需要用呼吸机辅助通气，是致死的主要原因。

1. 肌无力危象　为最常见的危象，疾病本身发展所致，多由于抗胆碱酯酶药量不足。

2. 胆碱能危象　过量的新斯的明或溴吡斯的明等抗胆碱酯酶药物引起的肌无力表现（症状类似有机磷中毒）（表9-10）。

3. 反拗危象　又称为无反应性危象，因长期应用胆碱酯酶抑制剂（ChEI）或ChEI的剂量逐渐增大，或因感染、分娩、手术、创伤等诱因而致AChR过度疲劳，对ACh失去反应。临床表现与胆碱能危象相似。

新编急诊科医师手册

表 9-10　肌无力危象和胆碱能危象的鉴别诊断

指标	肌无力危象	胆碱能危象
心率	心动过速	心动过缓
肌肉	无力	无力和肌束震颤
瞳孔	正常或变大	缩小
皮肤	苍白、可伴发凉	潮红、温暖
腺体分泌	正常	增多
新斯的明试验	肌无力症状改善	肌无力症状加重

（三）临床分型

1. 成年型肌无力　见表 9-11。

表 9-11　成年型肌无力分型及临床表现

分型	临床表现
Ⅰ型：眼肌型	病变仅局限于眼外肌
Ⅱ型：全身型	有一组以上肌群受累
ⅡA型：轻度全身型	四肢肌群轻度受累，伴或不伴眼外肌受累，通常无咀嚼、吞咽和构音障碍，生活能自理
ⅡB型：中度全身型	四肢肌群中度受累，伴或不伴眼外肌受累，通常有咀嚼、吞咽和构音障碍，生活自理困难
Ⅲ型：急性重症型	起病急、进展快，发病数周或数月内累及咽喉肌，半年内累及呼吸肌，伴或不伴眼外肌受累，生活不能自理
Ⅳ型：迟发重症型	隐袭起病，缓慢进展。2 年内逐渐进展，ⅡA、ⅡB型进展而来，累及呼吸肌，常合并胸腺瘤
Ⅴ型：肌萎缩型	起病半年内出现骨骼肌无力、萎缩

2. 少年型肌无力　10～18 岁之间发病，多为单纯眼外肌麻痹，

450

部分伴吞咽困难及四肢无力。

3. 儿童型肌无力　大多数病例仅限于眼外肌麻痹，双眼睑下垂可交替出现，呈拉锯状。约 1/4 病例可自然缓解，仅少数病例累及全身骨骼肌。

（四）诊断

临床症状和体征对本病的诊断有提示作用，需要完善辅助检查以确诊，包括床旁测试、AChR 抗体水平、肌电图。

1. 床旁测试

（1）疲劳试验（Jolly 试验）：嘱患者持续上视出现上睑下垂，或两臂持续平举后出现上臂下垂，休息后恢复则为阳性。

（2）新斯的明试验：新斯的明 0.5 ～ 1mg 肌内注射，20 分钟后肌无力症状明显减轻者为阳性。

2. 若抗胆碱酯酶试验为可疑阳性，以下两者或之一可用于明确诊断

（1）血清 AChR 抗体水平：80% ～ 90% 的全身型和 50% 的眼肌型 MG 会出现 AChR 抗体阳性。抗体水平与疾病严重程度无关。

（2）肌电图（EMG）：包括低频重复电刺激（RNS）和单纤维肌电图（SFEMG）。90% 的 MG 患者低频刺激时为阳性（动作电位波幅递减达 10%）。单纤维肌电图使用特殊的单纤维针电极测量同一神经肌纤维电位间的间隔是否延长来反映神经 - 肌肉接头处的功能。敏感性高，主要用于眼肌型和临床怀疑 MG 但 RNS 正常者。

3. 影像学检查　胸腺 CT 和 MRI 有助于明确是否存在胸腺增生或胸腺瘤。

（五）鉴别诊断

1. 眼肌型 MG 的鉴别诊断

（1）Miller-Fisher 综合征：属于 Guillain-Barré 综合征的变异型，表现为急性眼外肌麻痹；共济失调和腱反射或消失；肌电图

示神经传导速度减慢；脑脊液有蛋白－细胞分离现象，在部分患者可检测到抗人神经节苷脂 GQ1b 抗体。

（2）慢性进行性眼外肌麻痹：属于线粒体脑肌病，表现为双侧进展性无波动性眼睑下垂、眼外肌麻痹，可伴近端肢体无力。肌电图示肌源性损害，少数患者可伴有周围神经传导速度减慢。血乳酸轻度增高，肌肉活体检和基因检测有助于诊断。

（3）Meiger 综合征：属于锥体外系疾病，表现为单侧或双侧眼睑痉挛、眼裂变小，伴有面肌、下颌肌和舌肌非节律性强直性痉挛。服用多巴胺受体拮抗剂或局部注射 A 型肉毒毒素治疗有效。

2. 全身型 MG 的鉴别诊断

（1）Guillain-Barré 综合征：免疫介导的急性炎性周围神经病，表现为弛缓性肢体肌无力，腱反射减低或消失。肌电图示运动神经传导潜伏期延长，传导速度减慢、阻滞，异常波形离散等。脑脊液有蛋白－细胞分离现象。

（2）Lambert-Eaton 综合征：免疫介导的累及神经－肌肉接头突触前膜电压依赖性钙通道疾病，表现为肢体近端无力、易疲劳，短暂用力后肌力增强，持续收缩后病态疲劳伴有自主神经症状（口干、体位性低血压、胃肠道运动迟缓、瞳孔扩大等）。肌电图示低频 RNS 可见波幅递减，高频 RNS 可见波幅明显递增。多继发于小细胞肺癌，也可并发于其他恶性肿瘤。

（3）多发性肌炎：多种原因导致的骨骼肌间质性炎性病变，表现为进行性加重的弛缓性肢体无力和疼痛。肌电图示肌源性损害。心肌酶显著升高、肌肉活检有助于诊断。糖皮质激素治疗有效。

（4）肉毒中毒：为肉毒杆菌毒素累及神经－肌肉接头突触前膜所致，表现为眼外肌麻痹、瞳孔扩大和对光反射迟钝，吞咽、构音、咀嚼无力，肢体对称性弛缓性瘫痪，可累及呼吸肌，可伴有 Lambert-Eaton 综合征样的自主神经症状。肌电图示低频 RNS 无明显递减，高频 RNS 可使波幅增高或无反应，取决于中毒程度。

对食物可进行肉毒杆菌分离及毒素鉴定。

（5）代谢性肌病：肌肉代谢酶、脂质代谢或线粒体受损所致肌肉疾病，表现为弛缓性肢体无力，不能耐受疲劳，腱反射减低或消失，伴有其他器官受损。肌电图示肌源性损害。心肌酶正常或轻微升高、肌肉活检和基因检测有助于诊断。

三、急诊治疗要点

治疗原则：一旦明确 MG 诊断，应给予抗胆碱酯酶药物治疗；如单一抗胆碱酯酶药物疗效不明显，可联合应用肾上腺皮质激素或免疫抑制剂、胸腺切除、血浆置换疗法进行综合治疗。除病因及对症处理外，同时应尽量避免本病的各种诱发因素，防治各种感染，禁用、慎用可导致本病加重的药物。

（一）抗胆碱酯酶药物

溴吡斯的明，从小剂量开始，逐步加量，以维持日常起居为宜。成人每次口服 30 ～ 120mg，每天 3 ～ 4 次。应在饭前 30 ～ 40 分钟服用，口服 2 小时达高峰，作用时间为 6 ～ 8 小时，作用温和、平稳，不良反应小，妊娠期也可使用。辅助药如氯化钾（1g，每天3 次，口服）、麻黄碱（25mg，每天 3 次，口服）可加强胆碱酯酶抑制剂的作用。

（二）肾上腺皮质激素

可抑制自身免疫反应，减少 AChR 抗体的生成。增加突触前膜 ACh 的释放量及促使运动终板再生和修复，改善神经 - 肌肉接头的传递功能。用法有两种：

1. *冲击疗法* 适用于重症病例、已用气管插管或呼吸机者。甲泼尼龙 1000mg/d 静脉滴注，3 ～ 5 天后改用地塞米松 10 ～ 20mg/d 静脉滴注，连续 7 ～ 10 天。临床症状稳定改善后，改为口服泼尼松 60 ～ 100mg 隔日晨顿服。当症状基本消失后，逐渐减量至5 ～ 15mg 长期维持，至少 1 年以上。治疗初期可使病情加重，甚至出现危象，应予注意。

2. 小剂量递增疗法　从小剂量开始，隔日晨顿服泼尼松20mg，每周递增10mg，直至隔日晨顿服60～80mg，待症状稳定改善4～5天后，逐渐减量至隔日5～15mg维持数年。此法可避免用药初期病情加重。

（三）免疫抑制剂

适用于对激素疗效不佳，或不能耐受者，或因高血压、糖尿病、溃疡病等不能用肾上腺皮质激素者。

1. 环磷酰胺　口服，每次50mg，每天2～3次，或200mg，每周2～3次，静脉注射。可与肾上腺皮质激素合用。

2. 环孢素A　6mg/（kg·d），口服，疗程12个月。

3. 硫唑嘌呤　50～100mg/d，分2次服用，长期服用。

（四）胸腺治疗

1. 胸腺切除　适用于伴有胸腺肥大和高AChR抗体效价者；伴胸腺瘤的各型MG患者；年轻女性全身型MG患者；对ChEI治疗反应不满意者。约70%的患者术后症状缓解或治愈。

2. 胸腺放射疗法　对于年老体弱、有严重并发症不宜行胸腺摘除术者或手术后又复发者，可行胸腺放射治疗。

（五）血浆置换（PE）

通过正常人血浆或血浆代用品置换患者血浆，能清除MG患者血浆中AChR抗体、补体及免疫复合物。每次交换量为2000ml左右，每周1～3次，连用3～8次。起效快，但疗效持续时间短，仅维持1周至2个月，随抗体水平增高而症状复发，由于不良反应大，仅适用于危象和难治型MG。

（六）大剂量静脉注射免疫球蛋白（IVIg）

外源性IgG可以干扰AChR抗体与AChR的结合，从而保护AChR不被抗体阻断。IgG 0.4g/（kg·d）静脉滴注，5天为1个疗程。作为辅助治疗缓解病情。

（七）危象的处理

处理的关键主要是：应积极给予快速起效治疗（IVIg 或 PE）同时评估其呼吸功能，监测动脉血气并进一步判断肌无力危象的类型。一旦出现呼吸衰竭（Ⅰ型或Ⅱ型）应及时气管插管，正压通气。筛查危象诱因，如是否由感染、手术或使用加重肌无力的药物所致，并积极采取相应控制措施（如控制感染，停用加重病情的药物等）。具体危象的抢救措施见表 9-12。

表 9-12　重症肌无力危象类型及抢救措施

危象类型	抢救措施
肌无力危象	肌内注射新斯的明 0.5 ～ 1.0mg，好转后逐渐改口服剂量，亦可用新斯的明 2mg 加入 500ml 液体中静脉滴注
胆碱能危象	立即停用 ChEI，阿托品 1 ～ 2mg 肌内或 2mg/h 静脉注射，根据病情可重复使用，直至轻度阿托品化，症状改善后重新调整 ChEI 剂量，或改用皮质激素等其他治疗方案
反拗性危象	主要维持生命体征的稳定，积极对症处理，避免或防治感染。停用 ChEI，经过一段时间后，如对 ChEI 有效，则重新调整药物剂量；如对 ChEI 仍不起反应，则改用其他治疗方案

第十章

>>>>>>>>>

内分泌系统急症

第一节 低血糖

一、疾病概述

低血糖是一种常见的病症，容易发生低血糖的人群包括处于节食减肥中的人群、经常不按时进食一日三餐的人群、糖尿病患者及其他疾病导致的低血糖。对于糖尿病患者，应该形成健康的饮食习惯，包括不刻意地节食及每天按时吃饭。此外，糖尿病患者应该合理安排每天的餐饮、运动量及制定适合的降糖目标。对于容易低血糖的人群，应常备糖果，以快速缓解低血糖症状。

低血糖的症状通常表现为出汗、饥饿、心慌、颤抖、面色苍白等，严重者还可出现精神不集中、躁动、易怒甚至昏迷、死亡等症状。

1. 血糖　通常指的是血液中的游离葡萄糖。健康人在正常情况下，血糖在空腹和饱腹的情况下都能维持在相对恒定的范围内。正常人的空腹血糖 < 6.1mmol/L，餐后 2 小时血糖 < 7.8mmol/L。

2. 低血糖　在医学上，不同人群的低血糖判定标准不同，由于糖尿病患者（尤其是老年糖尿病患者）较非糖尿病患者发生低血糖的风险更高、危害更大，因此非糖尿病患者和糖尿病患者低血糖的诊断标准是不一样的：非糖尿病患者低血糖标准是血糖

＜2.8mmol/L，而糖尿病患者的低血糖标准是血糖＜3.9mmol/L。

二、诊断和鉴别诊断要点

（一）诊断

低血糖症状发作时血糖低于2.8mmol/L（糖尿病患者3.9mmol/L）和静脉补充葡萄糖后症状迅速缓解（Whipple 三联征）即可诊断为低血糖症。

1. 分级

1 级低血糖：血糖＜3.9mmol/L 且≥3.0mmol/L。

2 级低血糖：血糖＜3.0mmol/L。

3 级低血糖：没有特定血糖界限，伴有意识和（或）躯体改变的严重事件，需要他人帮助的低血糖。

2. 临床表现　低血糖的临床表现与血糖水平及血糖的下降速度有关，可表现为交感神经兴奋和中枢神经系统症状（图 10-1 至图 10-2）。

（1）交感神经兴奋症状：常出现在血糖快速下降时，表现为饥饿、软弱、倦怠、乏力；出汗、焦虑、心悸；皮肤感觉异常（如口唇周围麻木）；肢体震颤（如手抖、站立不稳）。

（2）中枢神经系统变化：见于血糖缓慢而持续下降，表现为反应迟钝，听力下降，记忆力、计算力、判断能力均减弱，意识朦胧、嗜睡，甚至意识不清，呼之不应，癫痫样抽搐，偏瘫、大小便失禁直至昏迷。

轻度症状:

心慌　　焦虑　　冷汗　　发抖　　饥饿　情绪不稳　头痛

严重时:

  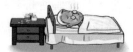

抽搐　　　　嗜睡　　　　意识丧失、昏迷乃至死亡

血糖警惕值　　　临床显著低血糖　　　严重低血糖
血糖≤3.9mmol/L，　血糖<3.0mmol/L，　无特定血糖界限，伴严重认知
但无低血糖症状　　且有低血糖症状　　功能障碍且需其他措施帮助

 此外，部分糖尿病人出现低血糖症状但没有检测血糖时也应该及时处理

图 10-1　低血糖临床表现

头痛、头晕、瞬间丧失意识，
损伤脑细胞

摔倒时易致骨折　　心律失常、心绞痛、
急性心肌梗死

低血糖昏迷
6小时以上　→　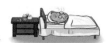
痴呆，甚至死亡

一次严重的病源性低血糖或由此诱发的心血管事件可能
会抵消一生维持血糖在正常范围所带来的益处

图 10-2　低血糖不及时处理的危害

（二）鉴别诊断

1. 尚未确诊的低血糖症　应与癫痫、精神分裂症、癔症及各种脑血管病相鉴别。以上疾病不存在血糖值偏低，此时应尽快完善脑

CT。

2. 已确诊的低血糖症　应与不同病因所致的低血糖症相鉴别。

（1）反应性低血糖（功能性低血糖）：该病常与情绪有关，症状较轻，多在白天发作（多在早饭前或午饭前），与饥饿、运动无关。常在高糖饮食后易发作。进食较多，伴肥胖测空腹血糖、OGTT、禁食试验、D860 等激发试验均呈阴性反应。

（2）肝源性低血糖：低血糖发作多在清晨空腹、饥饿或运动促进发病，病情呈进行性。空腹血糖正常或低于正常，OGTT 呈糖尿病样曲线，但在服糖后 4～7 小时血糖降低。低糖饮食可诱发禁食试验呈阳性反应。这些患者伴有肝脏严重疾患，肝功能异常。

（3）胰岛 B 细胞瘤：典型低血糖发作多在清晨、饥饿及运动促进发作，病情呈进行性加重，发作时血糖很低。OGTT，血糖为低平曲线。血清胰岛素、C 肽、胰岛素原浓度明显升高；禁食试验、D860 等激发试验均呈阳性反应。

（4）药物性低血糖：多发生在糖尿病患者、注射胰岛素或服用磺脲类降糖药物者。应重视病史。若因胰岛素注射过量所致者，血清胰岛素明显升高而 C 肽不升高。若是血清胰岛素、C 肽水平升高，而胰岛素原轻微升高者，支持磺脲类降糖药物引起的低血糖症。后者在服糖后，血糖恢复较慢。

（5）胰外肿瘤所致低血糖：临床也会出现典型的低血糖症状，但测血清胰岛素 C 肽、胰岛素原水平均很低。发现该肿瘤分泌过多的胰岛素样生长因子 - Ⅱ（IGF-Ⅱ），血清中 IGF-Ⅱ上升，或 IGF-Ⅱ对 IGF-Ⅰ的比值增高可协助诊断。

（6）内分泌疾病引起的低血糖：垂体前叶功能低下、生长激素缺乏、肾上腺皮质功能低下（艾迪生病）、甲状腺功能低下等内分泌疾患，均可发生低血糖。但通过病史、临床表现、各种激素测定内分泌功能检查，可作出明确诊断。

三、急诊治疗要点

低血糖的处理：

1. 立即取血测血糖。

2. 紧急评估患者生命体征，包括气道有无堵塞、有无呼吸、意识、脉搏、血压等。

3. 补充葡萄糖：对于意识清醒患者立即给予含糖类食品或以葡萄糖为主的饮料，间隔 15 分钟再次测血糖，如果血糖还是低于 2.8mmol/L（糖尿病患者低于 3.9mmol/L），给予葡萄糖口服液（50% 葡萄糖注射液）口服，或静脉滴注葡萄糖注射液，直到血糖恢复正常，患者症状消失。

对于意识不清患者，首剂静脉注射 50% 葡萄糖注射液 40 ～ 60ml，或胰高血糖素 1 ～ 2mg 肌内注射或皮下注射，隔 15 分钟后测血糖，如果血糖低于 2.8mmol/L（糖尿病患者低于 3.9mmol/L），再次给予 50% 葡萄糖注射液 40 ～ 60ml 静脉推注，然后继续用 10% 葡萄糖注射液静脉滴注，直到患者清醒，血糖恢复正常水平。

如果在静脉滴注 10% 葡萄糖注射液时患者血糖仍不升，可给予地塞米松注射液 10mg 静脉推注或者肾上腺素 0.25 ～ 0.5mg、胰高血糖素 0.5 ～ 1mg 皮下或肌内注射。

4. 每隔 30 分钟监测血糖 1 次。

5. 血糖浓度恢复正常且维持 30 分钟以上患者仍未清醒，称低血糖后昏迷，这类患者可能存在脑水肿，故在维持血浆葡萄糖正常浓度的同时应给予脱水治疗。静脉滴注甘露醇注射液 100 ～ 250ml，于 20 分钟内滴完，同时考虑低温、亚低温疗法。

6. 患者意识恢复后尽快查明低血糖病因和诱因，治疗原发病和消除诱因。

四、诊治流程

低血糖诊治流程见图 10-4。

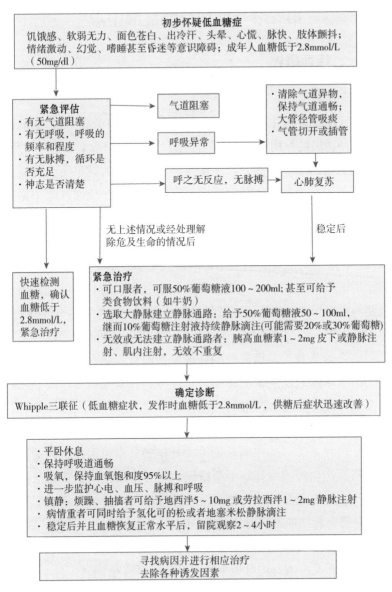

初步怀疑低血糖症
饥饿感、软弱无力、面色苍白、出冷汗、头晕、心慌、脉快、肢体颤抖；
情绪激动、幻觉、嗜睡甚至昏迷等意识障碍；成年人血糖低于2.8mmol/L
（50mg/dl）

紧急评估
· 有无气道阻塞
· 有无呼吸，呼吸的频率和程度
· 有无脉搏，循环是否充足
· 神志是否清楚

气道阻塞

呼吸异常

· 清除气道异物，保持气道通畅；大管径管吸痰
· 气管切开或插管

呼之无反应，无脉搏

心肺复苏

无上述情况或经处理解除危及生命的情况后

稳定后

快速检测血糖，确认血糖低于2.8mmol/L，紧急治疗

紧急治疗
· 可口服者，可服50%葡萄糖液100～200ml；甚至可给予类食物饮料（如牛奶）
· 选取大静脉建立静脉通路：给予50%葡萄糖液50～100ml，继而10%葡萄糖注射液持续静脉滴注(可能需要20%或30%葡萄糖)
· 无效或无法建立静脉通路者：胰高血糖素1～2mg皮下或静脉注射、肌内注射，无效不重复

确定诊断
Whipple三联征（低血糖症状，发作时血糖低于2.8mmol/L，供糖后症状迅速改善）

· 平卧休息
· 保持呼吸道通畅
· 吸氧，保持血氧饱和度95%以上
· 进一步监护心电、血压、脉搏和呼吸
· 镇静：烦躁、抽搐者可给予地西泮5～10mg或劳拉西泮1～2mg静脉注射
· 病情重者可同时给予氢化可的松或者地塞米松静脉滴注
· 稳定后并且血糖恢复正常水平后，留院观察2～4小时

寻找病因并进行相应治疗
去除各种诱发因素

图 10-4 低血糖诊治流程

第二节 糖尿病酮症酸中毒

一、疾病概述

（一）定义

糖尿病酮症酸中毒（diabetic ketoacidosis, DKA）是糖尿病患者在各种诱因的作用下，胰岛素不明显增加，升糖激素不适当升高，造成糖、蛋白质、脂肪，以至于水、电解质、酸碱平衡失调而导致高血糖、高血酮、酮尿、脱水、电解质紊乱、代谢性酸中毒等病理改变的症候群。

（二）病因

1 型糖尿病患者有自发 DKA 倾向，2 型糖尿病患者在一定诱因作用下也可发生 DKA。DKA 最常见的诱因是感染。其他诱因包括胰岛素治疗中断或不适当减量、各种应激、酗酒及某些药物（如糖皮质激素、拟交感药物等）。另有 2% ～ 10% 原因不明。

1. 急性感染 是糖尿病酮症酸中毒的重要诱因，包括呼吸系统、泌尿系统及皮肤常见感染，且以冬、春季发病率较高。急性感染又可是 DKA 的并发症，与 DKA 互为因果，形成恶性循环，更增加诊治的复杂性。

2. 治疗不当 如中断药物（尤其是胰岛素）治疗、药量不足及抗药性产生等。尤其是 1 型糖尿病患者停用或减少胰岛素治疗剂量，常可引起 DKA。2 型糖尿病患者长期大量服用苯乙双胍，尤其是肝、肾功能不佳时易诱发 DKA。

3. 饮食失控和（或）胃肠道疾病 如饮食过量、过甜或不足，酗酒、呕吐或腹泻等均可加重代谢紊乱，而诱发 DKA。

4. 其他应激 如严重外伤、麻醉、手术、妊娠、分娩、精神刺激及心肌梗死或脑血管意外等情况。由于应激造成的升糖激素水平的升高，交感神经系统兴奋性的增加，加之饮食失调，均易诱发酮症酸中毒。

5. 精神因素　严重精神创伤、紧张或过度疲劳时。

6. 伴有拮抗胰岛素的激素分泌过多　如肢端肥大症、皮质醇增多症或误用大量糖皮质激素、胰高血糖素等。

7. 不明原因　有 2% ~ 10% 原因不明。

（三）临床表现

1. 糖尿病症状加重　早期"三多一少"症状加重，即多尿、多饮、多食、体重减轻。此时还属于病情早期，虽然体内已经出现了代谢紊乱，但其导致的酸中毒还可以被机体调整缓冲，使机体维持在一个相对稳定的状态。

2. 消化道症状　早期可产生食欲减退、恶心呕吐。后期发生胃扩张时可出现严重的呕吐。少数患者表现为腹痛，酷似急腹症，易误诊。

3. 呼吸系统症状　代谢性酸中毒刺激延髓呼吸中枢，引起呼吸改变。当 pH < 7.2 时可引起深而快的呼吸（Kussmaul 呼吸）；当 pH < 7.0 时则发生呼吸中枢抑制。部分患者呼气中有烂苹果味（丙酮）。

4. 神经系统症状　反应迟钝、头痛、嗜睡，晚期会出现不同程度的意识障碍，昏迷。这是由于严重酸中毒、失水、缺氧、微循环障碍等导致的脑细胞失水或水肿，从而引发中枢神经功能障碍。

5. 脱水和休克症状　极度口渴，尿量减少，眼眶下陷，皮肤黏膜干燥，血压下降、心率加快、四肢厥冷；虽然患者常有感染，但其临床表现可被 DKA 的表现所掩盖，且往往因外周血管扩张而体温不高，甚至偏低，是预后不良的表现。

二、诊断和鉴别诊断要点

（一）辅助检查

1. 尿　尿糖强阳性、尿酮阳性，可有蛋白尿和管型尿。

2. 血　血糖增高，一般为 16.7 ～ 33.3mmol/L，有时可达 55.5mmol/L 以上。血酮体升高，> 1.0mmol/L 为高血酮，> 3.0mmol/L 提示可有酸中毒。血 β- 羟丁酸升高。血实际 HCO_3^- 和标准 HCO_3^- 降低，CO_2 结合力降低，酸中毒失代偿后血 pH 下降；剩余碱负值增大，阴离子间隙增大，与 HCO_3^- 降低大致相等。血钾在治疗前可正常、偏低或偏高，治疗后若补钾不足可严重降低。血钠、血氯降低，血尿素氮和肌酐常偏高。血浆渗透压轻度上升。部分患者即使无胰腺炎存在，也可出现血清淀粉酶和脂肪酶升高，治疗后数天内降至正常。即使无合并感染，也可出现白细胞计数及中性粒细胞比例升高。

（二）诊断标准及酮症酸中毒的分类

早期诊断是决定治疗成败的关键，临床上对于原因不明的恶心呕吐、酸中毒、失水、休克、昏迷的患者，尤其是呼吸有酮味（烂苹果味）、血压低而尿量多者，不论有无糖尿病病史，均应考虑到本病的可能性。立即查末梢血血糖、血酮、尿糖、尿酮，同时抽血查血糖、血酮、β- 羟丁酸、尿素氮、肌酐、电解质、血气分析等以肯定或排除本病。如血糖 > 11mmol/L 伴酮尿和酮血症，血 pH < 7.3 和（或）血碳酸氢根 < 15mmol/L，可诊断为 DKA。

1. 轻度糖尿病酮症酸中毒　pH 7.25 ～ 7.3，HCO_3^- 15 ～ 18mmol/L，仅有酮症没有酸中毒，以多饮、多尿为主。患者体内胰岛素不足，使血糖升高，然而身体无法利用它作为能量来源，导致体内脂肪分解过度，酮体产生过多，既不能被有效利用，也难完全排出体外，在血液中大量蓄积，造成血酮水平升高。当酮体只是轻度增加时，身体通过调节，使血 pH 保持在正常范围，称之为酮症。

2. 中度糖尿病酮症酸中毒　pH 7.0 ～ 7.25，HCO_3^- 10 ～ 15mmol/L，有酮症，轻、中度酸中毒。酮症发生后，酮体进一步增多，导致血液变酸，出现代谢性酸中毒。

3. 重度糖尿病酮症酸中毒 pH < 7.0，HCO_3^- < 10mmol/L，有酮症酸中毒伴有昏迷，或无昏迷但 CO_2 低于 10mmol/L。诊断标准见表 10-1。

表 10-1 糖尿病酮症酸中毒（DKA）的诊断标准

DKA	血糖（mmol/L）	动脉血pH	血清HCO_3^-（mmol/L）	尿酮体	血清酮体	血浆有效渗透压	阴离子间隙（mmol/L）	精神状态
轻度	> 13.9	7.25 ~ 7.3	15 ~ 18	阳性	阳性	可变	> 10	清醒
中度	> 13.9	7.0 ~ 7.25	10 ~ 15	阳性	阳性	可变	> 12	清醒 / 嗜睡
重度	> 13.9	< 7.0	< 10	阳性	阳性	可变	> 12	木僵 / 昏迷

注：1. 血浆有效渗透压计算公式：2 × （[Na^+]+[K^+]）+ 血糖（mmol/L）。

2. 血浆阴离子间隙计算公式：[Na^+]–[Cl^-+HCO_3^-]（mmol/L）。

（三）鉴别诊断

1. 其他类型糖尿病昏迷 低血糖昏迷、高渗高血糖综合征、乳酸性酸中毒。

2. 其他疾病所致昏迷 尿毒症、脑血管意外等。部分患者以DKA 作为糖尿病的首发表现，某些病例因其他疾病或诱发因素为主诉，有些患者 DKA 与尿毒症或脑卒中共存等使病情更为复杂，应注意辨别。

三、急诊治疗要点

（一）治疗内容

强调预防为主。良好控制糖尿病，及时防治感染和其他诱因，是主要的预防措施。对早期酮症患者，仅需要给予足量胰岛素及补充液体，严密观察病情，定期查血糖、血酮，调整胰岛素剂量；对酸中毒甚至昏迷患者一旦诊断应立即积极抢救。治疗原则：尽快补液以恢复血容量、纠正失水状态，降低血糖，纠正电解质及酸碱平衡失调，同时积极寻找和消除诱因，防治并发症，降低病死率。

1. 补液　是治疗的关键环节。只有在有效组织灌注改善、恢复后，胰岛素的生物效应才能充分发挥。基本原则为"先快后慢，先盐后糖"。轻度脱水不伴酸中毒者可以口服补液，中度以上的 DKA 患者须进行静脉补液。通常先使用生理盐水。输液量和速度的掌握非常重要，DKA 失水量可达体重 10% 以上。开始时输液速度较快，在 1～2 小时内输入 0.9% 氯化钠 1000～2000ml，前 4 小时输入所计算失水量 1/3 的液体，以便尽快补充血容量，改善周围循环和肾功能。如治疗前已有低血压或休克，经快速输液仍不能有效升高血压，应输入胶体溶液并采用其他抗休克措施。以后根据血压、心率、每小时尿量、末梢循环情况及有无发热、吐泻等决定输液量和速度，老年患者及有心、肾疾病患者必要时根据中心静脉压指导治疗。24 小时输液量应包括已失水量和部分继续失水量。当血糖下降至 13.9mmol/L 时，根据血钠情况以决定改为 5% 葡萄糖注射液或葡萄糖生理盐水，并按每 2～4g 葡萄糖加入 1U 短效胰岛素。鼓励患者喝水，减少静脉补液量；也可使用胃管灌注温 0.9% 氯化钠或温开水，但要分次少量缓慢灌注，避免呕吐而造成误吸，不宜用于有呕吐、胃肠胀气或上消化道出血者。对于心脑、肾功能不全的患者，应避免补液过度，在严密监测血浆渗透压、心、肺、肾功能和神志状态下调整补液量和速度。

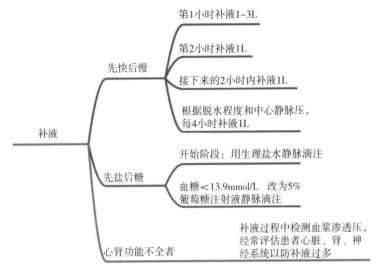

2. 胰岛素治疗　一般采用小剂量（短效）胰岛素治疗方案，即每小时给予 0.1U/kg 胰岛素，使血清胰岛素浓度恒定达到 100 ～ 200μU/ml，这已有抑制脂肪分解和酮体生成的最大效应及相当强的降低血糖效应，而促进钾离子运转的作用较弱。通常将短效胰岛素加入生理盐水中持续静脉滴注，亦可间歇静脉注射。以上两种方案均可加用首次负荷量，静脉注射短效胰岛素 10 ～ 20U。血糖下降速度一般以每小时降低 3.9 ～ 6.1mmol/L 为宜，每 1 ～ 2 小时复查血糖；若在补足液量的情况下，开始治疗 2 小时后血糖下降不理想或反而升高，胰岛素剂量应加倍。当血糖降至 13.9mmol/L 时开始输入 5% 葡萄糖注射液（或葡萄糖生理盐水），并按比例加入胰岛素，此时仍需要每 4 ～ 6 小时复查血糖，调节输液中胰岛素的比例及每 4 ～ 6 小时皮下注射一次短效胰岛素 4 ～ 6U，使血糖水平稳定在较安全的范围内。病情稳定后过渡到胰岛素常规皮下注射。

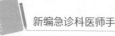

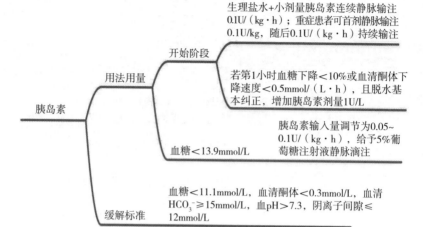

胰岛素

用法用量

开始阶段 — 生理盐水+小剂量胰岛素连续静脉输注0.1U/（kg·h）；重症患者可首剂静脉输注0.1U/kg，随后0.1U/（kg·h）持续输注

若第1小时血糖下降<10%或血清酮体下降速度<0.5mmol/（L·h），且脱水基本纠正，增加胰岛素剂量1U/L

血糖<13.9mmol/L — 胰岛素输入量调节为0.05~0.1U/（kg·h），给予5%葡萄糖注射液静脉滴注

缓解标准 — 血糖<11.1mmol/L，血清酮体<0.3mmol/L，血清HCO_3^-≥15mmol/L，血pH>7.3，阴离子间隙≤12mmol/L

3. 纠正电解质及酸碱平衡失调 本症酸中毒主要由酮体中酸性代谢产物引起，经输液和胰岛素治疗后，酮体水平下降，酸中毒可自行纠正，一般不必补碱。但如果严重酸中毒影响心血管、呼吸和神经系统功能，应给予相应治疗，但补碱不宜过多、过快。补碱指征为血 pH < 7.1、HCO_3^- < 5mmol/L。应采用等渗碳酸氢钠（1.25% ～ 1.4%）溶液，或将 5% 碳酸氢钠 84ml 加注射用水至 300ml 配成 1.4% 等渗溶液，一般仅给 1 ～ 2 次。补碱过多过快会产生不利影响，包括脑脊液反常性酸中毒加重、组织缺氧加重、血钾下降和反跳性碱中毒等。

DKA 患者有不同程度失钾。如上所述，治疗前的血钾水平不能真实反映体内缺钾程度，补钾应根据血钾和尿量：治疗前血钾低于正常，在开始胰岛素和补液治疗同时立即开始补钾；血钾正常、尿量 > 40ml/h，也立即开始补钾；血钾正常、尿量 < 30ml/h，暂缓补钾，待尿量增加后再开始补钾；血钾高于正常，暂缓补钾。氯化钾部分稀释后静脉输入、部分口服。治疗过程中定期监测血钾和尿量，调整补钾量和速度。病情恢复后仍应继续口服钾盐数天。

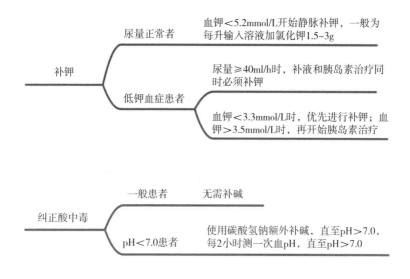

补钾
- 尿量正常者：血钾<5.2mmol/L开始静脉补钾，一般为每升输入溶液加氯化钾1.5~3g
- 低钾血症患者：
  - 尿量≥40ml/h时，补液和胰岛素治疗同时必须补钾
  - 血钾<3.3mmol/L时，优先进行补钾；血钾>3.5mmol/L时，再开始胰岛素治疗

纠正酸中毒
- 一般患者：无需补碱
- pH<7.0患者：使用碳酸氢钠额外补碱，直至pH>7.0，每2小时测一次血pH，直至pH>7.0

（二）并发症的治疗

在抢救过程中要注意治疗措施之间的协调及从一开始就重视防治重要并发症，特别是脑水肿和肾衰竭，维持重要脏器功能。

1. **休克** 如休克严重且经快速输液后仍不能纠正，应详细检查并分析原因，例如确定有无合并感染或急性心肌梗死，给予相应措施。

2. **严重感染** 是本症的常见诱因，亦可继发于本症。因 DKA 可引起低体温和血白细胞计数升高，故不能以有无发热或血常规改变来判断，应积极处理。

3. **心力衰竭、心律失常** 年老或合并冠心病者补液过多可导致心力衰竭和肺水肿，应注意预防。可根据血压、心率、中心静脉压、尿量等调整输液量和速度，酌情应用利尿药和正性肌力药。血钾过低或过高均可引起严重心律失常，宜用心电图监护，及时治疗。

4. **肾衰竭** 是本症主要死亡原因之一，与原来有无肾病变、失水和休克程度及持续时间、有无延误治疗等密切相关。强调注意预防，治疗过程中密切观察尿量变化，及时处理。

5. 脑水肿 病死率甚高，应着重预防、早期发现和治疗。脑水肿常与脑缺氧、补碱或补液不当、血糖下降过快等有关。如经治疗后血糖有所下降，酸中毒改善，但昏迷反而加重，或虽然一度清醒又再次昏迷，或出现烦躁、心率慢而血压偏高、肌张力增高，应警惕脑水肿的可能。可给予地塞米松、呋塞米，或给予白蛋白。慎用甘露醇。

6. 急性胃扩张 可用1.25%碳酸氢钠溶液洗胃，清除残留食物，预防吸入性肺炎。

（三）预防酮症酸中毒的措施

1. 去除诱因 及时消除糖尿病酮症酸中毒的诱因，是预防糖尿病酮症酸中毒发生和复发的关键。

（1）避免自行调药：有些糖尿病患者不遵从医嘱，自行中断胰岛素注射或口服降糖药服用，以及擅自减少或增加剂量，都容易引发糖尿病酮症酸中毒。

（2）避免饮食过量、过甜或不足。不可酗酒，因为酗酒会加重糖类、脂肪、蛋白质三大营养物质代谢紊乱，容易诱发糖尿病酮症酸中毒。

（3）积极治疗感染：发生肺炎、泌尿系统感染、皮肤化脓性感染时，积极治疗。避免由于感染造成机体高度胰岛素抵抗，胰岛素相对不足。糖尿病酮症酸中毒容易合并感染，两者相互影响，恶性循环。

（4）应激状态下，及时调整治疗方案：创伤、手术、妊娠、精神紧张、心脑血管意外及精神刺激等应激状态下，机体升糖激素（如皮质醇、儿茶酚胺、胰高血糖素等）的分泌增多，拮抗胰岛素代谢，导致胰岛素相对不足，这种情况下应及时请医师调整治疗方案。

2. 正确进行药物治疗 使用胰岛素的患者，一定不能随意中断或者减少胰岛素的治疗，更不要迷信偏方而终止正规胰岛素治疗。

3. 合理饮食，每餐都要有主食 糖尿病患者应根据自己的标准体重、体型、劳动强度，准确计算每天的主食量，并且按照早、中、晚餐各占 1/3 或者早、中、晚餐各占 1/5、2/5、2/5 的比例，合理分配一日三餐。糖尿病患者每餐均要有主食的摄入，因为过少的碳水化合物摄入会导致体内脂肪分解过盛而发生饥饿性酮症。

4. 保证运动安全 运动前，要先进行自我评估。如果合并有急性感染，或合并心脏疾病、糖尿病足、严重的眼底出血病变、血糖升高（＞ 16.7mmol/L）、血糖降低（＜ 4.0mmol/L）、血压异常升高（＞ 180/120mmHg）等特殊情况，都需要及时就医，待病情稳定后方可选择合适的运动。

5. 做好自我监测

（1）血糖监测：对于病情较重、血糖波动较大的患者，为了全面掌握病情，往往需要每周选择两天，测全天的"血糖谱"，包括空腹（或三餐前）、三餐后、睡前及凌晨 3 时的血糖。另外，如生活习惯发生变化（如出差、参加宴会等）或者身体出现状况时（失眠、感冒、心绞痛、怀孕等），也要增加自测频率。若患者病情稳定，每周选择一天，监测一下空腹及餐后血糖就可以了。

（2）尿酮体监测：如果患者血糖持续高于 13.9mmol/L，应同时监测尿酮体。如果尿酮体（++ 或以上）应立即就医。

四、诊治流程

糖尿病酮症酸中毒诊治流程见图 10-5。

临床症状：多尿、多饮、多食，体重减轻，腹痛，疲劳，恶心呕吐，精神萎靡，昏迷

体格检查：呼吸、脱水程度评估，循环灌注，血压，酮体气味，神志，呕吐情况

实验室检查：血糖、血酮体、血气、电解质、肾功能、尿酮体

症状：1.血糖＞11.1mmol/L
　　　2.血酮体显著增高，指血酮体＞3mmol/L
　　　3.酸中毒：pH＜7.30，HCO_3^-＜15mmol/L
DKA分类：轻度，pH＜7.30，HCO_3^-＜15mmol/L
　　　　　中度，pH＜7.20，HCO_3^-＜10mmol/L
　　　　　重度，pH＜7.10，HCO_3^-＜5mmol/L

脱水程度评估：
3%—临床上刚可以分辨出
5%—轻度脱水，皮肤黏膜干燥
7.5%—中度脱水，眼睛凹陷，毛细血管充盈时间延长
10%—重度脱水，循环灌注存在严重异常，脉搏细弱，休克

常规复苏措施：
1. 保持气道通畅，呼吸衰竭者气管插管、呼吸机辅助呼吸
2. 吸氧、心电监护
3. 建立两路静脉输液通路
4. 如果存在反复呕吐，需留置胃管并洗胃

符合下列之一转入ICU：
严重酸中毒：pH＜7.10伴显著呼吸困难
重度脱水伴休克
神志不清伴有吸入性肺炎危险
年龄＜2岁

液体疗法：
1.补液量＝维持量＋累积损失量
累积损失量＝%脱水程度×体重（kg）
脱水程度计算不能大于10%
2. 基本原则为"先快后慢，先盐后糖"：第1小时补液1～3L；第2小时补液1L；接下来的2个小时内补液1L；根据脱水程度及中心静脉压，每4小时补液1L；血糖＜13.9mmol/L可改为5%葡萄糖注射液滴注
胰岛素治疗：一般采用小剂量（短效）胰岛素治疗方案，即每小时给予0.1U/kg胰岛素，使血清胰岛素浓度恒定达到100～200μU/ml
补钾：
1.尿量正常者：血钾<5.2mmol/L开始静脉补钾，一般为每升输入溶液加氯化钾1.5~3g
2.低钾血症患者：尿量≥40ml/h时，补液和胰岛素治疗同时必须补钾，血钾<3.3mmol/L时优先进行补钾，血钾>3.5mmol/L时再开始胰岛素治疗，纠正酸中毒pH＜7.0可使用碳酸氢钠

并发症的治疗：
· 休克
· 严重感染
· 心力衰竭、心律失常
· 肾衰竭
· 脑水肿
· 急性胃扩张

图10-5　糖尿病酮症酸中毒诊治流程

第三节 甲状腺危象

一、疾病概述

（一）概念

甲状腺危象（thyroid storm 或 thyroid crisis）是一种严重的甲状腺功能亢进（甲亢）并发症，可能危及生命，病死率高（10%～30%）。

（二）发病机制

甲亢危象由未得到适当治疗或控制不良的甲亢触发，导致甲状腺激素水平急剧升高，可影响多个器官系统。

（三）病因

1. 既往甲亢病史。

2. 诱发因素：感染、手术、创伤、精神刺激、突然停用抗甲状腺药物等。

二、诊断和鉴别诊断要点

（一）临床表现

1. **高热** 体温急剧升高，通常超过 39℃，甚至可达 40℃以上。

2. **心血管症状** 心动过速（心率超过 140 次/分），心律失常，脉压差增大，心力衰竭或休克。

3. **消化系统症状** 食欲减退，恶心，呕吐，腹泻，严重时可能出现黄疸。

4. **神经系统症状** 烦躁不安，定向力异常，焦虑，幻觉，谵妄，甚至昏迷。

5. **皮肤症状** 多汗，皮肤潮红，皮温升高。

6. **代谢率增高** 体重下降，食欲增加。

7. **不典型表现**　不典型的甲亢患者发生甲状腺危象时，以某一系统症状加重为突出表现。淡漠型甲亢发生甲亢危象的表现为表情淡漠、迟钝，嗜睡，甚至呈木僵状态，体质虚弱、无力，消瘦甚或恶病质，体温一般仅中度升高，出汗不多，心率不太快，脉压差小。

综合上述临床症状，使用 Burch-Wartofsky 评分量表（BWPS）标准进行诊断（表 10-2）。

表 10-2　Burch-Wartofsky 评分量表（BWPS）

诊断参数	评分
体温调节障碍	
体温（℃）	
37.2 ～ 37.7	5
37.8 ～ 38.2	10
38.3 ～ 38.8	15
38.9 ～ 39.4	20
39.5 ～ 39.9	25
≥ 40.0	30
心血管系统异常	
心动过速（次 / 分）	
100 ～ 109	5
110 ～ 119	10
120 ～ 129	15
130 ～ 139	20

续表

诊断参数	评分
≥ 140	25
心房纤颤	
无	0
有	10
充血性心力衰竭	
无	0
轻度（足面水肿）	5
中度（双肺底湿啰音）	10
重度（肺水肿）	20
胃肠 – 肝功能异常症状	
无	0
中度（腹泻，腹痛，恶心 / 呕吐）	10
重度（不明原因黄疸）	15
中枢神经系统症状	
无	0
轻度（躁动）	10
中度（谵妄，精神错乱，极度昏睡）	20
重度（惊厥，昏迷）	30
诱因	
无	0
有	10
总分	

新编急诊科医师手册

续表

诊断参数	评分
> 45	甲状腺危象
25 ~ 45	危象前期
< 25	不提示甲状腺危象

（二）辅助检查

见表 10-3。

表 10-3　甲状腺毒症辅助检查指标

检查指标	诊断甲状腺毒症的主要指标
FT_3 和 FT_4	·诊断甲状腺毒症的主要指标 ·需注意生理（如年龄、妊娠、季节等）、病理、药物等因素的干扰
TSH	·诊断甲状腺毒症最敏感的指标 ·需排除影响 TSH 测定的相关因素 ·需对 TSH 水平降低原因进行鉴别
TRAb	·有助于甲状腺毒症的病因鉴别和弥漫性甲状腺肿的诊断
TPOAb 和 TgAb	·用于甲状腺相关自身免疫病因诊断 ·不能根据高滴度血清水平诊断弥漫性甲状腺肿
^{131}I 摄取率	·辅助甲状腺毒症的病因鉴别
甲状腺静态显像	·可用于甲状腺毒症病因鉴别，还有助于鉴别结节功能和发现异位甲状腺
甲状腺超声	·鉴别甲状腺毒症病因的重要影像学手段

（三）鉴别诊断

甲状腺危象需要与其他高热、心血管症状、消化系统症状和中枢神经系统症状的疾病相鉴别。

三、急诊治疗要点

（一）一般治疗

强化的单纯性甲亢治疗，使用糖皮质激素和碘化钾饱和溶液（SSKI）等碘溶液。甲状腺危象的病死率高，因此除了针对甲状腺的特异性治疗外，ICU 中的支持治疗及识别和治疗诱发因素也很重要。

（二）药物治疗

1. 抑制甲状腺激素合成

（1）丙硫氧嘧啶：200 ～ 400mg/6 ～ 8h，口服。

（2）甲巯咪唑：20 ～ 30mg/6h，口服。

2. 抑制甲状腺激素释放

（1）碘化钾饱和溶液：5 滴 /6h，口服；5 ～ 10 滴 / 6 ～ 8h，经直肠；8 滴 /8h，舌下。

（2）Lugols 碘液：4 ～ 8 滴 /6 ～ 8h，口服；5 ～ 10 滴 / 6 ～ 8h，经直肠。

3. 抑制甲状腺激素的外周效应

（1）普萘洛尔：60 ～ 80mg/4h，口服；80 ～ 120mg/6h，口服；0.5 ～ 1mg，静脉注射初始剂量 1 ～ 2mg/15min，静脉输注。

（2）美托洛尔：100 ～ 200mg/d，口服。

（3）艾司洛尔：负荷剂量 250 ～ 500μg/kg，静脉注射；维持剂量 50 ～ 100μg/（kg·min），静脉注射。

4. 糖皮质激素

（1）氢化可的松：100mg/8h，静脉输注。

（2）地塞米松：2mg/6h，静脉输注。

（三）其他治疗

1. 降温　药物首选对乙酰氨基酚退热；采用冰毯或冰袋等体

表降温措施、血管内导管降温；应避免使用水杨酸盐类药物，因为其会竞争性地与甲状腺球蛋白结合，导致游离甲状腺激素水平升高。

2. 抗感染治疗　经验性治疗及根据药敏结果用药。

3. 考来烯胺　甲状腺激素在肝中与葡萄糖醛酸苷和硫酸根结合，结合产物排入胆汁。游离甲状腺激素释放入肠道，并被重吸收。已发现胆汁酸螯合剂（如考来烯胺，口服，一次 4g，每天 4 次）可通过干扰甲状腺激素的肝肠循环及再循环来降低甲状腺毒症患者的甲状腺激素水平。

4. 血浆置换　该法可用于不能耐受硫脲类药物的患者和准备行紧急甲状腺切除术的患者。血浆置换可将细胞因子、抗体和甲状腺激素从血浆中去除。甲状腺危象中的适应证包括：①严重甲状腺毒症症状（心脏毒性表现、神经症状、意识障碍和严重肌病）；②临床迅速恶化；③其他治疗禁忌证（包括粒细胞缺乏症、肾功能不全、哮喘和心力衰竭）；④常规治疗失败。

5. 锂剂　也用于紧急阻断甲状腺激素的释放，但其应用受限于肾毒性和神经毒性，不建议常规使用。

6. 急性心力衰竭治疗　建议参考《急性心力衰竭急诊临床实践指南》；当常规氧疗方法（鼻导管和面罩）效果不满意时，应尽早使用无创正压通气（NIPPV）。经积极治疗后病情仍继续恶化或者不能耐受 NIPPV 或是存在 NIPPV 治疗禁忌证者，应气管插管，行有创机械通气。当出现重度心力衰竭或者心源性休克时，可考虑使用体外膜肺氧合（ECMO）。

7. 肝 / 胃肠道症状治疗　腹泻是甲状腺毒症最常见的胃肠道症状，腹泻的发生率及严重程度与血清 FT_3 和 FT_4 水平有关，建议使用抑酸药物（如质子泵抑制剂、H_2 受体拮抗剂）进行预防性治疗。甲状腺毒症和心力衰竭是导致肝细胞损伤和黄疸的常见原因，治疗心力衰竭有助于肝功能的恢复，当血清甲状腺激素水平无法下降时，应考虑 TPE 和（或）CHDF 来去除过量的甲状腺激素、自身抗体和炎症因子。急性肝衰竭时 TPE 的适应证包括：意识改变，血清总胆红素水平 > 5.0mg/dl 或肝促凝血酶原激酶 < 30%，动脉酮体比率（arterial ketone body ratio，即乙酰乙酸 /3- 羟基丁酸）< 0.7。三种类型的血浆成分置换可用于急性肝衰竭：TPE、CHDF 和血浆吸附。TPE 可以去除胆红素等中等相对分子质量的蛋白质，替代凝血因子等蛋白质，并为治疗提供足够的细胞外空间。CHDF 被用来去除低相对分子质量分子，这些分子可以诱导肝昏迷，并调节液体、电解质和酸碱平衡。像 TPE 一样，血浆吸附也能去除胆红素。

8. 妊娠合并甲状腺危象治疗　处理与非孕期基本相同，积极去除诱因，注意积极防治感染和做好术前准备。

四、后续治疗

在临床症状改善后，如高热已退、中枢神经系统 / 心血管系统表现缓解，有些药物可停用，有些药物可减量。

1. 可停止碘治疗，除非计划在未来 10 ～ 14 天内行甲状腺切除术。

2. 可停用 β 受体阻滞剂，但必须先确保甲状腺功能恢复正常。

3. 减停糖皮质激素。糖皮质激素的减量速度取决于患者的临床病程；ICU 入住时间和糖皮质激素治疗时间均较长的患者需要放慢减量速度。部分患者可能需要在停用糖皮质激素前检测肾上腺功能。

五、诊治流程

甲状腺危象诊治流程见图 10-6。

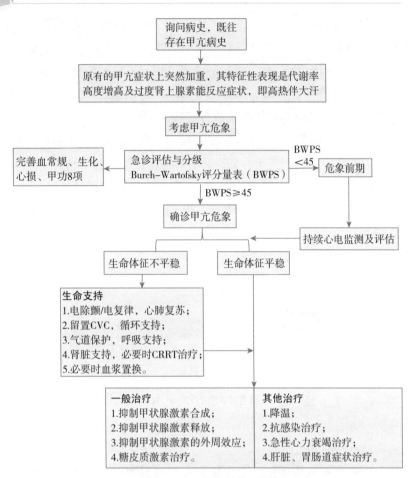

图 10-6　甲状腺危象诊治流程

第四节　肾上腺危象

一、疾病概述

（一）概念

肾上腺危象是急性肾上腺皮质功能减退症的一种表现，可能

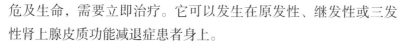

危及生命，需要立即治疗。它可以发生在原发性、继发性或三发性肾上腺皮质功能减退症患者身上。

（二）发病机制

1. 原发性肾上腺皮质功能减退症（Addison 病）　由肾上腺皮质疾病引起，导致皮质醇和盐皮质激素缺乏。

2. 继发性或三发性肾上腺皮质功能减退症　由垂体或下丘脑疾病引起，通常影响糖皮质激素的分泌。

（三）病因

1. 慢性原发性肾上腺皮质功能减退症患者遭遇严重感染或其他重大急性应激。

2. 替代治疗不足，如糖皮质激素和（或）盐皮质激素的日剂量不足，具体可为下列任一情况：

（1）糖皮质激素和（或）盐皮质激素的替代治疗日剂量不足。

（2）感染或其他重大疾病期间未增加糖皮质激素剂量。

（3）病毒性胃肠炎或其他胃肠疾病导致持续呕吐或腹泻，造成药物吸收减少。

3. 胃肠疾病导致药物吸收减少。

4. 急性病因导致肾上腺被破坏，如双侧肾上腺梗死或出血。

5. 突然停用超生理剂量糖皮质激素的患者表现出继发性肾上腺皮质功能减退症时。应注意，除了口服药物，还包括任何全身性吸收剂型（如吸入性糖皮质激素）。

二、诊断和鉴别诊断要点

（一）临床表现

1. 原发性肾上腺功能减退症患者中，肾上腺危象的主要临床特征为容量不足和低血压，主要由盐皮质激素缺乏所致。生化特征包括高钾血症和低钠血症。发生低钠血症的原因为盐皮质激素缺乏，也可能是皮质醇（而非醛固酮）缺乏引起抗利尿激素（血管加压素）不适当分泌。

2. 继发性或三发性肾上腺皮质功能减退症（孤立性糖皮质激素缺乏）不会导致容量不足，但可降低血管张力，从而引起低血压。生化特征包括血容量轻度增加、稀释性低钠血症、尿钠少量丢失但无高钾血症。

（二）辅助检查

有肾上腺皮质功能减退的症状和体征者均应接受诊断性检查。

1. 基础血清皮质醇测定

（1）疑似肾上腺危象时：对于疑似肾上腺危象的患者，测定血浆促肾上腺皮质激素（ACTH）和血清皮质醇水平（一天中的任何时间），并立即开始静脉输注生理盐水和糖皮质激素治疗。在等待诊断性检查结果时，不应推迟对疑似肾上腺危象患者的治疗。

①皮质醇 < 18μg/dl：对于处于低血压状态的疑似肾上腺危象患者，基础血清皮质醇水平 < 18μg/dl（< 500nmol/L）提示存在肾上腺皮质功能减退症。应在之后某日进行 ACTH 刺激试验，以确认肾上腺皮质功能减退症的诊断。如果超生理剂量的糖皮质激素（100 ~ 200mg/d 氢化可的松）未使用超过数日，则可在开始糖皮质激素治疗后开展 ACTH 刺激试验。

②皮质醇 ≥ 18μg/dl：在没有皮质醇结合球蛋白（CBG）水平升高的情况下，如果基础血清皮质醇浓度 ≥ 18μg/dl（≥ 500nmol/L），则不太可能存在肾上腺皮质功能减退症。

（2）疑似慢性肾上腺皮质功能减退症时：对于疑似慢性肾上腺皮质功能减退症患者，应测定其醒后 3 小时内（如上午 6—9 点）的血清皮质醇水平。如果临床高度怀疑慢性肾上腺皮质功能减退症，应同时检测血清皮质醇和血浆 ACTH 水平。当确诊肾上腺皮质功能减退症后，ACTH 水平可用于区分原发性与中枢性肾上腺皮质功能减退症；皮质醇测定结果应结合临床判断，以确定是否应进行 ACTH 刺激试验。血清皮质醇测定结果的解读取决于所用的检测方法。

①皮质醇浓度≤3μg/dl：在没有 CBG 缺乏的情况下，清晨血清皮质醇浓度≤3μg/dl（80nmol/L）提示存在肾上腺皮质功能减退症。如果症状与低皮质醇水平一致，则通常不需要通过 ACTH 刺激试验来确认诊断。

②皮质醇＞3μg/dl 但＜18μg/dl：如果清晨血清皮质醇浓度＞3μg/dl（＞80nmol/L），但＜18μg/dl（＜500nmol/L），则进行标准 ACTH 刺激试验。如果使用交叉反应较少的皮质醇检测方法，则上限阈值为 13～14μg/dl（360～390nmol/L），而不是 18μg/dl（即，若皮质醇＞3μg/dl 但＜13～14μg/dl，则进行 ACTH 刺激试验）。

③皮质醇≥18μg/dl：就很多免疫测定方法而言，在没有 CBG 水平高的情况下，如果清晨血清皮质醇浓度≥18μg/dl（≥500nmol/L），则可排除原发性肾上腺皮质功能减退症和大多数中枢性肾上腺皮质功能减退症。当使用交叉反应较少的检测方法时，排除肾上腺皮质功能减退症的清晨皮质醇阈值降低 25%～30%，如阈值为 13～14μg/dl（360～390nmol/L），而不是 18μg/dl（500nmol/L）。

2. 硫酸脱氢表雄酮（DHEAS）测定　当无法根据最初的皮质醇和 ACTH 生化检测做出判断时，一般会测定 DHEAS。

（1）如果 DHEAS 正常（使用相应年龄和性别的参考范围），则不太可能有肾上腺皮质功能减退症。

（2）原发性或中枢性肾上腺皮质功能减退症患者的 DHEAS 水平较低。

（3）尽管低血清 DHEAS 在临床上可能会提示或支持肾上腺皮质功能减退症的诊断，但并不能仅凭该检测来诊断本病。当根据皮质醇水平无法做出判断，且血清 DHEAS 水平较低时，应进行 ACTH 刺激试验。

3. ACTH 刺激试验　当怀疑有肾上腺皮质功能减退，但根据血清皮质醇值无法做出判断时，应行标准高剂量（250μg）ACTH

刺激试验，以确诊肾上腺皮质功能减退症。

ACTH 刺激试验的解读是基于峰值血清皮质醇水平，该值通常出现在给药后 60 分钟（但也可能出现在给药后 30 分钟）。

（1）< 14μg/dl（390nmol/L）：很可能存在肾上腺皮质功能减退症。

（2）≥ 14μg/dl 但 < 18μg/dl（390 ~ 500nmol/L）：该结果的解读取决于测定皮质醇所用的检测方法，以及个体存在肾上腺皮质功能减退症的临床可能性。如果检测方法不明或诊断不确定，测定 DHEAS 水平可能会有帮助。如果 DHEAS 正常（使用相应年龄和性别的参考范围），则肾上腺皮质功能减退症的可能性很小。

（3）≥ 18μg/dl（500nmol/L）：无论使用的皮质醇检测方法如何，该结果通常都排除肾上腺皮质功能减退症。

4. CBG 水平　CBG 水平升高（如使用口服避孕药的女性）和 CBG 水平降低（如肾病综合征患者）都可能影响基础或 ACTH 刺激的血清皮质醇水平解读。

（1）当 CBG 水平升高时，只有明显低于正常的基础值（≤ 3μg/dl 或 ≤ 83nmol/L）才可用于诊断肾上腺皮质功能减退症。而 > 3μg/dl 既不能确诊，也不能排除肾上腺皮质功能减退症。

（2）如果患者可能存在低 CBG 水平（如肾病综合征、脓毒症或肝硬化），不需测定基础血清皮质醇。

（3）当 CBG 水平异常时，测定唾液皮质醇或血清游离皮质醇可能有帮助。对于使用口服避孕药的女性，另一种方法是停用口服避孕药 6 ~ 8 周（如果可以），然后进行 ACTH 刺激试验。

（三）鉴别诊断

需要与其他导致低血压和电解质紊乱的疾病相鉴别，如脱水、心脏病等。

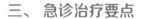

三、急诊治疗要点

（一）一般治疗

有疑似肾上腺危象表现的患者应立即接受治疗，同时进行诊断性检查。根据容量状态和尿量评估结果，应在最初 12 ～ 24 小时内静脉输注 1 ～ 3L 的 0.9% 盐水或糖盐水（5% 的葡萄糖加入到 0.9% 盐水中，用于纠正可能存在的低血糖）。低渗盐水会加重低钠血症，因此不应使用。立即静脉输注生理盐水和糖皮质激素治疗。

（二）激素选择

对于出现肾上腺危象的患者，建议给予氢化可的松（100mg 静脉推注），然后每 6 小时静脉推注 50mg（或最初 24 小时连续静脉输注 200mg）。如果没有氢化可的松，可选择甲泼尼龙（20mg 静脉注射 ST，10mg 静脉注射 Q6H）和地塞米松（3.75mg 静脉注射 ST，2mg 静脉注射 Q6H）。这样可迅速地降低不当升高的血管加压素，同时增加自由水的清除和纠正低钠血症。

与糖皮质激素替代治疗相比，盐皮质激素替代治疗并不迫切需要，因为其保钠效应需要数日后才能显现，且仅通过静脉输注盐水即可充分补钠。然而，对确诊原发性肾上腺皮质功能减退症的患者或血钾＞ 6.0mmol/L 的患者，首选具有盐皮质激素活性的氢化可的松。初始快速给药后，每 6 小时静脉推注 50mg 氢化可的松，直至患者生命体征稳定且能够经口进食和服药。除非存在严重共存疾病，否则胃肠外糖皮质激素治疗应在 1 ～ 3 天内逐渐减量至停药，并改为口服应激剂量或维持剂量。

（三）原发病治疗

在初始治疗后，应寻找肾上腺危象的诱因（如细菌感染、病毒性胃肠炎），并予以相应治疗。一旦患者病情稳定，可采用快速 ACTH 兴奋试验对未明确的肾上腺皮质功能减退症患者确诊。随后应进行确定肾上腺皮质功能减退症病因的检查。

四、诊治流程

肾上腺危象诊治流程见图 10-7。

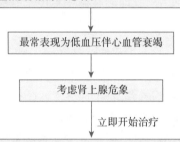

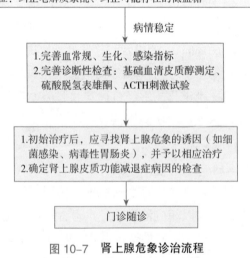

图 10-7　肾上腺危象诊治流程

第五节　垂体功能减退

一、疾病概述

（一）概念

垂体功能减退是指垂体激素分泌减少，可能由垂体疾病或下丘脑疾病导致，影响多种生理功能；后一组疾病会引起下丘脑释放激素分泌减少，从而使相应的垂体激素分泌减少。

（二）发病机制

垂体激素分泌减少可以是原发性的，直接由垂体病变引起，或继发性由下丘脑疾病导致下丘脑激素分泌减少，进而影响垂体激素的分泌而引起。

（三）病因

1. 下丘脑疾病　累及下丘脑的任何疾病均可影响一种或多种下丘脑激素的分泌，继而影响相应垂体激素的分泌。与直接累及垂体的疾病不同，这些病变都还可能减少加压素分泌，导致精氨酸加压素缺乏症（AVP-D，中枢性尿崩症）。

（1）肿瘤：这些病变包括起于下丘脑的良性肿瘤（如颅咽管瘤）和转移到此处的恶性肿瘤（如肺癌和乳腺癌）。

（2）放疗：儿童或成人采用放疗治疗脑肿瘤或鼻咽癌时，常会发生下丘脑激素缺乏。

（3）浸润性病变：浸润性疾病，如结节病和朗格汉斯细胞组织细胞增生症，可引起垂体前叶激素和加压素缺乏。

（4）感染：多种不同的感染菌能引起脑膜炎，继而导致垂体功能减退。

（5）创伤性脑损伤：造成颅底骨折的严重头部创伤可能引起下丘脑激素缺乏，导致垂体前叶激素和加压素的分泌缺乏。

（6）脑卒中：缺血性脑卒中和蛛网膜下腔出血都与垂体功能

障碍有关。

2. **垂体疾病**　累及垂体的任何情况都可能引起一种或多种垂体激素分泌减少,包括占位性病变、治疗占位性病变的手术和放疗及许多其他疾病。

(1)占位性病变:可引起垂体功能减退的占位性病变包括垂体腺瘤、囊肿、转移癌和其他病变。垂体腺瘤是最常导致垂体功能减退的垂体占位性病变,尤其是临床非功能性垂体腺瘤。

(2)垂体梗死(希恩综合征):产后出血后垂体梗死是垂体功能减退的常见病因。

(3)垂体卒中:是指垂体突然出血。出血常发生于垂体腺瘤。

(4)垂体感染/脓肿:垂体感染罕见,与下丘脑感染一样,可由多种微生物引起。

(5)垂体手术:外科医师在为患者切除垂体腺瘤时会尝试保留相邻的非腺瘤性垂体组织,但如果两者无法通过肉眼区分,此目标可能难以实现。如果无意切除了大量正常组织,就会出现垂体功能减退。

(6)垂体放疗:为预防手术后残留瘤组织再生长通常会进行垂体腺瘤放疗,这会使得非腺瘤垂体组织暴露于同样的照射中。

(7)遗传性血色病:垂体发生的血色病特征是铁在垂体细胞中沉积。促性腺激素缺乏是最常见的内分泌异常,其他垂体激素缺乏也可发生。

(8)垂体炎:包括淋巴细胞性、肉芽肿性、浆细胞性和黄瘤性垂体炎。

(9)免疫治疗的并发症:抗细胞毒性T淋巴细胞相关抗原4(CTLA-4)免疫治疗也可并发垂体炎。

(10)遗传性疾病:已发现多种原因的垂体激素的先天性缺乏。

二、诊断和鉴别诊断要点

（一）临床表现

垂体前叶激素缺乏的临床表现各异，取决于疾病累及垂体前叶细胞的速度、激素缺乏的严重程度和数量。

1. 促肾上腺皮质激素（ACTH）缺乏 ACTH 缺乏的表现几乎就是所致皮质醇缺乏的表现。ACTH 缺乏所致皮质醇缺乏为继发性肾上腺皮质功能减退，而肾上腺病变所致皮质醇缺乏为原发性肾上腺皮质功能减退，且伴 ACTH 释放继发性增加；这两者在临床上具有两个重要区别。

（1）ACTH 缺乏不会造成有临床意义的醛固酮缺乏，因此不引起盐耗、容量浓缩和高钾血症。

（2）ACTH 缺乏不会引起色素沉着过度。

2. 促甲状腺激素（TSH）缺乏 即继发性/中枢性甲状腺功能减退症，其临床表现类似于激素缺乏程度相近的原发性甲状腺功能减退症。

3. 促性腺激素缺乏 包括卵泡刺激素（FSH）和黄体生成素（LH）分泌缺乏导致的低促性腺激素型（继发性）性腺功能减退症，男女均可出现。

4. 生长激素缺乏 儿童生长激素缺乏通常表现为身材矮小。成人生长激素缺乏的临床表现可能为身体成分改变（脂肪量增加、去脂体重减轻），以及男性骨密度（BMD）降低。

5. 催乳素缺乏 唯一已知的临床表现是分娩后不能分泌乳汁。

（二）辅助检查

检测垂体激素的原因是怀疑一种或多种垂体激素的分泌可能低于正常水平。这种怀疑的依据是发现患者有已知可致垂体功能减退的病变，或有已知由垂体功能减退引起的症状。部分垂体功能减退患者无症状，因此存在可致垂体功能减退的病变本身就是检测垂体功能减退的充分指征。

1. 促肾上腺皮质激素（ACTH） 检测基础 ACTH 分泌时，建议在上午 8—9 点测量清晨血清皮质醇，检测结果的解读方法如下。

（1）低：二次检测确认血清皮质醇 ≤ 3μg/dl（83nmol/L，正常范围为 5 ～ 25μg/dl，即 138 ～ 690nmol/L）强烈提示皮质醇缺乏，若患者有已知可致垂体功能减退的疾病，则该病通常是皮质醇缺乏的原因。无已知垂体功能减退病因的患者得出上述结果时，必须检测血清 ACTH。血清 ACTH 值不高于正常范围即属于不当降低，可确诊为继发性肾上腺皮质功能减退症，即垂体或下丘脑疾病；血清 ACTH 值高于正常范围时，可确诊为原发性肾上腺皮质功能减退症，即肾上腺疾病。

（2）正常：血清皮质醇 ≥ 18μg/dl（497nmol/L）提示基础 ACTH 分泌充足，而且可能足以应对躯体应激。

（3）不明确：血清皮质醇在重复测定中持续 > 3μg/dl（83nmol/L）但 < 18μg/dl（497nmol/L）时，提示应评估 ACTH 储备功能（行标准高剂量 ACTH 刺激试验）。

2. 促甲状腺激素（TSH） 垂体或下丘脑疾病患者的甲状腺功能减退症是由 TSH 缺乏导致的，因此不能通过血清 TSH 浓度升高来诊断甲状腺功能减退症，这一点不同于甲状腺疾病患者。患者的血清 TSH 浓度通常也不会降低，治疗甲状腺功能减退症时除外。因此，筛查垂体或下丘脑疾病患者的甲状腺功能减退症时采用甲状腺素检测，即检测总 T_4 和 T_3 摄取或游离 T_4。

3. 促性腺激素 在已知有下丘脑或垂体疾病的患者中，诊断促性腺激素缺乏的方法因患者的性别而异。

男性促性腺激素的检测方法为至少测定 2 次上午 8—10 点的血清总睾酮浓度。非肥胖患者的睾酮水平较低或肥胖患者的游离睾酮水平较低时，黄体生成素（LH）未升高提示继发性性腺功能减退症。

对于闭经的绝经前女性，应通过检测雌二醇来确定促性腺激素的分泌情况。雌二醇水平较低且卵泡刺激素（FSH）未升高时，提示继发性性腺功能减退症。因为这两类患者在接受 GnRH 后，血清 LH 都可能正常或低于正常水平。

4. 生长激素　在成人中，检测基础血清生长激素浓度并不能准确判断其分泌情况是正常还是欠佳。但可采用另外 3 项标准：

（1）其他多种垂体激素缺乏：有器质性垂体疾病（如大腺瘤）且缺乏 ACTH、TSH 和促性腺激素的患者。

（2）血清胰岛素样生长因子 -1（IGF-1）：在有器质性垂体疾病的患者中，IGF-1 浓度低于年龄别正常低值时，即可确诊为生长激素缺乏。

（3）生长激素激发试验：胰岛素低血糖试验或精氨酸联合生长激素释放激素（GHRH）试验都能有效刺激生长激素释放。在有器质性垂体疾病的患者中，血清生长激素浓度升高不足时（低血糖试验中＜ 5.1ng/ml，联合试验中＜ 4.1ng/ml），即可确诊生长激素缺乏。

5. 催乳素　催乳素的主要生理作用为泌乳。女性存在下丘脑或垂体疾病导致的重度垂体功能减退时，产褥期可能出现血清催乳素浓度降低且不能哺乳。

（三）鉴别诊断

垂体功能减退需要与其他内分泌疾病相鉴别，特别是原发性内分泌腺疾病。

三、急诊治疗要点

（一）ACTH 缺乏

ACTH 缺乏的主要后果是皮质醇缺乏。因此，治疗中需要使用氢化可的松，并在给药剂量和时机上模拟正常的皮质醇分泌模式。

推荐的氢化可的松剂量为 15 ～ 25mg/d，因为该剂量与人体每日生成速率相近。激素缺乏更严重或体重更重的患者，所需剂量通常位于该范围的上限，反之亦然。虽然将一日总剂量分为 2 ～ 3 次给予（晨起时剂量最大）在生理学上较合理，但很多患者会忘记中午服药。对于这些患者，早晨服用全日剂量好过漏服。而且大多数患者对晨起时服用全日剂量感觉良好。

（二）TSH 缺乏

TSH 缺乏可导致甲状腺素（T_4）缺乏，故可用 T_4（左甲状腺素）治疗。影响其给药的因素与原发性甲状腺功能减退时相似。不过，继发性甲状腺功能减退的治疗有两点不同：

1. 在肾上腺功能（包括 ACTH 储备）经评估为正常或予以纠正之前，不应给予 T_4。若患者同时存在甲状腺功能减退和肾上腺功能减退，单纯治疗前者可能会增加所产生的少量皮质醇的清除，从而加剧皮质醇缺乏。

2. 血清 TSH 测量值不可用于衡量 T_4 替代治疗是否充足。建议 T_4 初始剂量为 1.6μg/kg（基于体重），使血清游离 T_4 浓度维持在参考范围的上段值。

（三）LH 和 FSH 缺乏

LH 和 FSH 缺乏的治疗取决于性别和有无生育需求。

1. 男性

（1）对于无生育需求的继发性性腺功能减退男性，需要接受睾酮替代治疗。治疗的选择与原发性性腺功能减退男性一样。应通过测定血清睾酮水平（而非 LH）来确定治疗是否充分。

（2）对于有生育需求的继发性性腺功能减退男性，若为垂体疾病，可用促性腺激素治疗；若为下丘脑疾病，可用促性腺激素或促性腺激素释放激素（GnRH）治疗。

2. 女性

（1）对于垂体疾病导致性腺功能减退的女性，若无生育需求，应使用雌二醇 – 孕激素替代治疗。其治疗目的不同于绝经后女性，后者的治疗目的是仅在需要时给予雌二醇和孕激素以缓解潮热。而绝经前女性的治疗目标与 T_4 和皮质醇替代治疗的目标相似，即尽可能按正常生理状态替代缺失的激素。

推荐垂体功能减退女性患者持续整月经皮给予雌二醇，同时每个自然月第 1 ~ 12 天加用孕激素。若有周期性心境改变（经前期综合征或经前期烦躁障碍）史或出现该表现，则持续每日使用雌二醇和低剂量孕激素通常耐受更好。

（2）对于有生育需求的继发性性腺功能减退女性，应通过给予促性腺激素诱导排卵。

（四）生长激素缺乏

不推荐对所有成年发病的生长激素缺乏患者常规使用重组人生长激素治疗。

针对儿童的标准有所不同，儿童需要生长激素以维持正常生长。

（五）催乳素缺乏

催乳素缺乏的唯一已知表现是产后无法泌乳，对此目前没有可用的治疗方法。

四、诊治流程

垂体功能减退诊治流程见图 10-8。

1. 评估病情　确定垂体功能减退的可能性，评估激素缺乏的严重程度。

2. 紧急治疗　对于急性垂体功能减退，如垂体卒中，立即给予激素替代治疗。

3. 激素替代　根据缺乏的激素类型，给予相应的激素替代治疗。

4. 监测和调整　定期监测激素水平，调整治疗方案。

5. 长期管理　持续激素替代治疗，定期评估患者反应和副作用。

存在诱发因素
1. 累及下丘脑的任何疾病：①肿瘤；②放疗；③浸润性病变；④感染；⑤创伤性脑损伤；⑥脑卒中
2. 累及垂体的任何情况：①占位性病变；②垂体梗死（希恩综合征）；③垂体卒中；④垂体感染/脓肿；⑤垂体手术；⑥垂体放疗；⑦遗传性血色病；⑧垂体炎；⑨免疫治疗的并发症；⑩遗传性疾病

垂体前叶激素缺乏的临床表现各异，取决于疾病累及垂体前叶细胞的速度、激素缺乏的严重程度和数量

| ACTH缺乏 同皮质醇缺乏的表现 | TSH缺乏 同激素缺乏程度相近的原发性甲状腺功能减退症 | 促性腺激素缺乏 低促性腺激素型（继发性）性腺功能减退症 | 生长激素缺乏 儿童表现为身材矮小。成人表现为身体成分改变（脂肪量增加、去脂体重减轻），以及男性骨密度（BMD）降低 | 催乳素缺乏 表现为分娩后不能分泌乳汁 |

推荐的氢化可的松剂量为15~25mg/d，一日总剂量分为2~3次给予（晨起时剂量最大）

T_4（左甲状腺素）治疗，初始剂量为 $1.6\mu g/kg$（基于体重）

不推荐对所有成年人常规使用重组人生长激素治疗；儿童需要生长激素以维持正常生长

目前没有可用的治疗方法

1. 男性—无生育需求的，需要接受睾酮替代治疗；有生育需求的，若为垂体疾病可用促性腺激素治疗，若为下丘脑疾病可用促性腺激素或促性腺激素释放激素(GnRH)治疗
2. 女性—对于垂体疾病导致性腺功能减退的女性，若无生育需求，应使用雌二醇-孕激素替代治疗；对于有生育需求的继发性性腺功能减退女性，应给予促性腺激素诱导排卵

图 10-8　垂体功能减退诊治流程

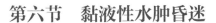

第六节　黏液性水肿昏迷

一、疾病概述

（一）概念

黏液性水肿昏迷（即甲状腺功能减退危象，hypothyroidism crisis）和甲状腺风暴是综合医院最常见的内分泌急症之一。黏液性水肿昏迷（myxedema coma，MC）是一种罕见的极端甲状腺功能减退症，危及生命，最早描述时病死率几乎100%，目前病死率25%～60%。本病多发生于老年人，女性多于男性，起病隐匿。

（二）临床特征

除有严重的甲状腺功能减退症状外，黏液性水肿昏迷表现为精神状态恶化、体温过低和多器官系统异常。该疾病代表一种失代偿性甲状腺功能减退症，是病情发展的晚期阶段，通常发生在一段时间的长期、未被发现或控制不良的甲状腺功能减退后，常由重叠的全身性疾病引起，即甲状腺功能减退未治疗/治疗不充分，但有研究发现39%的患者并无明确的甲状腺功能减退病史。与甲状腺功能水平并不成正比，有亚临床甲状腺功能减退发生黏液性水肿昏迷的报道。

（三）MC 的诱发因素或加重因素

MC诱发因素或加重因素包括感染、创伤、某些药物、体温过低、脑血管意外、充血性心力衰竭、代谢紊乱和电解质异常。典型的患者是老年妇女（甲状腺功能减退在女性中更常见），她们以前可能有或可能没有诊断或治疗过的甲状腺功能障碍的病史，其危险性不亚于糖尿病昏迷。

可导致黏液性水肿昏迷的药物包括镇静药、镇痛药、抗抑郁药、催眠药、抗精神病药和麻醉药。药物性黏液性水肿昏迷在未知的甲状腺功能减退患者和因其他问题住院的患者中更为常见。

（四）MC 的病理生理机制

黏液性水肿昏迷病理生理机制见图 10-9。

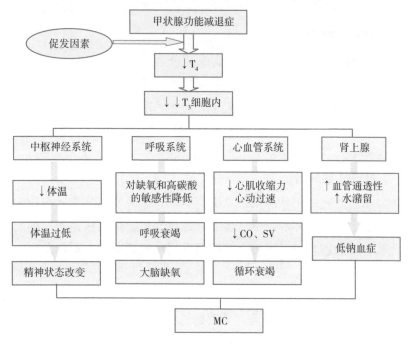

图 10-9　黏液性水肿昏迷的病理生理机制

（五）临床表现

甲状腺功能减退症涉及所有器官的功能和许多代谢途径的活动。黏液性水肿昏迷的主要体征是感觉障碍和体温过低，但常见于低血压、心动过缓、通气不足和低钠血症。黏多糖和水在间质组织中的积聚导致黏液水肿，其涉及大部分组织。

如果患者是清醒的，善于交流的，其缓慢的语言和嘶哑的声音可能是甲状腺功能减退的线索。患者可能有治疗结节性或弥漫性中毒性甲状腺肿的放射性碘治疗史，或曾停止服用以前处方的甲状腺激素药物。在昏迷前的状态下，患者很少能以简洁、聪明或讽刺的的方式回答问题，因此并被贴上了"黏液水肿"的标签。体格检查会出现皮肤干燥、鳞状，面部、手、足无凹陷性水肿，大舌，深肌腱反射延迟，体毛稀疏。颈部可能有手术瘢痕，提示早期甲状腺切除术。即使在没有肺部感染的情况下，也会出现由高氧血症引发的低氧血症和高碳酸血症，这是呼吸抑制的原因。在存在肺炎的情况下，低氧进展快，呼吸迟缓，并伴有喉周水肿和大舌引起的气道阻塞，导致中枢神经系统的进行性抑制和昏迷。

甲状腺功能减退导致的呼吸肌肉功能下降，以及肺积水（胸腔积液）、心包积液和腹水导致肺容积减少的趋势，会进一步加重呼吸失代偿。

1. 混合性水肿 黏液水肿是一种黏液性、糊状的非凹陷性水肿，同时可在患者眶周和肩周水平的位置出现典型的凹陷性水肿。伴发症状为稀疏的头发，干燥易碎，甚至脱发，眉毛尾部脱落和巨噬细胞增多症，皮肤干凉（反射性皮肤血管收缩）、面色苍白黄色（贫血和高颈动脉血症）、干燥、粗糙（象皮）。

2. 核心体温过低 核心体温过低是大多数患者的一个关键的早期表现，可能相当严重（低于26℃）。在大多数情况下黏液性水肿昏迷患者由于伴随新陈代谢减少而出现体温过低。低血糖（如果存在）通常会使体温过低变得更加复杂。低温程度与存活率之间存在相关性，体温低于32℃的患者预后较差。

3. 感染 有时严重感染可遮盖体温过低。因此，任何患有严重潜在感染的发热患者都应认真进行鉴别诊断。

感染和败血症的存在是预后不良的一个因素，建议在所有黏液性水肿昏迷患者中预防性使用抗生素。

4. 神经系统表现 出现神经系统症状的潜在机制主要是由于脑葡萄糖代谢和脑灌注减少。

严重甲状腺功能减退的神经系统表现通常为木僵/麻木，迟钝，嗜睡，精神萎靡，记忆障碍（包括健忘症），认知功能障碍，抑郁和精神病（混合性痴呆），还有感觉和运动周围神经病变和小脑体征，如手脚运动不协调、共济失调和延迟运动。25%的病例表现为局灶性或全身性癫痫，可能与低钠血症、缺氧和低血糖有关。

5. 心血管表现

（1）MC患者发生休克和危及生命的心律失常的风险增加。

（2）心血管变性表现为心脏收缩力下降、心动过缓、心脏肿大和心律失常，可能导致灌注不足和心源性休克。

（3）心脏肿大的存在可归因于心室扩张或心包积液，并导致心脏收缩力下降和心排血量减少，泵衰竭。在没有先前存在的心脏病的情况下，严重的充血性心力衰竭是罕见的。心包积液可抑制心脏收缩和舒张，掩盖缺血表现，或导致心脏压塞，收缩量减少。

（4）虽然甲状腺功能减退症患者通常患有舒张期高血压，但在黏液性水肿昏迷患者中，血管内容量减少会导致灌注不足和心源性休克。

（5）典型的心电图发现包括心动过缓，不同程度的房室传导阻滞，低电压，平坦或倒置的 T 波及 Q-T 间期延长，并导致多形性室性心动过速（尖端扭转型室性心动过速）。

（6）在体温过低的情况下，可观察到 J 波或 Osborn 波（QRS 末端的额外偏转，在下部和侧面分流中最明显）。

（7）心肌梗死应始终被视为黏液性水肿昏迷的触发因素，因为它的存在需要非常谨慎地用甲状腺激素进行替代。

6. 呼吸表现　呼吸性酸中毒的低通气主要是由呼吸中枢抑制引起的，对缺氧和高碳酸血症的反应差。甲状腺肿大、巨噬细胞增多、鼻咽和喉水肿的存在导致部分气道阻塞。甲状腺功能减退性肌病和肥胖引起的呼吸肌受累加剧了通气不足。胸腔积液或腹水也会导致肺容量进一步减少，且肺部感染的存在也会加剧通气不足。

即使在开始甲状腺激素治疗后，也可能需要插管和机械通气。

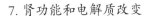

7. 肾功能和电解质改变

（1）MC 患者的肾功能改变包括肾血流和肾小球滤过率降低以及全身水增加。

（2）肾衰竭是由甲状腺功能减退性肌病引起的横纹肌溶解引起的。

（3）膀胱萎缩伴尿潴留很常见。

（4）低钠血症也很常见，是由于远端肾水供应减少和抗利尿激素过多导致的游离水肾排泄减少。伴随着肾上腺皮质功能不全，这种抗利尿激素分泌异常综合征会恶化。

严重的低钠血症（105～120mmol/L）可导致昏迷，使重症患者的病死率比正常钠血症患者高约 60 倍。

8. 肾上腺表现　黏液性水肿在临床上可区分为原发性（甲状腺）、继发性（垂体）及第三性（下丘脑）三类。

（1）应始终排除同时发生的肾上腺皮质功能不全，这发生在5%～10% 的病例中。

（2）原发性桥本甲状腺炎和肾上腺皮质功能不全，或继发于垂体功能不全，可导致自身免疫性疾病。

（3）表现为持续低血压、低钠血症和低血糖（低皮质醇导致糖异生减少，感染和营养不良将作为辅助因素）。

（4）高钾血症和色素沉着是原发性肾上腺皮质功能不全的特征。

9. 胃肠道表现　包括厌食、恶心、腹痛和顽固性便秘。

（1）腹部肿胀，肠动力下降，可能会发展成麻痹性肠梗阻和中毒性巨结肠。它应该与外科急腹症区分开来，因为如果因未怀疑甲状腺功能减退症并且错误地进行了探查手术，最终结果只会使整体情况恶化。

（2）胃瘫和吸收不良的存在将对口服药物的效果产生影响。

（3）还会出现口咽神经源性吞咽困难和相关的吸入性肺炎。

10. 血液学表现

（1）与轻度甲状腺功能减退症相反，有血栓形成的倾向。

（2）在严重的甲状腺功能减退症中，由于获得性血管性血友病综合征和凝血因子 V，Ⅶ，Ⅷ，Ⅸ和 X 的减少引起出血风险增加。出血的另一个原因是与败血症相关的弥散性血管内凝血。

（3）粒细胞减少和细胞免疫学反应降低导致黏液性水肿昏迷患者发生败血症的风险增加。

（4）由维生素 B_{12} 缺乏可引起出血或发生巨细胞性小细胞贫血症。

（六）辅助检查

1. 甲状腺功能检查　血中甲状腺激素水平明显减低，原发性黏液水肿患者 TSH 明显升高，而继发性者降低或测不出来。有的患者血中总甲状腺素（TT_4）、游离甲状腺素指数（FT/I）及总三碘甲腺原氨酸可降至零。TSH 水平下降或正常伴有 T_3 和 T_4 水平减低，提示为中枢性（垂体性）甲状腺功能减退，或由于严重疾病或药物，如多巴胺或高剂量的糖皮质激素抑制 TSH 的产生。此外，在静脉应用皮质醇治疗开始前应测定血清皮质醇水平。

在所有情况下，应测量皮质醇和 ACTH 以评估或排除原发性或继发性肾上腺皮质功能不全的存在。

2. 其他血生化检查　血钠、血氯正常或减低，血钾正常或升高。血糖大多数正常，少数病例降低，个别升高。血气检查可显示低血氧、高碳酸血症及呼吸性或混合性酸中毒，约 1/3 患者二氧化碳结合力升高。胆固醇常升高，有 1/3 正常或降低。因肾灌注减低，血尿素氮、肌酐升高，乳酸脱氢酶（LDH）、肌酸磷酸激酶（CPK）和转氨酶升高，高胆固醇血症。偶尔出现高血钙，其原因未明。低血糖常见，但也提示可能存在肾上腺功能不全。

3. 脑电图　示 α 波波率减慢，波幅普遍降低。

4. 脑脊液　常不正常，蛋白多异常升高，可高至 3g/L，压力

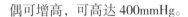

偶可增高，可高达 400mmHg。

5. 心电图　示心动过缓，各导联 QRS 波示低电压，Q–T 间期延长，T 波平坦或倒置，也可有传导阻滞。胸部 X 线片可见心包积液引起的心影增大。

很多患者有长期甲状腺功能减退病史，并有典型的甲状腺功能减退体征。但有些患者由于起病缓慢，症状、体征不明显，不能确诊。凡是患者有体温低，临床存在不能解释的嗜睡、昏迷，应想到黏液性水肿昏迷。如发现患者颈前有手术瘢痕，并伴有心动过缓、通气低下、黏液水肿面容、大舌、低血压及心电图低电压等，都是诊断的重要参考资料。对疑诊病例，应做血 TT_4、FT_4、TT_3、FT_3 及 TSH 检查。

二、诊断和鉴别诊断要点

（一）诊断

早期诊断、支持性护理和静脉注射 T_4 治疗已被证明可以改善预后。

1. MC 的诊断通常基于临床表现，有中、重度甲状腺功能减退史，实验室检查证实，TSH 升高，TT_4 和 T_3 降低。血清 TSH 和 FT_4、TT_4 是诊断原发性甲状腺功能减退的第一线指标。

2. 在感染，低钠血症和（或）高碳酸血症的情况下，在体温过低或没有发热的情况下，任何昏迷或感觉受损的患者都应考虑黏液性水肿昏迷。

3. 前驱病史：相关病史包括甲状腺功能障碍，甲状腺肿，甲状腺切除术，放射碘治疗，宫颈放射治疗，垂体手术和放射治疗，颅脑外伤，产后出血，左旋甲状腺素或抗甲状腺药物、胺碘酮、锂剂或阿片类药物的治疗，色素沉着过多等。应考虑伴随甲状腺功能减退症相关疾病（自身免疫性疾病、特纳综合征、唐氏综合征）的存在（表 10–4）。

表 10-4　黏液性水肿昏迷诊断评分系统 *

温度调节功能障碍(温度,℃)	评分	心血管功能障碍	评分
> 35	0	**心动过缓**	
32 ～ 35	10	无	0
< 32	20	50 ～ 59 次 / 分	10
中枢神经系统效应		40 ～ 49 次 / 分	20
无	0	< 40 次 / 分	30
嗜睡 / 昏睡	10	其他心电图变化 #	10
反应迟钝	15	心包 / 胸腔积液	10
目光呆滞	20	肺水肿	15
昏迷 / 癫痫发作	30	心脏扩大	15
胃肠道表现		低血压	20
厌食症 / 腹痛 / 便秘	5	**代谢紊乱**	
肠道运动能力下降	15	低钠血症	10
麻痹性肠梗阻	20	低血糖症	10
促发事件		低氧血症	10
无	0	高碳酸血症	10
有	10	GFR 减少	10

*60 分或以上：高度提示 / 诊断 MC；25 ～ 59 分：高 MC 风险；
低于 25 分：诊断不太可能成立

其他心电图变化：QT 延长，或低电压，或束支传导阻滞，或非特异性
ST-T 改变，或传导阻滞

（二） 鉴别诊断

典型病例诊断并不困难。对不够典型的病例易与其他系统疾

病混淆，特别是其他常见的昏迷原因，应尽快排除，便于治疗。

1. 昏迷的常见原因：颅脑疾病是昏迷最常见的原因，如脑血管病、颅脑外伤、颅内感染、颅内占位病变等。全身性疾病包括某些严重感染、某些内分泌代谢疾病、中毒性疾病等。

2. 内分泌系统在维持神经中枢的细胞功能完整性方面具有十分重要的作用。一旦某个内分泌腺功能严重受损，使大脑网状结构细胞的功能紊乱，即可引起意识障碍、昏迷。

（1）垂体前叶功能减退危象。

（2）甲状腺功能亢进危象。

（3）肾上腺皮质功能减退危象：本危象有急性型和慢性型两种类型。

①急性型：多见于败血症、流行性脑脊髓膜炎等严重感染性疾病后并发弥散性血管内凝血（DIC）时，引起急性肾上腺皮质出血，造成约90%以上的肾上腺皮质被破坏。常因低血压甚至休克、低血糖、低钠血症、水中毒等而引起意识障碍、昏迷。

②慢性型：也称为艾迪生病。此型如无并发症，则甚少发生昏迷。常见严重感染、创伤、腹部手术、分娩、过度劳累、失水、突然中止治疗等诱发因素存在，以致发生危象、昏迷。

（4）甲状旁腺功能亢进所致的"高钙危象"：甲状旁腺激素分泌明显增加，引起血钙值异常升高，可同时伴发严重的临床危象表现。此危象昏迷的诊断依据有：血钙浓度≥3.76mmol/L时，患者出现明显症状，主要有厌食、恶心、呕吐、多饮、多尿、表情淡漠、精神萎靡、神志恍惚、昏睡或烦躁，甚至昏迷。也可有心悸、心动过速、心电图示T波低平或倒置。

三、急诊治疗要点

1. 需要注意的是混合性水肿性昏迷的治疗应在ICU进行，并尽快开始。

（1）如果临床怀疑黏液性水肿昏迷，在不等待内分泌实验室检查结果的情况下开始替代治疗。

（2）经验性使用糖皮质激素应成为初始治疗方案的一部分，因为观察到严重的甲状腺功能减退会导致对应激状态下的肾上腺反应减少（与是否同时存在肾上腺皮质功能不全无关）。

（3）由于甲状腺激素会加速皮质醇代谢，并且在肾上腺功能不全的情况下其血浆水平可能降低，因此应始终在甲状腺素替代治疗之前给予糖皮质激素，否则可能导致肾上腺危象。

2. 甲状腺毒性危象之黏液性水肿昏迷的治疗：

（1）糖皮质激素的治疗：氢可的松起始剂量 300mg，维持剂量 50～100mg，静脉注射 /6～8h，持续 7～10 天，直至患者血流动力学稳定（如果实验室检查排除肾上腺轴受累，则暂停）。

（2）替代治疗：前 48 小时优甲乐（LT_4）200～400μg 静脉注射，然后 50～100μg /d 静脉注射直到可以口服为止。在老年、营养不良或心律失常或心肌梗死时避免使用。为了避免心脏并发症的风险，应进行持续的心脏监测，观察到缺血性变化或心律失常时减少甲状腺激素的剂量。

联合处理低 T_4/T_3：美国甲状腺协会（ATA）建议同时使用 LT_4+LT_3 5～20μg，负荷剂量静脉注射，然后每 8 小时 2.5～10μg。

【因为上述 T_3 综合征的甲状腺代谢活化减少（T_4 向 T_3 转化较少），这是 LT_4 单药治疗的缺点。此外，T_3 疗法具有更快的作用开始，不需要外周转换。】

（3）辅助支持治疗

①治疗感染：广谱抗生素覆盖。

②低通气：辅助机械通气。

③低温：被动保湿方法（毯子），避免主动方法（热毯、热水澡）。

④低血压：容量补充，评估后输血和（或）给予升压药物。

⑤低钠血症：如果血钠＜120mmol/L，3%高渗盐水 50～100ml＋呋塞米 40～120mg 静脉注射，和（或）给予抗利尿激素拮抗剂，如托伐普坦；如果血钠＞120mmol/L，水限制［快速纠正低钠血症可引起极其严重的并发症，如渗透脱髓鞘综合征（桥蛋白中枢髓鞘溶解）。达到超过 120mmol/L 的钠水平后，水限制足以使钠血症完全正常化］。

⑥低血糖：补充葡萄糖。

（4）识别并妥善处理潜在疾病/诱因的治疗。

3. 小结：在过去 25 年中，由于对该疾病的更多了解和认识及更快、更有力的管理，病死率从 60%～70% 下降到 20%～25%。MC 预后较差，老年人病死率较高，与诊断较晚、持续体温过低、难治性低血压、心动过缓、败血症、机械通气、意识下降、镇静药使用等相关（例如：SOFA＞6 分，APACHE Ⅱ＞20 分）。治疗成功基于三个支柱：①早期静脉注射氢化可的松和 LT_4；②适当的支持措施；③诱发因素特异性治疗。

四、诊治流程

甲状腺功能减退危象诊治流程见图 10-10。
甲状腺功能减退症的监测与随诊见图 10-11。

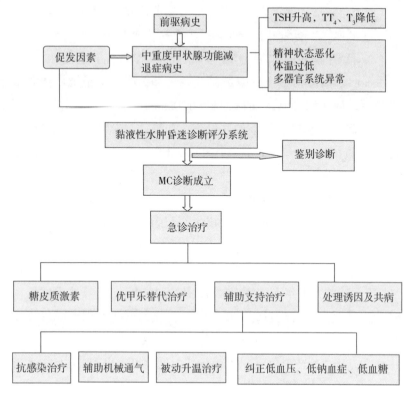

图 10-10 甲状腺功能减退危象诊治流程

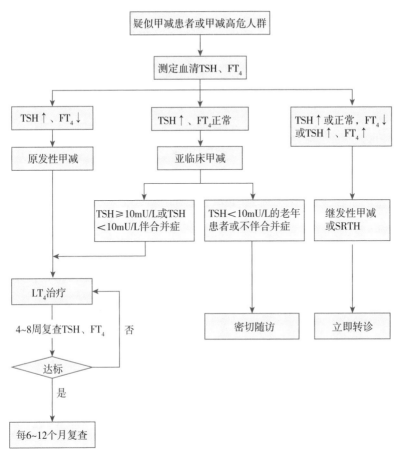

图 10-11　甲状腺功能减退症的监测与随访

甲减：甲状腺功能减退症；SRTH：甲状腺激素抵抗综合征